W0261186

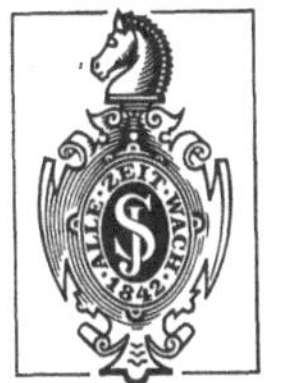
ALLE ZEIT WACH
1842

Schlaf-Wach-Funktionen

Herausgegeben von
H. Hippius, E. Rüther, M. Schmauß

Mit 53 Abbildungen

Springer-Verlag Berlin Heidelberg New York
London Paris Tokyo

Prof. Dr. Hanns Hippius
Direktor der Psychiatrischen Klinik und Poliklinik der
Universität München, Nußbaumstraße 7
D-8000 München 2

Prof. Dr. Eckart Rüther
Direktor der Psychiatrischen Klinik der
Universität Göttingen, v.-Siebold-Straße 5
D-3400 Göttingen

Dr. Max Schmauss
Oberarzt, Psychiatrische Klinik und Poliklinik der
Universität München, Nußbaumstraße 7
D-8000 München 2

ISBN-13: 978-3-540-18230-6 e-ISBN-13: 978-3-642-72923-2
DOI: 10.1007/978-3-642-72923-2

CIP-Kurztitelaufnahme der Deutschen Bibliothek
Schlaf-Wach-Funktionen / hrsg. von H. Hippius ... – Berlin;
Heidelberg; New York; London; Paris; Tokyo: Springer, 1987.
ISBN-13: 978-3-540-18230-6

NE: Hippius, Hanns [Hrsg.]
[Mitarb.-Verz. Beersma, D. G. M. ...].

2125/3130-543210

Vorwort

„Ich kann nicht schlafen“ – das ist eine der häufigsten Beschwerden, die der Nervenarzt, der Internist, der Allgemeinarzt – ja, Ärzte aller Fachdisziplinen von ihren Patienten zu hören bekommen.

Oft sind es die Schlafstörungen allein, die den Patienten zum Arzt führen; sehr häufig sind jedoch Klagen über gestörten Schlaf nur ein Teilsymptom eines umfänglicheren Beschwerdebildes. Schlafstörungen können bei sehr vielen körperlichen und psychiatrischen Krankheitsbildern vorkommen.

Vom schlafgestörten Patienten wird dann oft auch noch die vermeintlich in Zusammenhang mit den Schlafstörungen stehende Klage vorgebracht: „Ich bin immer so müde!“

Schon diese beiden so oft gehörten Klagen weisen eindrücklich darauf hin, daß Schlafen und Wachsein immer in Zusammenhang gesehen und beurteilt werden müssen – auch wenn eine Müdigkeit am Tag keinesfalls immer nur Folge beeinträchtigten Nachtschlafes ist.

Wenn man sich diese Situation vor Augen hält, ist es überraschend und letztlich nicht zu verstehen, daß die Erkenntnisse der modernen Schlafforschung von der Medizin nur zögernd zur Kenntnis genommen werden. Schlafforschung ist eine interdisziplinäre Aufgabe, die gleichermaßen von Grundlagenforschern (z. B. aus der Biochemie, der Physiologie und der Pharmakologie), von Neurobiologen und Psychologen, von Psychiatern und Ärzten vieler anderer Fachdisziplinen getragen wird.

In der klinischen Medizin schien lange Zeit hindurch Schlafforschung allein auf die Suche nach möglichst wirksamen, zugleich jedoch möglichst risikoarmen Schlafmitteln beschränkt zu bleiben. Das hat sich in jüngerer Zeit völlig geändert. Fächern wie der Neurologie und der Psychiatrie müßten allerdings Versäumnisse vorgeworfen werden, wenn sie nicht die Erkenntnisse der modernen Forschung über die Schlaf- und Wach-Funktionen und deren Störungen berücksichtigen würden.

Die Ergebnisse der modernen Schlafforschung müssen vor allem in die klinische Praxis der Nervenheilkunde integriert werden.

Um diesem Ziel einen Schritt näher zu kommen, wurde auf der 102. Wanderversammlung Südwestdeutscher Neurologen und Psychiater das Thema der Schlaf-Wach-Funktionen interdisziplinär behandelt. In Beiträgen von Grundlagenforschern und Klinikern wurde ein Überblick über den Stand der Forschung gegeben, um damit die Grundlagen für ärztliches Handeln bei Störungen der Schlaf- und Wach-Funktionen zu schaffen.

Herbst 1987 H. Hippius · E. Rüther · M. Schmauss

Inhaltsverzeichnis

Mitarbeiterverzeichnis

Beersma, D. G. M., Dr.
Psychiatrische Klinik der Universität Groningen,
Oostersingel 59, NL-9713 EZ/Groningen

Berger, M., Prof. Dr.
Zentralinstitut für Seelische Gesundheit J5,
D-6800 Mannheim 1

Birmanns, B., Frau
Neurologische Klinik der Universität Bonn,
Sigmund-Freud-Str. 25, D-5300 Bonn

Borbély, A., Prof. Dr.
Pharmakologisches Institut der Universität Zürich,
Gloriastraße 32, CH-8006 Zürich

Brenner, P. M., Dr.
Psychiatrische Klinik der Universität München,
Nußbaumstraße 7, D-8000 München 2

Clarenbach, P. Prof., Dr.
Neurologische Klinik der Universität Bonn,
Sigmund-Freud-Str. 25, D-5300 Bonn

Ebel, H., Dr.
Neurologische Klinik der Universität Bonn,
Sigmund-Freud-Str. 25, D-5300 Bonn

Ermann, M., Prof. Dr.
Vorstand der Abteilung für Psychotherapie und Psychosomatik,
Psychiatrische Klinik der Universität München,
Nußbaumstraße 7, D-8000 München 2

Fruhstorfer, B., Dr. Frau
Institut für normale und pathologische
Physiologie der Universität Marburg,
Deutschhausstraße 1–2, D-3550 Marburg

Giedke, H., Dr.
Psychiatrische Klinik der Universität Tübingen,
Osianderstr. 22, D-7400 Tübingen

Hippius, H., Prof. Dr.
Direktor der Psychiatrischen Klinik der Universität München,
Nußbaumstraße 7, D-8000 München 2

Holsboer, H., Prof. Dr. Dr.
Psychiatrische Klinik der Universität Mainz,
Langenbeckstraße 1, D-6500 Mainz

Hoofdakker, van den, R. H., Prof. Dr.
Psychiatrische Klinik der Universität Groningen,
Oostersingel 59, NL-9713 EZ/Groningen

Klotz, U. Prof., Dr.
Dr. Margarete-Fischer-Bosch-Institut für Klinische Pharmakologie,
Auerbachstraße 112, D-7000 Stuttgart 50

Lund, R., Dr.
Psychiatrische Klinik der Universität München,
Nußbaumstraße 7, D-8000 München 2

Meier-Ewert, K. Prof., Dr.
Neurologische Klinik Hephata,
D-3578 Schwalmstadt 1

Pflug, B. Prof., Dr.
Leiter der Abteilung für Klinische Psychiatrie II der
Psychiatrischen Universitätsklinik Frankfurt/M.,
Heinrich-Hoffmann-Str. 10, D-6000 Frankfurt/M. 71

Pohl, H., Dr., Frau
Abteilung für Psychotherapie und Psychosomatik,
Psychiatrische Klinik der Universität München,
Nußbaumstraße 7, D-8000 München 2

Rüther, E., Prof. Dr.
Direktor der Psychiatrischen Klinik der Universität Göttingen,
V.-Siebold-Straße 5, D-3400 Göttingen

Schmauss, M., Dr.
Psychiatrische Klinik der Universität München,
Nußbaumstraße 7, D-8000 München 2

Schmidt, D., Prof. Dr.
Neurologische Klinik, Klinikum Großhadern der Universität München,
Marchioninistr. 15, D-8000 München 70

Schmidt, M. H., Prof. Dr.
Direktor der Klinik für Kinder- und Jugendpsychiatrie,
Zentralinstitut für Seelische Gesundheit J5,
D-6800 Mannheim

Spiegel, R., Prof. Dr.
Klinische Forschung, Sandoz AG, CH-4002 Basel

Steiger, A., Dr.
Psychiatrische Klinik der Universität Mainz,
Langenbeckstraße 1, D-6500 Mainz

Steinberg, R., PD Dr.
Psychiatrische Klinik der Universität München,
Nußbaumstraße 7, D-8000 München 2

Wesemann, W., Prof. Dr.
Institut für Physiologische Chemie der Universität Marburg,
Hans-Meerwein-Straße, D-3550 Marburg

Wever, R., Prof. Dr.
Max-Planck-Institut für Verhaltensphysiologie,
D-8131 Erling-Andechs

Wirz-Justice, A., Dr. Frau
Psychiatrische Klinik der Universität Basel,
Wilhelm-Klein-Str. 27, CH-4025 Basel

Das Zwei-Prozeß-Modell der Schlafregulation

A. BORBÉLY

Schlafhomöostase

Mit fortdauernder Wachzeit nimmt das Schlafbedürfnis zu. Dieser Prozeß läuft während des Schlafes in umgekehrter Richtung ab: der anfänglich tiefe Schlaf wird oberflächlicher, was sich in der Verringerung der Weckschwelle und der Zunahme der Körperbewegungen äußert. Der Organismus scheint also bestrebt zu sein, ein optimales Schlaf-Wach-Verhältnis beizubehalten. In diesem Sinne kann der Schlaf als Teil eines homöostatisch regulierten Vorganges verstanden werden. Der Anteil langsamer Wellen im Schlaf-EEG hat sich als ein gut meßbarer Parameter der homöostatischen Schlafregulation erwiesen. Wie die EEG-Ganznacht-Spektralanalyse zeigt (Borbély et al. 1981), weist die langsamwellige Aktivität zu Nachtbeginn hohe Werte auf und nimmt im Verlauf der Nacht progressiv ab. Wurde der Schlaf während einer Nacht entzogen, so sind die langsamen Wellen in der Erholungsnacht viel ausgeprägter. Wie wir gezeigt haben, kann die Abnahme der langsamwelligen Aktivität sowohl für die Kontrollnacht als auch für die Erholungsnacht durch eine exponentielle Funktion beschrieben werden (Borbély et al. 1981). Im Modell (s. u.) bildet diese Funktion die Grundlage für den Prozeß S.

Auch der REM-Schlafanteil unterliegt einer Regulation. Weckt man eine Versuchsperson während mehrerer Nächte bei jedem REM-Schlafansatz auf und verhindert auf diese Weise das Auftreten dieses Stadiums, so nimmt die Zahl der erforderlichen Weckungen von Nacht zu Nacht zu (Borbély 1984; S. 202). In den Erholungsnächten kann es zu einer Zunahme des REM-Schlafanteils kommen („REM-Schlaf-Rebound").

Die zirkadiane Regulation des Schlafes

Bei Experimenten mit längerem Schlafentzug wurde immer wieder beobachtet, daß es den Versuchspersonen in den frühen Morgenstunden ganz besonders schwerfiel, wachzubleiben. War diese kritische Periode einmal überstanden, nahm der „Schlafdruck" ab. Dieser Befund zeigt deutlich, daß das Schlafbedürfnis durch den Tagesrhythmus mitbestimmt wird. Leben Probanden während längerer Zeit ohne jegliche Zeitinformation („zeitfreie Umgebung"), so bleibt i. allg. der Schlaf-Wach-Rhythmus bestehen, doch die Periodendauer ändert sich (Wever 1979). Eine enge Kopplung mit dem Rhythmus der Körpertemperatur ist häufig zu beobachten, wobei die maximale Schlaftendenz mit dem Temperaturminimum zusammenfällt. Es gibt gute Hinweise dafür, daß die Tagesrhythmen durch einen zirkadianen Oszillator im

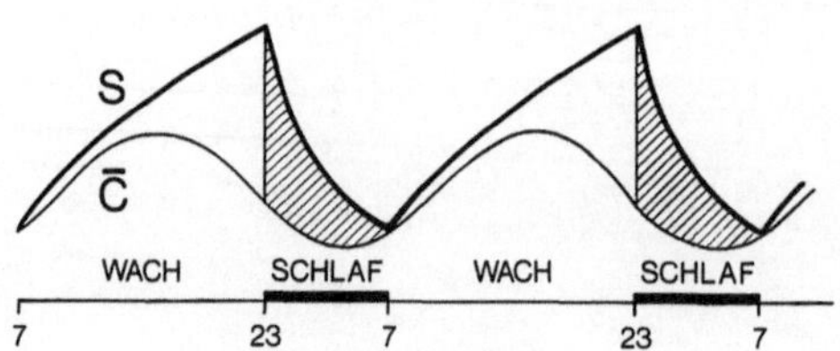

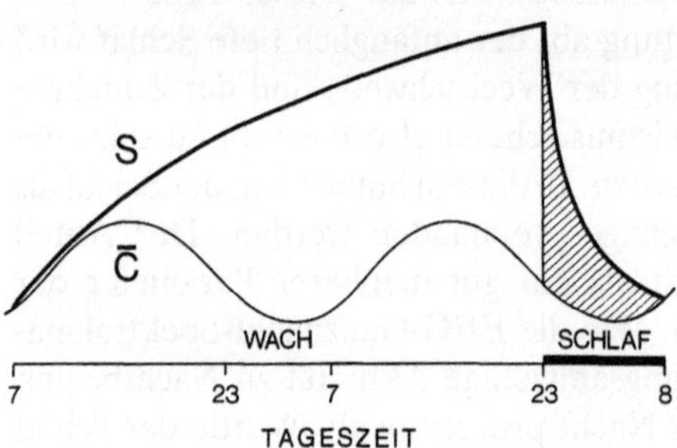

Abb. 1. Zwei-Prozeß-Modell der Schlafregulation. (Nach Borbély 1984, S. 235; für Einzelheiten s. Borbély 1982)

Zentralnervensystem (eine „innere Uhr") generiert werden. Diese Rhythmen werden von der vorausgegangenen Schlaf- oder Wachdauer nicht beeinflußt und passen sich nur langsam veränderten Umweltbedingungen an. Diese langsame Anpassung ist die Ursache von Schlafstörungen, die häufig nach Flugreisen mit Zeitzonenverschiebung oder bei Schichtarbeit auftreten.

Das Zwei-Prozeß-Modell der Schlafregulation

Sowohl die vorangegangene Wachzeit (homöostatische Regulation) als auch die endogene Tagesrhythmik (zirkadiane Regulation) sind für die Regulation des Schlaf-Wach-Zyklus verantwortlich. Abb. 1 zeigt, wie diese zwei Prozesse im Modell (Borbély 1982) zusammenwirken.

Prozeß S entspricht der vom Schlaf-Wach-Verhalten abhängigen Schlafbereitschaft bzw. der Schlafintensität. Die Kurve S steigt in der Wachzeit an (zunehmende Schlafbereitschaft) und fällt während des Schlafes ab (abnehmende Schlafintensität). Prozeß C entspricht dem zirkadianen Aspekt der Schlafbereitschaft, der von der vorangegangenen Schlaf- oder Wachdauer unabhängig ist. Die Schlaftendenz ist um 4 Uhr morgens am höchsten und um 16 Uhr nachmittags am tiefsten. Die auf Abb. 1 dargestellte Kurve C̄ zeigt allerdings nicht den Prozeß C selbst, sondern sein

Spiegelbild. Die Kurve C̄ kann als die Aufwachschwelle angesehen werden, dessen Minimum die höchste zirkadiane Schlafbereitschaft anzeigt. Im Modell entspricht die effektive Schlafbereitschaft der Differenz zwischen den Kurven S und C̄. Wenn wir den Verlauf während des Tags verfolgen, so erkennen wir, daß nach dem Erwachen die Kurven nahe beieinanderliegen und das Schlafbedürfnis somit klein ist. Der Abstand wird während des Tages größer und erreicht zur normalen Einschlafzeit (23 Uhr) ein Maximum. Im Laufe des Schlafes verringert sich der Abstand zwischen den Kurven und erreicht zur Aufwachzeit den Wert 0.

Der untere Teil von Abb. 1 zeigt die Verhältnisse bei Schlafentzug. Da der Schlaf nicht zur gewohnten Zeit eintritt, steigt die Kurve S weiter an. Der Abstand zwischen S und C̄ erreicht morgens um 4 Uhr, zur Zeit der „Krise", ein erstes Maximum. In den folgenden Stunden nähern sich die Kurven wieder, das Schlafbedürfnis nimmt ab. Beim Einschlafen am folgenden Abend um 23 Uhr hat S einen hohen Wert erreicht. Die große Differenz zwischen S und C̄ zu Nachtbeginn entspricht dem intensiven Tiefschlaf, in welchem langsame Wellen vorherrschen. Da S indessen exponentiell abfällt, ist die Schlafdauer im Vergleich zur Kontrollnacht nur wenig verlängert.

Im Unterschied zum Tiefschlaf steht der REM-Schlaf unter Normalbedingungen weitgehend unter der Kontrolle von zirkadianen Faktoren. Der stärkste zirkadiane „REM-Schlafdruck" tritt im Modell um 4 Uhr morgens auf (Borbély 1982). Da indessen Hinweise für eine negative Interaktion zwischen Non-REM- und REM-Schlaf bestehen, wird im Modell zusätzlich eine Hemmung zu Nachtbeginn (hohes S) und eine Enthemmung gegen Ende der Nacht (tiefes S) postuliert. Dadurch läßt sich die progressive Zunahme der REM-Schlafepisodendauer erklären. Der homöostatische Aspekt der REM-Schlafregulation wurde im Modell bisher noch nicht berücksichtigt.

Die ursprüngliche qualitative Version des Modells wurde zu einer quantitativen Version weiterentwickelt (Daan et al. 1984). Die Zeitkonstanten des exponentiellen Verlaufes von S sowie die Phasenlage und Form von C wurden aufgrund von Meßdaten bestimmt. Zusätzlich wurde Prozeß S nicht nur gegen unten durch die zirkadian modulierte Aufwachschwelle begrenzt, sondern auch gegen oben durch eine entsprechende Einschlafschwelle. Diese erweiterte Version des Zwei-Prozeß-Modells erlaubt die Computersimulation des Schlaf-Wach-Verhaltens unter verschiedenen experimentellen Bedingungen. Neben der Schlafdeprivation wurden Daten simuliert, die unter „zeitfreien" Bedingungen sowie während einer 3tägigen, strikten Bettruhe erhoben worden sind (Daan et al. 1984). Ein grundlegender Unterschied zu anderen Modellen besteht darin, daß das Zwei-Prozeß-Modell mit einem einzigen zirkadianen Oszillator auskommt, während andere Autoren zwei und mehr Oszillatoren postulierten (Wever 1979; Kronauer et al. 1982).

Schlaf und Schlafentzug in der Depression

Basierend auf dem Zwei-Prozeß-Modell der Schlafregulation wurde eine Hypothese entwickelt, die sowohl die Schlafstörungen bei Depressiven als auch die antidepressive Wirkung des Schlafentzuges zu erklären versucht (Borbély u. Wirz-Justice 1982). Die Grundannahme ist, daß Prozeß S bei endogen depressiven Patienten beeinträchtigt ist und daher während der Wachzeit nicht auf das normale Niveau ansteigt. Die sich daraus ergebende kleinere Differenz zwischen S und C̄ zu Nachtbeginn (vgl. Abb. 1) hat eine verringerte Schlafbereitschaft und eine verkürzte Schlafdauer zur Folge. Typische pathologische Schlafveränderungen der Depression, wie die verlängerte Schlaflatenz, das vorzeitige morgendliche Erwachen, der oberflächliche, häufig unterbrochene Schlaf sowie der verringerte Tiefschlaf, lassen sich durch diese Annahme erklären. Trifft man die Zusatzannahme, daß sich das abnorm tiefe Niveau von S nicht nur auf den Schlaf auswirkt, sondern mit den depressiven Symptomen in ursächlichem Zusammenhang steht, läßt sich die therapeutische Wirkung des Schlafentzuges erklären. Indem diese Maßnahme Prozeß S auf ein normales Niveau anhebt, bewirkt sie eine vorübergehende Besserung des depressiven Zustandes.

Seit der Veröffentlichung dieser Hypothese wurden verschiedene ihrer Annahmen in klinischen Experimenten getestet und dabei auch Daten erhoben, die für das Zwei-Prozeß-Modell allgemein relevant sind. Eine Übersicht über diese neuen Entwicklungen wurde kürzlich zusammengestellt (Borbély 1987).

Danksagung. Die dem Modell zugrunde liegenden Forschungsarbeiten wurden unterstützt durch den Schweizerischen Nationalfonds zur Förderung der Wissenschaft.

Literatur

Borbély A A (1982) A two-process model of sleep. Hum Neurobiol 1: 195–204

Borbély A (1984) Das Geheimnis des Schlafs. Deutsche Verlags-Anstalt, Stuttgart

Borbély A A (1987) The S-deficiency hypothesis of depression and the two-process model of sleep regulation. Pharmacopsychiatry 20: 23–29

Borbély A A, Wirz-Justice A (1982) Sleep, sleep deprivation and depression. A hypothesis derived from a model of sleep regulation. Hum Neurobiol 1: 205–210

Borbély A A, Baumann F, Brandeis D, Strauch I, Lehmann D (1981) Sleep deprivation; effect on sleep stages and EEG power density in man. Electroencephalogr Clin Neurophysiol 51: 483–493

Daan S, Beersma DGM, Borbély A A (1984) The timing of human sleep: Recovery process gated by a circadian pacemaker. Am J Physiol 246: R161–R178

Kronauer R E, Czeisler C A, Pilato S F, Moore-Ede M C, Weitzman E D (1982) Mathematical model of the human circadian system with two interacting oscillators. Am J Physiol 242: R3–R17

Wever RA (1979) The circadian system of man. Springer, Berlin Heidelberg New York

Das zirkadiane System

A. Wirz-Justice, R. Lund

Einleitung

Tagesperiodische Schwankungen sind im menschlichen Organismus für die meisten psychologischen, physiologischen und biochemischen Funktionen nachgewiesen. Ihr Zusammenwirken wird als zirkadianes System verstanden. Dieses tagesrhythmische System ist nicht nur eine einfache Antwort auf den externen Tag-Nacht-Wechsel oder andere physikalische Umgebungsreize, sondern es basiert auf einer „inneren Uhr".

Die Unabhängigkeit der „Uhr" von externen Faktoren wurde in den frühen 60er Jahren nachgewiesen. In Frankreich hielt sich der Speleologe Michel Siffre monatelang in kalten, dunklen, natürlichen Höhlen auf, und in München lebte Juergen Aschoff in einem Selbstversuch wochenlang ohne Kenntnis der Uhrzeit in einem abgeschirmten Kellerraum des Physiologischen Instituts. Inzwischen liegen Hunderte von ähnlichen Versuchen unter Ausschluß von externen Zeitgebern in extra konstruierten, teilweise unterirdischen Räumen vor. Es hat sich gezeigt, daß unter konstanten Bedingungen die Schlaf-Wach-Periodik, die Körpertemperatur und andere Funktionen, wie z. B. Plasmakortisol oder Elektrolyte im Urin, einen sog. „frei laufenden" Rhythmus zeigen, der länger als 24h ist. Im Durchschnitt beträgt die Periodenlänge 25h. Unter natürlichen Bedingungen sind diese zirkadianen Rhythmen gewöhnlich durch periodische Faktoren der Umwelt, wie Licht und soziale Zeitgeber, synchronisiert.

Diese zeitliche Ordnung drückt sich aus in den gegenseitigen Phasenbeziehungen der einzelnen Funktionen zueinander und zu der Außenwelt. Wachen und Schlafen sind normalerweise an den Tag-Nacht-Rhythmus gebunden. Die Körpertemperatur ist am Tage hoch und in der Nacht niedrig, Kortisol zeigt bei Tagesbeginn ein Maximum und fällt während des Tages bis zum Abend kontinuierlich. Melatonin, das Epiphysenhormon, wird nur in der Nacht sezerniert.

Unter zeitgeberfreien Bedingungen nehmen die freilaufenden Rhythmen der Funktionen andere Phasenbeziehungen zueinander ein, die dann stabil bleiben. So wandert z.B. das Minimum der Körpertemperatur vom Ende an den Beginn der Nacht. Diese Verschiebung wird von der Versuchsperson nicht bemerkt. Es gibt sogar noch ein extremes Ergebnis hinsichtlich der Länge der Schlaf-Wach-Periodik und der Körpertemperatur: die sog. „interne Desynchronisation", die bei einem Drittel der Versuchspersonen auftritt. Hier kann ein subjektiv erlebter „Tag" bis zu 30h lang sein oder auch nur 12h betragen. Die Periodenlänge der Körpertemperatur oder des Kortisols dagegen bleibt im Bereich von 25h erhalten. Das hat zur Folge, daß die Versuchsperson auch bei einer niedrigen Körpertemperatur aktiv sein oder beim Temperaturmaximum einschlafen kann. Auch diese Vorgänge werden von den

Versuchspersonen nicht wahrgenommen. Stimmungs- und Leistungseinbußen sind nicht festzustellen. Dieses erstaunliche Resultat demonstriert, wie flexibel das menschliche Schlaf-Wach-System sein kann und wie stabil dagegen die Rhythmen der physiologischen Funktionen sind.

Störungen der Schlaf-Wach-Rhythmik

Ausgehend von diesen Befunden könnte man annehmen, daß der Mensch besonders geeignet ist, sich den Anforderungen der heutigen Zeit anzupassen. Demnach müßten Schichtarbeit und transmeridiane Flüge oder eine irreguläre Lebensweise leicht tolerierbar sein. Dies ist aber, wie bekannt, nicht der Fall: Ein Drittel der Schichtarbeiter muß vorzeitig den Schichtdienst aufgeben, und auch diejenigen, die scheinbar den wechselnden Dienst aushalten, leiden sehr häufig unter Schlafstörungen und Magen-Darm-Trakt-Dysfunktionen. Dies gilt auch für das Personal im Flugdienst sowie für die meisten Passagiere, welche kurz- oder längerfristig an den „Jet-Lag"-Symptomen wie Müdigkeit, Verstimmungen und Leistungsminderungen leiden. All diese Beeinträchtigungen scheinen im Alter zuzunehmen.

Obwohl auch hier eine Art „Desynchronisation" oder „Dissoziation" der Rhythmen der einzelnen Funktionen stattfindet — die Anpassung des Schlaf-Wach-Rhythmus an eine neue Orts- bzw. Arbeitszeit ist rascher als die der Körpertemperatur oder des Kortisols —, erlebt der Betroffene die Veränderungen im Gegensatz zu den zeitgeberfreien Konditionen in negativer Weise. Eine mögliche Erklärung für diese unterschiedlichen Reaktionen kann darin gesehen werden, daß im ersten Fall dieser Prozeß vom Organismus selber eingeleitet wird, im zweiten aber erzwungen ist. Es kommt dabei zu einem Konflikt zwischen einer gewohnten inneren zeitlichen Ordnung und einer neuen sozialen und physikalischen Umwelt.

Welche Zeitgeber sind für den Menschen wichtig und auf welche Strukturen wirken sie ein?

In einem „Black-box"-Verfahren wurden 20 Jahre lang die formalen Eigenschaften des zirkadianen Systems und die Wirkung von Zeitgebern erforscht, ohne Kenntnis über den Sitz oder die morphologische Struktur der „biologischen Uhr". Bei Tieren war die Bestimmung der Zeitgeber einfach: Licht, Dunkelheit und Umgebungstemperatur sind maßgeblich.

Bei Menschen war man bislang der Meinung, daß von allen Einflüssen soziale Zeitgeber vorrangig seien. Erst vor kurzem wurde entdeckt, daß Licht ab einer Intensität über ca. 2500 Lux das zirkadiane System beeinflussen kann. Wie bei Tieren, wirkt helles Licht bei Menschen synchronisierend durch Beeinflussung der Phasenlagen der zirkadianen Schwankungen einzelner Funktionen.

Die Vorstellung einer „einzigen Uhr", die alle Prozesse steuert, ist zu einfach. So sind die sozialen Zeitgeber, die unser Verhalten beeinflussen, sehr wichtig, aber es ist nicht bekannt, auf welche „Uhr-Strukturen" sie einwirken. Für das Licht hingegen wurden deutliche Hinweise auf ein Empfängerorgan einer zirkadianen Uhr oder eines Schrittmachers gefunden. Diese Funktion wurde in den suprachiasmatischen Kernen (SCN) des Hypothalamus lokalisiert. Sie befinden sich auf beiden Seiten des 3. Ventrikels, genau oberhalb des Chiasma opticum. Synchronisierende Einflüsse des Lichtes werden durch die retinohypothalamischen Bahnen übermittelt. Es handelt sich dabei um eine Gruppe von Nervenfasern, die von der Netzhaut ausgehen, dem Sehnerv entlang verlaufen und im SCN enden. Homologe Strukturen zum SCN sind kürzlich im menschlichen Gehirn identifiziert worden. Neuerdings wird vermutet, daß das Auge selber eine endogene Uhr besitzt: Stäbchen und Zapfen der Netzhaut unterliegen einer zirkadianen Erneuerung ihrer Bestandteile und weisen damit eine tagesrhythmische visuelle Empfindlichkeit auf.

Ein weiterer, bekannter Zeitgeber ist das Essen, durch das die rhythmischen metabolischen Prozesse mitgesteuert werden. Der Schrittmacher für diese Funktion wird im medialen Hypothalamus vermutet.

Kampf der Zeitgeber?

Durch soziale Gewohnheiten, Licht-Dunkel-Information und Mahlzeiten — als bisher erkannte Zeitgeber — wird das endogene zirkadiane System des Menschen mit der Umwelt synchronisiert und intern koordiniert. Stellt man sich vor, daß ein Schichtarbeiter am Tage, nachdem er durch den hellen Sonnenschein nach Hause gegangen ist, um 9 Uhr sein „Nachtessen" einnimmt, sich schlafen legt, um 12 Uhr von den heimkehrenden Kindern gestört wird, um 14 Uhr endgültig wach wird und mit seiner Frau einkaufen geht, dann wird deutlich, daß die Zeitgeber zur falschen „inneren Zeit" auf die jeweiligen zirkadianen Schrittmacher — die ja eine Stabilität anstreben — wirken. Diese oft nicht berechenbaren Störungen des zirkadianen Systems bewirken die beschriebenen Symptome. Unter zeitgeberfreien Bedingungen dagegen vollzieht sich die Desynchronisation von alleine: Der soziale Druck ist weg, Lichtreize sind konstant und nicht hell genug, um Phasen zu verschieben, Mahlzeiten sind selbst gewählt.

Zirkadianes System und psychische Erkrankung

Betrachtet man psychische Erkrankungen, so fallen in erster Linie Störungen des Denkens oder des Affekts auf. Bei depressiven Patienten sind nicht nur der oft periodische Verlauf der Phasen, sondern auch die Tagesschwankungen der Stimmung und des Antriebs beeindruckend. Es ist somit nicht erstaunlich, daß schon frühzeitig sehr viel über periodische Phänomene besonders bei Depressiven geschrieben wurde. In neuerer Zeit sind die alten Ansätze wieder aufgegriffen worden, mit dem Vorteil der Kenntnis über normale morphologische, physiologische und biochemische Hintergründe des zirkadianen Systems. Dies erlaubte präzise Formulierungen der Beziehungen zwischen biologischen Rhythmen und Depression.

Drei Fragen traten auf:

- Verändert sich das zirkadiane System bei einer psychischen Erkrankung?

- Ist es denkbar, daß psychische Erkrankungen die Folge eines gestörten zirkadianen Systems sind?
- Werden aufgrund eines gestörten zirkadianen Systems Zeitgeberinformationen nicht wahrgenommen oder falsch verarbeitet?

Die erste Frage scheint einfach beantwortbar zu sein, wenn man beobachtete Veränderungen bei gemessenen Funktionen als Folgen des Verhaltens wertet. Ein manischer Patient z. B. hat ein geringes Schlafbedürfnis, eine erhöhte Aktivität, was sich z. B. auf den Verlauf der Körpertemperatur auswirkt. Dieser wichtige Aspekt wird in der Chronobiologie als „Masking" beschrieben.

Andererseits muß man von der Annahme ausgehen, daß die Manie oder die Depression aufgrund eines Neurotransmitterhaushaltes mit zeitlich und mengenmäßig gestörten tagesperiodischen Verläufen entsteht. Zeitgeber wie Licht und Essen können dann vielleicht sogar den Krankheitsprozeß verstärken, während soziale Zeitgeber gar nicht oder auch falsch wahrgenommen werden.

Gibt es für diese letzten Überlegungen Anhaltspunkte?

Hypothesen

1. Eine der ersten Hypothesen auf dem Gebiet der chronobiologischen Depressionsforschung war die der „Desynchronisation". Dabei wurde angenommen, daß trotz Vorhandenseins der äußeren Zeitgeber die Rhythmen einer oder mehrerer Funktionen „frei-liefen". Für diese Hypothese gibt es keine ausreichenden Belege, d. h. die Zeitgeberstärken sind offensichtlich ausreichend, um die biologischen Rhythmen depressiver Patienten zu synchronisieren.

2. Die zweite Hypothese betraf die Phasenbeziehungen verschiedener Rhythmen zueinander und/oder zu der äußeren 24-h-Umweltperiodik. Aufgrund von einigen Befunden, wie verfrühte Temperatur- und Kortisolminima sowie verfrühtem Auftreten von REM-Schlaf wurde die sog. „Phasenvorverlagerungs-Arbeitshypothese" aufgestellt. Diese Vorverlagerung könnte auf

- einer zu schnellen endogenen zirkadianen Periodenlänge bei Depressiven oder
- einer erhöhten und zeitlich veränderten Sensitivität auf Zeitgeber oder
- einer erniedrigten Amplitude der Rhythmen oder
- einer veränderten Koppelung zwischen Schrittmacherfunktionen beruhen.

Bisher gibt es zu dieser Hypothese weder eindeutige Bestätigungen noch eindeutige Widerlegungen. Es könnte sein, daß diese häufig beobachtete verfrühte Phasenlage der Temperatur und des Kortisols eher ein „trait-" als ein „state-marker" ist (z. B. Depressive sind öfters „Morgentypen"). Es gibt auch Hinweise, daß sich im Alterungsprozeß die Phasenlagen verfrühen. Dagegen scheint die verfrühte Phasenlage des REM-Schlafes eher ein Ausdruck eines gestörten Gleichgewichtes zwischen monoaminergen und cholinergen Neurotransmittersystemen zu sein, die an dem zeitlichen Auftreten vom REM-Schlaf beteiligt sind. Seltsamerweise ist der wichtigste Versuch, um diese Hypothese während der Depression und der Remission adäquat zu prüfen, noch nicht unternommen worden.

Dieser Versuch müßte folgende Bedingungen erfüllen: Der depressive Patient lebt unter Beibehaltung der äußeren 24-h-Zeitgeber, aber sonst nach seinen Bedürfnissen, d.h. Mahl- und Schlafzeiten kann er frei wählen. Die Annahme ist, daß der Patient während der Depression, im Unterschied zur Remission, früher ins Bett geht und früher aufsteht. Das Betreuungspersonal bietet soziale Kontakte und hat sich den Bedürfnissen des Patienten anzupassen.

3. Weitere Befunde sprechen für eine erniedrigte Amplitude der Körpertemperatur sowie des ganzen Vigilanzsystems bei depressiven Patienten. Am Tag ist die Vigilanz erniedrigt, in der Nacht wie die Körpertemperatur erhöht. Auch hier gelten die Überlegungen einer zeitlichen Störung der dahinterliegenden Neurotransmittersysteme, mit möglichen Veränderungen der Empfindlichkeit auf Zeitgeber.

Da alle chronobiologisch orientierten Untersuchungen schwierig und aufwendig sind, wird es sicher einige Jahre dauern, bis wir über klarere Aussagen zu vermuteten Rhythmusstörung bei Depressiven verfügen.

Ausblick

Im Gefolge der Überprüfung dieser chronobiologischen Hypothesen sind interessante neue Therapieansätze zur Behandlung depressiver Patienten entwickelt worden. Beispiele dafür sind:

- Schlafentzug in der zweiten Nachthälfte
  (um gezielt auf die vermutete „depressogene Phase“ zwischen 2 und 6 Uhr einzuwirken und gleichzeitig dem Patienten etwas Schlaf zu lassen: Erfolg wie beim totalen Schlafentzug).
- Phasenvorverlagerung des Schlafes
  (kein Schlafentzug, sondern Vorverlegung des Schlafes um 6h, um die „depressogene Phase“ zu umgehen oder um die abnormale REM-Schlafvorverlagerung zu vermeiden: Erfolg wie bei totalem Schlafentzug, länger anhaltend als dieser, aber schwer durchzuführen).
- Lichttherapie bei saisonal Depressiven
  (helles, weißes Licht zu verschiedenen Tageszeiten — >2500 Lux, 1–2h — wirkt antidepressiv; bis jetzt nur bei periodisch wiederkehrenden Herbst- und Winterdepressionen; Wirkungsweise noch unklar).

Auch liefern diese Hypothesen experimentelle Ansätze zur Erforschung der Wirkungsmechanismen von Psychopharmaka:

- Chronopharmakologische Untersuchungen zum Einfluß von Antidepressiva auf Periodenlänge (unter zeitgeberfreien Bedingungen) und Phase.
- Wirkung von Psychopharmaka und Schlafentzug auf ZNS-Rezeptorenrhythmen.
- Veränderung der Lichtempfindlichkeit der Retina durch Psychopharmaka.

Die Einführung chronobiologischer Überlegungen und Forschungsansätze in die Schlaf- und Depressionsforschung hat sich auf beide Gebiete und in der Rückmeldung der Ergebnisse auch auf die Chronobiologie fruchtbar ausgewirkt. In vielem mangelt es noch an „handfesten“ Ergebnissen. Wie wird es in 5 Jahren aussehen?

Literatur (ausgewählte Übersichtsarbeiten zum Thema)

Aschoff J, Wever R (1980) Über Reproduzierbarkeit circadianer Rhythmen beim Menschen. Klin Wochenschr 58: 323–335

Schulz H, Lund R (1977) Unser 25-Stunden-Tag. Psychologie Heute 4: 50

Wehr T A, Goodwin F K (eds) (1983) Circadian rhythms and psychiatry. Boxwood Press, Pacific Grove, CA

Wever R A (1979) The circadian system of man. Results of experiments under temporal isolation. Springer, Berlin Heidelberg New York

Wirz-Justice A (1986) Biologische Rhythmen und Depression. Schweiz Archiv Neurol Psychiatr 137: 87–96

Untersuchungen an schlafgestörten Patienten und gesunden Kontrollpersonen unter zeitgeberfreien Bedingungen

R. Lund, E. Rüther, R. Wever

Einleitung

Unser tägliches Erleben und Handeln vollzieht sich meist in einem engen zeitlichen Rahmen, scheinbar dem Reiz-Reaktionsschema folgend. Es wird Hunger verspürt und deshalb gegessen. Wenn wir uns abends müde fühlen, schieben wir diese Tatsache der geleisteten körperlichen oder geistigen Arbeit zu. Das Einschlafen wird ähnlich erklärt; das Aufwachen erfolgt nach landläufiger Meinung, wenn Körper und Seele regeneriert sind. Allgemein nehmen wir es nicht wahr und sind uns auch nicht im klaren darüber, daß unsere geistigen und körperlichen Funktionen tagesperiodischen Schwankungen unterliegen, die von einer oder mehreren Uhren im 24-h-Takt gesteuert werden.

In Abb. 1 werden als Beispiele für diese tagesperiodischen Schwankungen der Verlauf der Aktivität, gemessen durch einen Aktivitätsaufnehmer am linken Arm, der Rektaltemperatur und der Herzfrequenz gezeigt. Oben ist die Aktivität abgebildet, die folgende, etwas kräftigere Kurve stellt die Körpertemperatur dar, die Kurve darunter die Herzfrequenz. Die Aufzeichnung beginnt um 12.41 Uhr und endet am darauffolgenden Tag um die gleiche Zeit. Alle Werte sind in Minutenabständen gesammelt.

Gemessen wurden die drei Funktionen bei einem 44jährigen Mann, der tagsüber im Garten arbeitete. Um 16 Uhr hielt er einen Nachmittagsschlaf, was deutlich wird durch das Absinken der Aktivität auf Null, durch das Absinken der Herzfrequenz von 95 auf 70 Schläge pro Minute sowie auch durch das später einsetzende Absinken der Körpertemperatur. Kurz nach 22 Uhr ging der Mann dann ins Bett, bewegte sich nachts häufiger und stand auch einmal auf. Er verließ das Bett dann um 6.50 Uhr. Erkennbar wird, daß schon vor dem Insbettgehen Körpertemperatur und Herzfrequenz sanken, ebenso, daß die Temperatur auch vor dem Aufstehen anstieg.

Die Abb. 1 macht deutlich, daß wir von einem rhythmischen Prozeß gesteuert werden, der offensichtlich nicht nur von unserer Aktivität beeinflußt wird. Zeitweise können wir uns diesem Prozeß scheinbar entziehen, z. B. während des Faschings, oder ihn verletzen, wie bei Zeitzonenflügen oder Schichtarbeit, letztlich aber werden wir von diesem Prozeß immer wieder ein- oder angebunden.

Diese Anbindung an ein endogenes rhythmisches Prinzip wurde noch deutlicher in Untersuchungen, in denen äußere Zeitgeber wie Kenntnis der Uhrzeit, soziale Kontakte und der Wechsel von Licht und Dunkel ausgeschaltet waren. Die rhythmischen Verläufe von Schlafen und Wachen, der Körpertemperatur oder anderer Funktionen blieben erhalten, jedoch verlängerten sich die Periodenlängen von 24 h auf ca. 25 h. Sie blieben im zirkadianen (ca. 1 Tag) Bereich (Wever 1979).

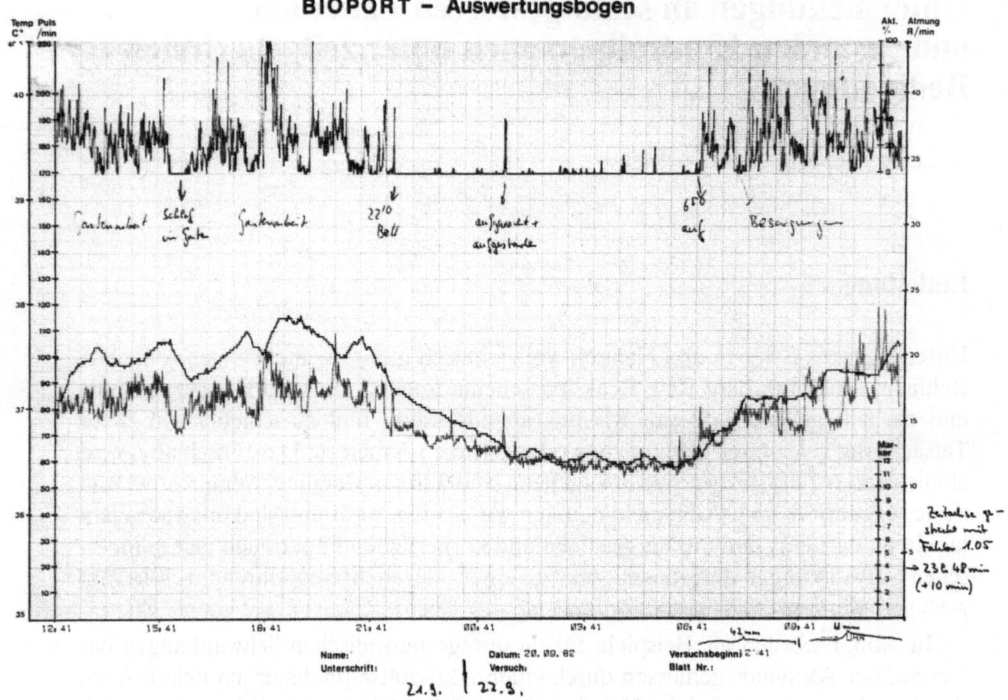

Abb. 1. 24stündige Verlaufskurve der Aktivität *(oben),* der Körpertemperatur *(kräftige mittlere Kurve)* und der Herzfrequenz *(untere Kurve)* eines 44jährigen Mannes

Mit diesen Versuchen war auch der Nachweis einer endogenen Verursachung (kurz als biologische Uhr bezeichnet) dieser rhythmischen Schwankungen erbracht. Die Rhythmen dieser einzelnen Funktionen blieben synchron, auffällig war jedoch, daß sich ihre Phasenbeziehungen zueinander veränderten.

In der Abb. 1 ist eine typische Phasenbeziehung der Körpertemperatur zum Wachen und Schlafen festzustellen. Die Körpertemperatur ist am höchsten nach 18 Uhr, sinkt dann ab, wird noch einmal erhöht durch eine erneute Aktivität, um dann endgültig zu sinken und gegen Morgen die Tiefstwerte zu erreichen.

Unter zeitgeberfreien Bedingungen, wenn die Rhythmen „frei laufen", wird sich die Körpertemperatur in wenigen Tagen mit ihrem Maximum in die erste Hälfte der Aktivitätszeit vorverlagert haben. Das Minimum wird dann ziemlich rasch nach Schlafbeginn erreicht sein. Ein geschulter Versuchsleiter wird in den meisten Fällen sehr gut voraussagen können, wann eine Versuchsperson unter zeitgeberfreien Bedingungen ins Bett geht, wenn er auf die Temperaturkurve, die der Schreiber im Vorraum aufzeichnet, blickt.

Die Schlafstruktur ändert sich ebenfalls unter zeitgeberfreien Bedingungen. Die Non-REM-Anteile am Gesamtschlaf — also die Stadien 1, 2, 3 und 4 — ändern sich nicht wesentlich. Auffällig ist jedoch, daß der REM-Schlaf, der sich ja im ultradianen (kürzer als 24h) Rhythmus von 90 min 4- bis 5mal mit dem Non-REM-Schlaf abwechselt, nach Schlafbeginn früher als gewöhnlich auftritt und daß vor allem die erste REM-Episode, die sonst die kürzeste in der Nacht ist, unter zeitgeberfreien Bedingungen genauso lang sein kann wie die anderen REM-Episoden. Diese auffällige Änderung des REM-Schlafes im ersten Drittel der Nacht, die auch bei depressiven oder narkoleptischen Patienten beobachtet wird, wurde in einem engen Zusammenhang mit dem frühen Auftreten des Minimums der Körpertemperatur gesehen (Zulley 1979).

Unter zeitgeberfreien Bedingungen ist es auch möglich, anhand der Höhe der Körpertemperatur und des Zeitpunkts des Auftretens des Minimums der Körpertemperatur zu bestimmen, wie lange die Versuchsperson schlafen wird. Schläft die Versuchsperson in der Nähe des Temperaturminimums ein oder bei einer aufsteigenden Temperatur, so wird der Schlaf kurz sein. Schläft sie dagegen Stunden vor dem Minimum ein, dann ist eine längere Schlafdauer zu erwarten. Diese Zusammenhänge sind auch nicht völlig aufgehoben während der internen Desynchronisation (Wever 1982). Erstaunlich und vielleicht beunruhigend ist das Phänomen, daß das Schlaf-Wach-System unter zeitgeberfreien Bedingungen auch Periodenlängen zwischen 12 und 60 h einnehmen kann, ohne daß der Betroffene dies merkt. Beruhigend ist aber wiederum das Wissen, daß die vegetativen Funktionen diese extremen Schwankungen nicht mitmachen, sich im Bereich zwischen 24 und 27 h bewegen und letztlich doch immer wieder eine Koordination bewirken.

Schlafstörungen

Bei Schlafgestörten sind fast immer auch Störungen des Wachens in Form von erhöhter Müdigkeit am Tag mit den negativen Begleiterscheinungen wie Konzentrationsschwäche, Antriebsmangel und erhöhter Irritierbarkeit festzustellen. Obwohl die Patienten sich abends körperlich und geistig „zerschlagen“ fühlen, scheint sich jedoch eine echte Müdigkeit, die zum erholsamen Schlaf führt, nicht einzustellen.

Auf ein Hauptproblem bei der Erforschung der Schlafstörungen haben Dement et al. (1984) hingewiesen, indem Sie die massiven Überlappungen beschrieben, die sich ergaben, wenn der Schlaf bei Gesunden und bei Schlafgestörten polygraphisch gemessen wurde. „Schlafgesunde“ mit einem polygraphisch meßbaren schlechten Schlaf sind ebenso häufig anzutreffen wie Schlafgestörte mit einem polygraphisch ähnlichen oder sogar besseren Schlaf. Diese Überlappung bedeutet, daß das Schlaf-EEG allein nicht ausreicht, um die subjektiven Klagen der Betroffenen zu verstehen. Dazu einige Überlegungen:

a) Bei Fehlen von organischen Ursachen ist natürlich daran zu denken, daß hinter der Klage über eine Schlafstörung ein neurotischer Konflikt steckt. Bei einem relativ intakten „physiologischen“ Schlaf stellt sich eher ein gestörtes „Schlaferleben“ ein.

b) Es ist zu überlegen, ob nicht hormonelle oder andere Prozesse die Erholungsfunktion des Schlafes besser repräsentieren können als die Gehirnströme. So konnte Adam (1984) zeigen, daß bei Schlafgestörten erhöhte katabolische Prozesse zu finden sind.

c) Im Zusammenhang damit stellt sich die Frage, ob und in welcher Form bei chronisch Schlafgestörten die zirkadianen und ultradianen Rhythmen verschiedener Funktionen gestört sind.

Diese Fragen wurden mit Hilfe von Untersuchungen in einer zeitgeberfreien Umgebung, in der die Schlaf-Wach-Regulation sowie andere psychobiologische Funktionen durch äußere Faktoren nicht beeinträchtigt werden, überprüft.

Zeitgeberfreie Untersuchungen bei schlafgestörten Patienten und gesunden Probanden

Es wurden bisher 3 Patientinnen und 2 Patienten mit chronischen, psychophysisch bedingten Schlafstörungen und 1 weibliche und 1 männliche Versuchsperson ohne Schlafstörungen unter zeitgeberfreien Bedingungen untersucht. Da alle Daten der untersuchten Personen noch nicht vollständig ausgewertet werden konnten, werden hier nur Teilergebnisse erwähnt.

Die Fragen waren:

a) Wie reagieren chronisch Schlafgestörte auf eine Umgebung ohne Zeitgeber, also ohne Bedingungen wie Kenntnis der Uhrzeit, ohne normale soziale Kontakte oder Bedingungen am Arbeitsplatz, die evtl. für die Schlafstörung verantwortlich sind oder sie aufrechterhalten?

b) Schlafen chronisch Schlafgestörte unter diesen Bedingungen und bei Selbststeuerung des Schlaf-Wach-Verhaltens länger und besser, oder bleibt die Schlafstörung erhalten?

c) Neigen chronisch Schlafgestörte zu einer internen Desynchronisation, d.h. koppelt sich das Schlaf-Wach-System von den anderen vegetativen Rhythmen ab?

d) Wie ist das Zusammenspiel oder wie entwickeln sich die Phasenbeziehungen zwischen den vegetativen und den psychomotorischen Funktionen, wie z.B. zwischen der Körpertemperatur und der Müdigkeit?

e) Gibt es ähnliche Zusammenhänge zwischen der Körpertemperatur und dem REM-Schlaf bei Schlafgestörten wie bei Gesunden?

Methodik

Die Versuchspersonen und Patienten lebten jeweils alleine zwischen 13 und 16 Tagen in einem der beiden abgeschirmten unterirdischen Versuchsräume im MPI für Psychiatrie in Erling-Andechs. In den ersten beiden Tagen waren sie mit der Uhrzeit noch synchronisiert und wurden nachts 1mal um 2.30 Uhr geweckt. Während dieser Zeit hatten sie auch häufigen Kontakt mit dem Versuchsleiter. Nach den 2 Tagen wurde die Tür zum Vorraum, in dem der Versuchsleiter sich aufhielt, geschlossen und die Versuchsperson oder der Patient oder die Patientin lebten dann 10–14 Tage ohne Kenntnis der Uhrzeit in einem ca. 20 qm großen Raum, an den außerdem noch eine kleine Küche zur Selbstversorgung und ein Dusch-Toiletten-Raum angeschlossen waren. Während der ganzen Zeit wurde kontinuierlich die Rektaltemperatur gemessen. Die Patienten wurden außerdem gebeten, möglichst viele Urinproben über den

Tag abzugeben, um später bei der Analyse der Elektrolyte und der Kortisolausscheidung einen guten zeitlichen Verlauf dokumentieren zu können. Neben Fragebögen vor und nach dem Versuch wurden von ihnen Befindlichkeitsfragebögen sowie Einschätzungen der Konzentrations- und Leistungsfähigkeit ausgefüllt und Leistungstests durchgeführt. Der Schlaf wurde bei ihnen telemetrisch abgeleitet, d.h. sie trugen einen kleinen Sender, dessen Signale draußen im Vorraum vom Hauptgerät aufgenommen wurden. In 2 Fällen wurde auch ein tragbares Gerät eingesetzt. Es kam zu gelegentlichen Kontakten in zeitlichen Intervallen von 1–3 Tagen mit dem Versuchsleiter oder der Versuchsleiterin, wenn die Elektroden neu geklebt werden mußten. Die Elektrodenpositionen waren: EEG: (C_4–A_1), EMG submental und EOG horizontal. Die Auswertung wurde nach den Standardkriterien von Rechtschaffen u. Kales (1968) durchgeführt. Bei den beiden Kontrollpersonen wurden in zufallsverteilten Nächten, insgesamt in 3–6 Nächten, jeweils Weckungen mit Hilfe von Gongsignalen in der Anzahl von 1–3 pro Nacht durchgeführt, um eine – falls möglich – Schlafstörung zu imitieren und den Einfluß dieser Schlafstörung auf die ultradianen und zirkadianen Rhythmen zu untersuchen.

Ergebnisse

Probanden

Bei der ersten, 26jährigen weiblichen Versuchsperson betrug die Periodenlänge des Aktivitäts-Ruhe-Zyklus 25,2h. Alle Rhythmen der verschiedenen Funktionen blieben miteinander synchronisiert. Der Anteil der Ruhezeit (Zeit von Bettlicht aus bis Bettlicht an) an der gesamten Periodenlänge betrug ca. 30%. Die Schlafeffizienz, d.h. die tatsächlich im Schlaf verbrachte Dauer während der Ruhezeit, belief sich ohne Weckung auf 91% und mit Weckung auf 73%. Insgesamt nahm der tatsächliche prozentuale Schlafanteil, wie er polygraphisch gemessen wurde, etwa 25% der Periodenlänge ein.

Bei der 20jährigen männlichen Versuchsperson trat eine interne Desynchronisation auf (Abb. 2) (Siebauer 1987). Entlang der Ordinate sind die (subjektiven) Tage, entlang der Abszisse die Ortszeit dargestellt. Anhand der Abbildung wird deutlich, daß der Aktivitäts-Ruhe-Rhythmus sehr langsam war, d.h. es wurden Periodenlängen von über 30h eingenommen. Die Körpertemperatur, hier sind die Minima durch nach unten gestellte Dreiecke und die Maxima durch nach oben gestellte Dreiecke dargestellt, nahm dagegen eine Periodenlänge von 24,8h ein. Ungewöhnlich war bei dieser Versuchsperson, daß sich die Periodenlänge von Tag zu Tag verlängerte, also nicht wie gewöhnlich für eine bestimmte Zeit eine stabile Periodenlänge eingenommen wurde. In der Abb. 3 wird der Schlafverlauf einer sehr langen Nacht von nicht ganz 15h gezeigt. Die Versuchsperson kam relativ rasch in den Tiefschlaf und hatte vor allen Dingen im ersten Drittel der Nacht noch relativ häufig Tiefschlafstadien (Stadium 3 und Stadium 4). Gegen Morgen hin wurde dann der Schlaf flacher (Stadium 1 und Stadium 2) und war außerdem auch sehr häufig durch sehr kurze Aufwachphasen, an die sich die Versuchsperson am Morgen aber teilweise erinnern konnte, gekennzeichnet. Insgesamt traten 9 REM-Phasen auf, also fast um die Hälfte

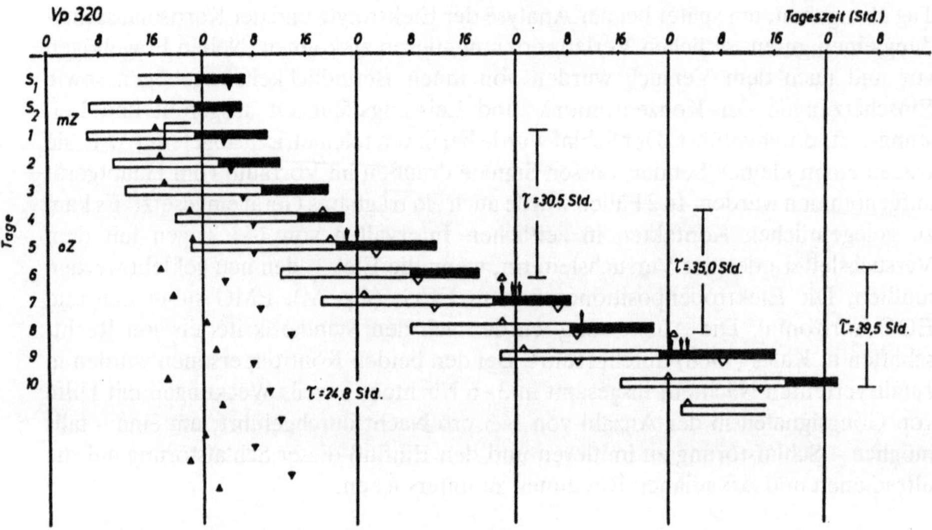

Abb. 2. Freilaufender Rhythmus einer Versuchsperson (20 Jahre, männlich), 2 Tage mit, die restlichen Tage ohne Zeitgeber. *Abszisse:* Ortszeit; *Ordinate:* sukzessive subjektive Tage. *Weiße Balken:* Aktivitätszeit; *schwarze:* Ruhezeit. *Dreiecke nach oben:* Maxima; *nach unten:* Minima der Körpertemperatur

mehr als bei einer normalen Schlafdauer von ca. 8 h. Wichtig ist die Tatsache, daß der prozentuale Anteil der einzelnen Schlafstadien am Gesamtschlaf im normalen Bereich lag. Es entsteht also der Eindruck, als sei hier der Schlaf nur gedehnt worden.

Während bei der weiblichen Versuchsperson die Rhythmen synchronisiert und damit auch die Körpertemperatur und das Müdigkeitsgefühl synchronisiert blieben, ging die männliche Versuchsperson z. B. auch bei hohen Körpertemperaturen ins Bett und schlief dann ein. Betrachtet man die Körpertemperatur (obere Kurven) und die Selbsteinstufung der Müdigkeit (untere Kurven) dieses Probanden (Abb. 4), dann

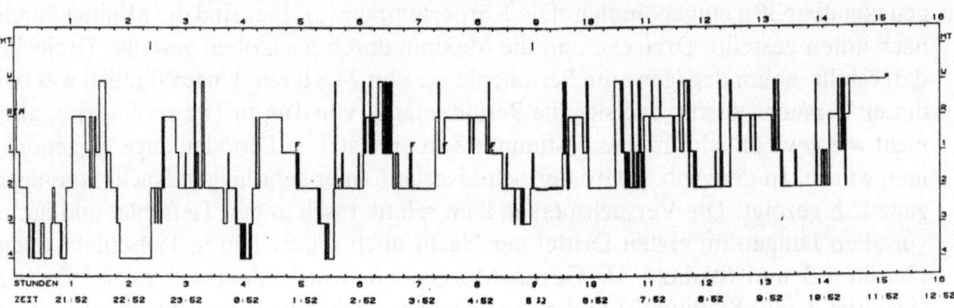

Abb. 3. Schlafprofil einer Versuchsperson (20 Jahre, männlich) unter zeitgeberfreien Bedingungen. *Ordinate: W* Wach, *REM* REM-Schlaf, *Stadien 1, 2, 3 und 4* Non-REM-Schlaf, *Stadien 3 und 4* sind die Tiefschlafstadien

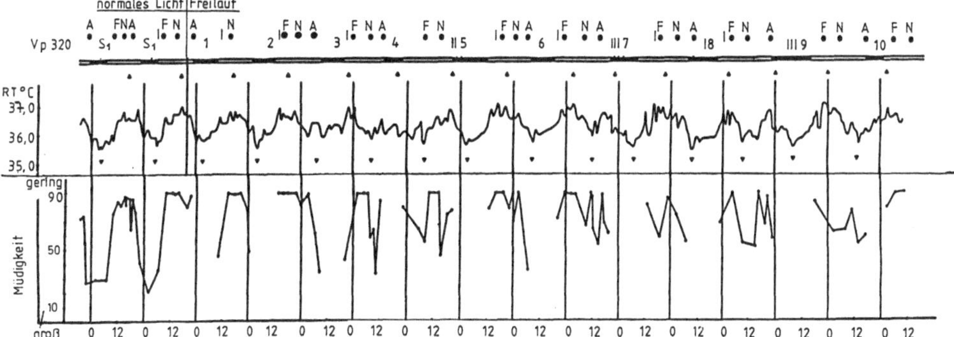

Abb. 4. Aktivitäts- *(weiß)* und Ruhezeiten *(schwarz)*: obere Balkenzeichnung. Verlaufskurven der Körpertemperatur *(oben) und der subjektiven Müdigkeit (unten)* einer Versuchsperson (20 Jahre, männlich) mit (2 Tage) und ohne Zeitgeber

fällt auf, daß die Einstufung der Müdigkeit weitgehend der Körpertemperatur folgte. Es kam also vor, daß an den langen Tagen der Proband zwar in der Mitte der Aktivität sehr müde war, bei niedriger Körpertemperatur sich aber nicht zum Schlafen hinlegte, sondern die Müdigkeit überspielte und erst viel später ins Bett ging (z. B. 3. Aktivitätsperiode, weißer Balken oben, vor Versuchsende).

Schlafgestörte Patienten

In der Abb. 5 sind die Aktivitätszeiten eines 46jährigen Patienten durch leere Balken untereinander aufgezeichnet. Der Patient beendete die Aktivitätszeit mit dem Ausmachen des Bettlichts. Die Zeit, die er nach den polygraphischen Aufzeichnungen noch wach lag, bevor der Schlaf einsetzte, sind durch die schraffierten Blöcke markiert wie auch die Wachzeiten in der Nacht und das morgendliche Wachliegen, bevor er das Bettlicht wieder anmachte und so den subjektiven Tag begann. Während des Freilaufens betrug die durchschnittliche Periodenlänge des Aktivitäts-Ruhe-Zyklus ca. 24,5 h. Temperatur und Kortisol hatten ähnliche Periodenlängen, die Rhythmen blieben synchronisiert. Die hier nicht eingezeichneten Maxima und Minima der Temperatur nahmen zu den Wach-Schlaf-Zyklen instabile Phasenbeziehungen ein.

Obwohl der Patient angab, insgesamt etwas besser unter Bedingungen ohne Zeitgeber als mit Zeitgeber geschlafen zu haben, blieb die Schlafstörung erhalten. Dies wird schon anhand der schraffierten Flächen in der Abb. 5 deutlich, zeigt sich aber ebenfalls in der Abbildung des Schlafprofils (Abb. 6). Wie so häufig, hatte der Patient auch in dieser Nacht große Einschlafschwierigkeiten („W" = wach) und wachte auch in der Nacht oft auf. Es traten häufige REM-(„R" = REM)Episoden auf, die alle mit einem Aufwachen beendet wurden.

Insgesamt war der Schlaf bei diesem Patienten von einer hohen Nacht-zu-Nacht-Variabilität und besonders häufigem Aufwachen gekennzeichnet. In bezug auf die Körpertemperatur und den REM-Schlaf deutete sich ein ähnlicher Zusammenhang

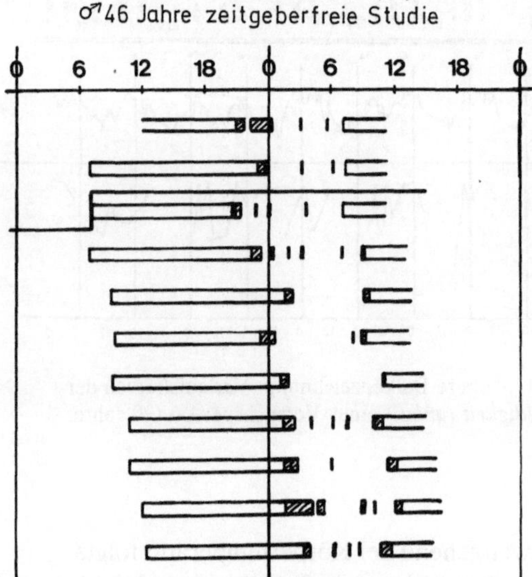

Abb. 5. Aktivitäts- und Ruhezeiten eines 46jährigen Patienten. Die untereinander aufgezeichneten subjektiven Tage beginnen mit der Aktivität *(weißer Balken)*. Die Ruhezeit – Bettlicht aus – fängt mit der schraffierten Fläche an. Die Flächen stellen das polygraphisch gemessene Wachsein, der Leerraum den Schlaf dar. (Sonst wie Abb. 2)

wie bei Gesunden an. Eine langsame Konzentrationszunahme des Kortisols im Laufe der Nacht war mit einer kurzen Einschlafzeit und einer hohen Schlafgüte verbunden; eine hohe Kortisolkonzentration bei Schlafbeginn war mit einer kürzeren Schlafdauer verbunden.

In der Abb. 7 wird der Verlauf der Körpertemperatur und der Kortisolausscheidung dieses Patienten dargestellt. In den ersten beiden Tagen der Synchronisation mit der Uhrzeit und in den nächsten beiden Tagen im Freilauf war das Kortisol stark

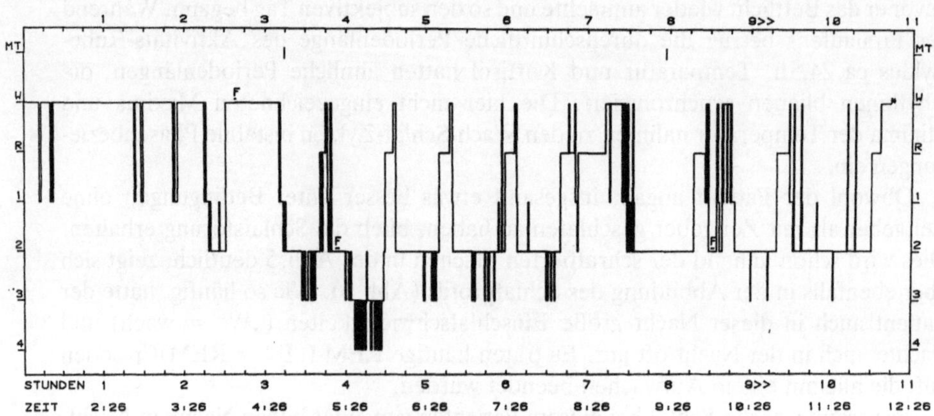

Abb. 6. Schlafprofil eines 46jährigen Patienten unter Bedingungen ohne Zeitgeber. (Sonst wie in Abb. 3)

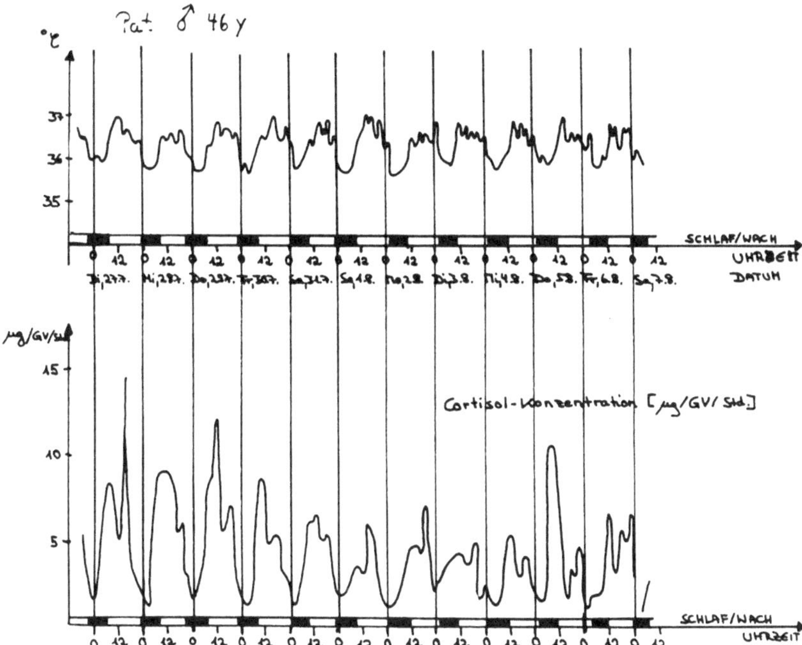

Abb. 7. Verlauf der Körpertemperatur *(obere Kurven)* und der Kortisolkonzentration eines 46jährigen Patienten mit (2 Tage) und ohne Zeitgeber. *Abszisse:* °C, bzw. µg (GV/STD)

erhöht. Es gab ferner einen starken Anstieg am Morgen des 11. Versuchstages. Dieser Anstieg kann eventuell mit einem den Patienten stark bewegenden Traum zusammenhängen. Es zeigt sich hier eine für diesen Patienten typische ausgeprägte Empfindlichkeit der Hypophysen-Nebennierenrindenachse auf Streß.

Bei einer schlafgestörten Patientin (33 Jahre; freilaufende gemittelte Periodenlänge 25,3 h) trat ebenfalls eine instabile Phasenbeziehung zwischen der Körpertemperatur und dem Schlaf-Wach-Verhalten auf. Darauf weist die Abb. 8 hin. Hier sind jeweils die einzelnen Aktivitäts- und Ruhezyklen ohne Bezug zur Zeit der Umweltperiodik untereinannder aufgezeichnet. Die Lage der Minima der Körpertemperatur sind wieder durch die nach unten gerichteten Dreiecke dargestellt. Die Minima der Körpertemperatur nehmen schon während der Ruhezeit unterschiedliche Lagen ein. Obwohl bei dieser Patientin keine interne Desynchronisation auftrat, so kann doch zumindest für 3 Tage von einer Dissoziation der Rhythmen gesprochen werden, da hier die minimale Körpertemperatur außerhalb der Ruhezeiten liegt.

Die Patientin hatte sehr unterschiedliche Aktivitäts- und Ruhezeiten. Betrachtet man nur die Ruhezeiten, so nehmen sie anteilig zwischen 14% und 48% der jeweiligen Gesamtperioden ein. Normalerweise beträgt unter zeitgeberfreien Bedingungen der Anteil der Ruhezeit bei Frauen durchschnittlich 39,4%, bei Männern dagegen wurden die Werte, die auch für den Normaltag gelten, mit 33% beibehalten (Wever 1986). Nach den Ruhezeiten zu urteilen, kann man bei der Patientin bei 5 Perioden von einem Vorliegen einer Hypersomnie sprechen, was auch ihrem

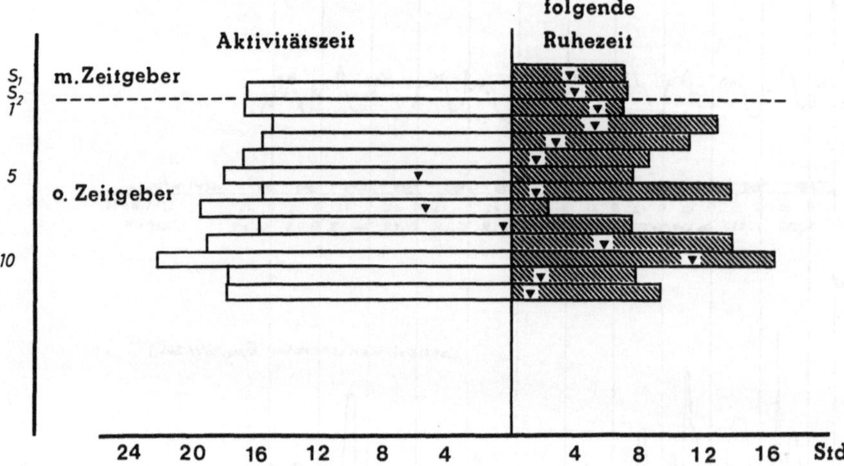

Abb. 8. Dauer der aufeinanderfolgenden Aktivitäts- *(weiß)* und Ruhezeiten *(schraffiert)* einer 33jährigen Patientin mit und ohne Zeitgeber. *Dreiecke:* Minima der Körpertemperatur

subjektiv angegebenen Gefühl entsprach. Betrachtet man jedoch den gemessenen Schlaf, dann war sein Anteil stark schwankend und insgesamt verringert. Nach diesen Ergebnissen lag eher eine echte Hyposomnie vor.

Als letztes Beispiel für die bei allen schlafgestörten Patienten beobachtbaren auffällig langen Ruhezeiten innerhalb des Aktivitäts-Ruhe-Zyklus sollen die beiden folgenden Abbildungen dienen.

In Abb. 9 ist die nach den zwei Synchronisationstagen freilaufende Aktivitäts-Ruhezeit-Periodik einer 27jährigen Patientin aufgezeichnet (Aktivitätszeiten: schraffierte Balken; Ruhezeiten: leere Balken).

Die Minima und Maxima der Körpertemperatur sind durch nach unten bzw. nach oben gestellte Dreiecke gekennzeichnet.

Die durchschnittliche Periodenlänge betrug 25 h. Auf den ersten Blick ist ersichtlich, daß die Ruhezeit, also die im Bett bei Dunkelheit verbrachte Zeit, oft ebenso lang oder teilweise sogar noch länger als die Aktivitätszeit war. — Die Ruhezeit wurde mittels der polygraphischen Ableitungen (einschließlich des gemessenen Schlafes) genauer analysiert, wobei sich folgendes Bild ergab (Abb. 10):

Die Striche über den leeren Balken, die die Ruhezeit repräsentieren, bedeuten „Wachsein". Die Patientin lag demnach stundenlang im Bett, ohne zu schlafen. Wenn sie schlief, betrug die Schlafdauer zwischen 8–10 h. Die Patientin verhielt sich auch zu Hause in ähnlicher Weise, wo wie unter der zeitgeberfreien Umgebung die Müdigkeit und Langeweile zu diesen Ruhezeiten im Bett führten.

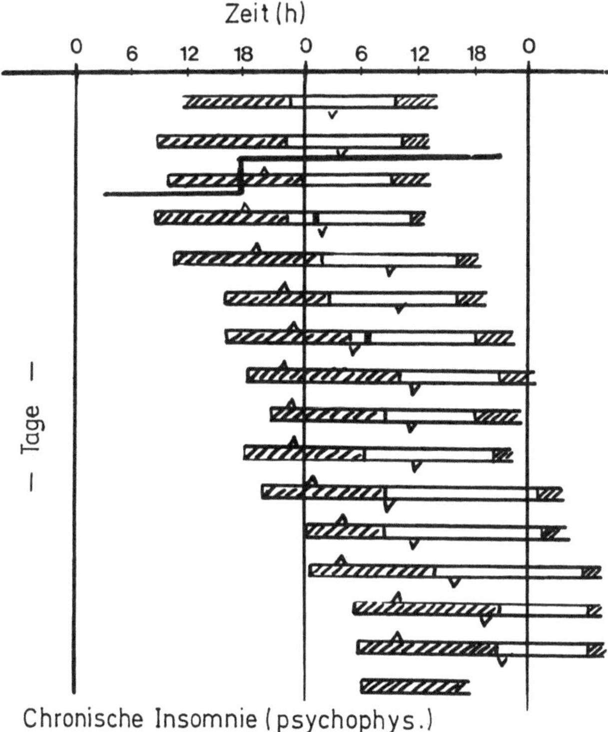

Abb. 9. Nach 2 Tagen Synchronisation freilaufender Rhythmus der Aktivitäts- *(schraffiert)* und Ruhezeit *(Leerbalken)* einer 27jährigen Patientin. (Sonst wie Abb. 2)

Zusammenfassende Darstellung und Diskussion

Probanden

Bei beiden gesunden Probanden ließen sich ähnliche Zusammenhänge, bezogen auf die Veränderungen des Schlafes, vor allem auf den REM-Schlaf und die Körpertemperatur unter Freilaufbedingungen aufzeigen, die auch schon von anderen Autoren (Czeisler 1978; Zulley 1979) beschrieben wurden. Der Einfluß des Weckens während des Schlafes wurde gut kompensiert. Auch schien die Auswirkung des Weckens auf die anderen Variablen gering zu sein. Es gelang nicht, in den 14 Tagen ein überstarkes Ruhebedürfnis zu erzeugen, das z. B. für die schlafgestörten Patienten typisch war. Die interne Desynchronisation des männlichen Probanden deckte den Zusammenhang zwischen dem zirkadianen Verlauf der Körpertemperatur und der Müdigkeit (Vigilanz) auf. Die an einigen Tagen subjektiv als groß empfundene Müdigkeit, die einherging mit einer tiefen Körpertemperatur, wurde vom Probanden nicht als Signal zum Schlafengehen aufgefaßt. Der Proband blieb danach noch aus ungeklärten Gründen stundenlang wach und ging dann bei hoher Körpertemperatur

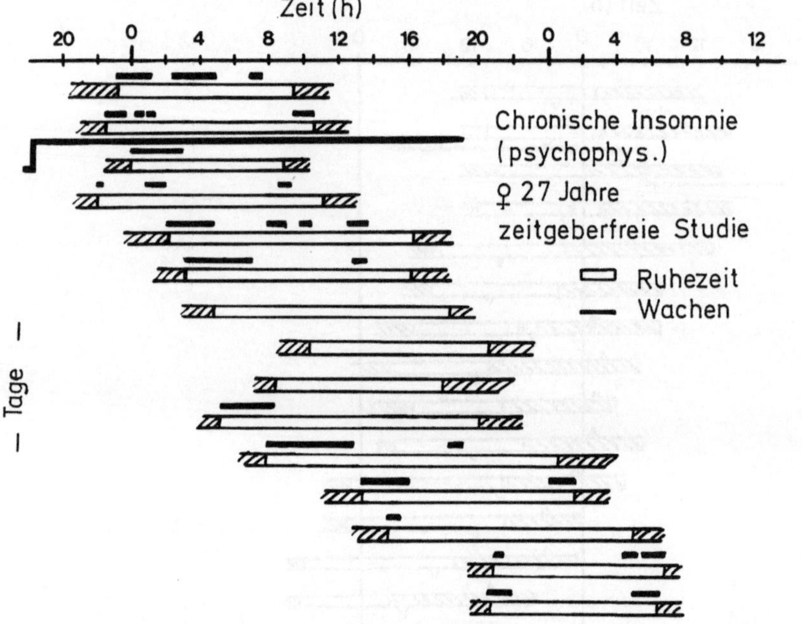

Abb. 10. Ruhezeit *(Leerbalken)* einer 27jährigen Patientin. Die schwarzen Linien über den Balken sind die polygraphisch gemessenen Wachzeiten. In Nacht 7, 8 und 9 konnte wegen eines Maschinendefektes der Schlaf nicht gemessen werden

ins Bett. Nach einer langen Aktivitätszeit war die Schlafdauer auch in einigen Nächten lang, so daß dieser Schlaf als ein Erholungsschlaf, wie nach einem Schlafentzug, gedeutet werden kann. Jedoch kam es auch in einigen Fällen nach langen Aktivitätszeiten zu einem kurzen Schlaf, der hier eher durch die Phasenbeziehung zur aufsteigenden Körpertemperatur gesteuert wurde. Dieser Wechsel soll noch durch die Untersuchung der anderen Variablen, so z. B. des Kortisols, genauer untersucht werden.

Schlafgestörte Patienten

Subjektiv erlebten die beiden männlichen Patienten unter zeitgeberfreien Bedingungen einen gebesserten Schlaf. Bei einer Patientin war keine Veränderung festzustellen. Die beiden anderen Patientinnen gaben eine Verschlechterung an. — Diese Angaben über den Schlaf spiegeln auch die Anpassung an die Lebens- und Versuchsbedingungen wider. Während die 3 Erstgenannten relativ gut mit der neuen Situation zurechtkamen, empfanden die beiden Patientinnen den Versuch von Anfang an als eine Belastung.

In der Abb. 11 sind die Werte der Befindlichkeit (Befindlichkeitsskala nach von Zerssen et al. 1976) von 4 Patienten, die die Befindlichkeitsskala am Abend und am Morgen ausfüllten, dargestellt. Auffällig ist, daß die Werte am Abend höher (die

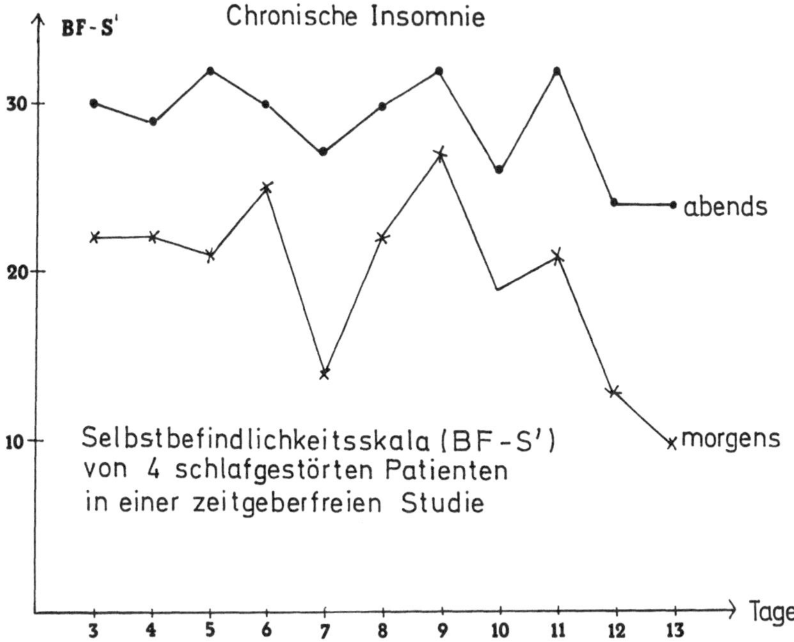

Abb. 11. Gemittelte Werte der Befindlichkeit von 4 Patienten. Hohe Werte: schlechte Befindlichkeit

Befindlichkeit schlechter) als am Morgen waren, was beim Vorliegen einer Schlafstörung, bei der die Morgenwerte schlechter als die Abendwerte sein könnten, verwunderlich ist.

Bei dem 46jährigen Patienten, bei dem bisher eine Analyse dieser Fragestellung vorliegt, wird die Befindlichkeit in einem starken Maße von der abendlichen Müdigkeit bestimmt (Wabersich 1987). Schlechter Schlaf beeinflußt in negativer Weise die Stimmung am Tage, diese wiederum den schlechten Schlaf: Der Schlafgestörte ist in diesem Teufelskreis gefangen. Die bessere Befindlichkeit am Morgen scheint trotz der oft negativen subjektiven Beurteilung des Schlafes auf einen gewissen Erholungswert des Schlafens hinzudeuten. Dieses Problem wird durch Untersuchungen mit dieser Selbstbeurteilungsskala vor, während und nach zeitgeberfreien Bedingungen weiter verfolgt.

Bei allen Patienten war die Dauer der Aktivitätszeit im Verhältnis zur Ruhezeit verkürzt im Vergleich zu Normalpersonen, die auch unter zeitgeberfreien Bedingungen lebten. Das könnte einerseits doch auf den geringen Erholungswert des objektiv schlechten Schlafes, aber auch auf das Bedürfnis, sich, wie bei 2 Patientinnen ersichtlich, nach einem unausgefülten Tag frühzeitig zurückzuziehen, erklärbar sein. Diese und psychische Faktoren, die den Schlafbeginn stören und den Schlaf unterbrechen, wirken wohl zusammen.

Die Schlafstörung selbst blieb nach den polygraphisch erhobenen Kriterien bei allen Patienten erhalten. Das „Freilaufen" — also die Selbststeuerung — des Schlaf-Wach-Rhythmus wie auch der Rhythmen der anderen vegetativen Funktionen übte keinen positiven Effekt auf die Schlafvariablen aus. Die Schlafeffizienz blieb gering, die Variabilität von Nacht zu Nacht hoch.

Es kam bei den Patienten zu keiner internen Desynchronisation, aber die Phasenbeziehungen zwischen Rhythmen vom Schlafen und Wachen, der Körpertemperatur und des Kortisols schienen insgesamt instabiler zu sein als bei schlafgesunden Probanden. Hier ist auch an die teilweise ungewöhnlich langen Ruhezeiten zu denken, die diese instabilen Phasenbedingungen z. T. mitbedingen, gleichzeitig aber auch durch sie erzeugt werden könnten. Diese instabilen Phasenbeziehungen, die auch sehr gut zu sehen waren bei der Patientin, bei der kurzfristig eine Dissoziation auftrat, können zum Verständnis beitragen, weshalb bei Schlafgestörten so oft Müdigkeit und Schlafenkönnen entkoppelt sind.

Überlegt man sich das Entstehen einer chronischen Insomnie, dann könnten einmal biologische Faktoren, wie ein eventuell seit der Kindheit leicht störbarer Schlaf bei einer gleichzeitigen Instabilität der zirkadianen Rhythmen, eine wesentliche Rolle spielen. Diese Faktoren würden sich bei einer psychischen Stabilität relativ selten durch einen getörten Nachtschlaf bemerkbar machen. Kommen dann aber relativ kurze und auch längerdauernde psychische Probleme hinzu, entgleist das fragile Schlaf-Wach-System, und es kommt zu einer chronischen Insomnie, da die Störungen des Schlafens nicht mehr so gut kompensiert werden können, wie es z. B. bei unseren gesunden Probanden nach den Weckungen möglich war. Die andere Überlegung ist jedoch, nicht von vornherein an eine vulnerable Schlaf-Wach- und zirkadiane Rhythmik zu denken, sondern eine Störung des Schlafes und damit der zirkadianen Rhythmen als Folge dauernder psychischer Probleme anzunehmen.

Als dritte Erwägung der Ursache einer chronischen Insomnie kann auch eine andauernde Störung der zirkadianen Rhythmik diskutiert werden, da sich bei vielen Schichtarbeitern im Laufe der Jahre eine chronische Insomnie einstellen kann. Zwei der Patienten waren Schichtarbeiter, eine Patientin hatte über Jahre am Schichtdienst teilgenommen.

Insgesamt ist zu sagen, daß das Persistieren der Schlafstörung auch unter zeitgeberfreien Bedingungen deutlich macht, weshalb die Therapie der chronischen Insomnien so schwer ist. Neben einer psychotherapeutischen Behandung ist häufig eine zeitlich begrenzte medikamentöse Hilfe angebracht, um die gestörte Schlaf-Wach-Regulation wieder zu stabilisieren. Mit Hilfe von schlafhygienischen Maßnahmen, wie z. B. Regelmäßigkeit des Schlafverhaltens, sollte gleichzeitig versucht werden, Einfluß auf die instabilen Phasenlagen der Rhythmen der Körperfunktionen zu nehmen. Schichtarbeit ist bei Vorliegen einer chronischen Insomnie generell zu untersagen.

Literatur

Adam K (1984) Do poor sleepers have less restorative sleep than good sleepers? 7th Europ. Sleep Congr. München, Abstracts 346

Czeisler C A (1978) Human circadian physiology: Internal organization of temperature, sleep-wake and neuroendocrine rhythms monitored in an environment free of time cues. Thesis, Stanford University

Dement W, Seidel W, Carskadon M (1984) Issues in the diagnosis and treatment of insomnia. In:

Hindmarch I, Ott H, Roth T (eds) Sleep benzodiazepines and performance. Springer, Berlin Heidelberg New York Tokyo, pp 11–43

Rechtschaffen A, Kales A (eds) (1968) A manual of standardized terminology, techniques and scoring system for sleep stages of human subjects. Public Health Service, U.S. Government Printing Office Washington, D.C.

Siebauer M (1987) Zirkadiane und ultradiane Periodik der Schlaf-Wach-Organisation und psychophysiologische Variablen einer chronisch schlafgestörten Patientin und einem gesunden Probanden, dessen Schlaf künstlich gestört wird, mit und ohne Zeitgeber. Diplom-Arbeit für Psychologie, München

Wabersich A (1987) Untersuchung des Schlaf-Wach-Verhaltens, der circadianen und ultradianen Periodik und psychophysischer Parameter eines Patienten mit persistierender psychophysiologischer Hyposomnie unter Versuchsbedingungen mit und ohne Zeitgeber. Med. Dissertation, München

Wever R A (1979) The circadian system of man: Results of experiments under temporal isolation. Springer, Berlin Heidelberg New York

Wever R A (1982) Behavioral aspects of circadian rhythmicity. In: Brown F M, Graeber R C (eds) Rhythmic aspects of behavior. Erlbaum, Hillsdale NJ, pp 105–171

Wever R A (1986) Characteristics of circadian rhythms in human functions. J Neural Transm [Suppl] 21:323–273

Zerssen D von, Koeller D-M (1976) Klinische Selbstbeurteilungs-Skalen (KSb-S) aus dem Münchner Psychiatrischen Informations-System (PSYCHIS München), a) Allgemeiner Teil, b) Die Befindlichkeits-Skala. Beltz, Weinheim

Zulley J (1979) Der Einfluß von Zeitgebern auf den Schlaf des Menschen. G. Fischer, Frankfurt/M.

Wert und Nutzen der Schlafdeprivation

R. H. van den Hoofdakker, D. G. M. Beersma

Einleitung

Seit der Mitteilung von Schulte (1966), daß einige depressive Patienten sich besser nach einer Nacht fühlten, wenn sie nicht geschlafen hatten, sind verschiedene Untersuchungen durchgeführt worden, um die klinische Bedeutung der Schlafdeprivation (SD) festzustellen und näher zu spezifizieren. An erster Stelle wurde die Frage untersucht, ob der Schlafentzug in der Tat antidepressive Wirkungen zeigt. An zweiter Stelle wurde versucht, mittels Modifikationen dieses Vorgehens die wirksamen Komponenten dieser Behandlung zu identifizieren. Zum Schluß wurde versucht, das Indikationsgebiet abzugrenzen oder anders gesagt, Charakteristika zu finden, aufgrund derer man die Effekte vorhersagen kann.

In diesem Beitrag soll auf jede dieser Themastellungen eingegangen werden. Man kann sich auf diese Weise ein Bild von der praktischen Nutzbarkeit der Schlafdeprivation und der verschiedenen Modifikationen für die Behandlung von Patienten machen. Ein noch wenig untersuchter Aspekt der SD ist die Verwendbarkeit dieses Vorgehens als ein Diagnostikum. Die Frage wird auch noch beantwortet werden, ob man aufgrund der Wirksamkeit der SD prognostische Aussagen machen kann. Zum Schluß soll die Vorgehensweise in einem theoretischen Rahmen betrachtet und einiges anhand von Experimenten näher erläutert werden.

Ist Schlafdeprivation effektiv?

In Abb. 1 werden die Ergebnisse einer Untersuchung wiedergegeben, in der 14 Patienten einen totalen Schlafentzug (TSD) unternahmen (van den Hoofdakker et al. 1986). Es waren 11 Frauen und 3 Männer, alle befanden sich in einer depressiven Phase. Sie waren seit mindestens 7 Tagen vor Beginn der Studie medikamentenfrei. Das Ausmaß der Depression wurde mit Hilfe der Selbstbeurteilungsskala von v. Zerssen (1976) 3mal am Tage gemessen. Die Werte dieser Skala werden auf der Y-Achse angegeben. Auf der Abb. 1 werden die Responders von den Non-Responders getrennt. Das Kriterium für einen Effekt war der Unterschied zwischen den gemittelten Werten der Tage vor und nach dem totalen Schlafentzug von mehr als 6 Punkten auf der v.-Zerssen-Skala. Die Ergebnisse sind repräsentativ für andere Untersuchungen. Ungefähr 50–60% von den Patienten reagierten mit einer z.T. dramatischen Besserung, wobei die Besserung 1 Tag anhalten kann: aber nach 1 Nacht ist der Effekt meistens wieder verschwunden (s. Übersicht bei Gillin 1983).

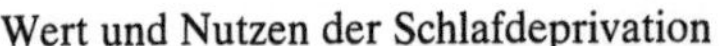

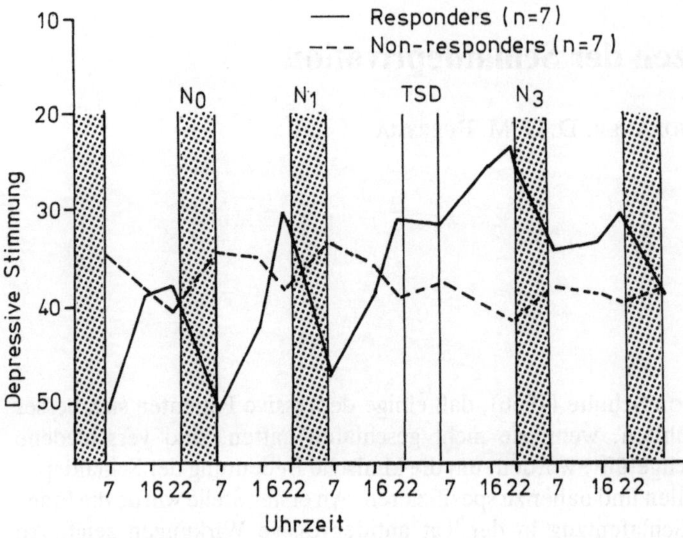

Abb. 1. Die Wirksamkeit der totalen Schlafdeprivation (TSD) bei 14 medikamentenfreien Patienten mit der Diagnose „major depressive episode" (DSM III). Auf der Y-Achse ist die depressive Befindlichkeit angegeben, wie sie mit der Selbstbeurteilungsskala von v. Zerssen (1976) gemessen wurde. Je höher der Wert, desto depressiver ist die Befindlichkeit

Die wirksamen Komponenten

Der Verlauf der Stimmung während der TSD zeigt, folgt man den Meinungen einiger Untersucher, eine kritische Periode: Wenn die Stimmung umschlägt, dann ist es in der 2. Hälfte der Nacht. Wir sagten bereits, daß der Effekt der TSD meistens nach der folgenden Schlafnacht einen Rückfall zeigt. Es erhebt sich die Frage, ob der hauptsächliche therapeutische Faktor nicht so sehr der Entzug vom Schlaf ist, sondern daß es das Wachen während dieser kritischen Periode ist. Mehr allgemein formuliert: Welche Wichtigkeit haben Zeitpunkt und Dauer des Schlafes, um die Wirksamkeit der SD erklären zu können? Im Rahmen dieser Frage sind schon eine Anzahl von Experimenten unternommen worden, die hier kurz referiert werden sollen.

Experimente mit der partiellen Schlafdeprivation (PSD)

Diese haben folgende Ergebnisse gebracht: PSD während der 2. Hälfte der Nacht soll ebenso effektiv sein wie der totale Schlafentzug. PSD während der 1. Nachthälfte soll weniger effektiv sein als der Entzug vom Schlaf in der 2. Hälfte (Goetze u. Tölle 1981). Eine neuerliche Untersuchung von Sack et al. (1985) zeigt in dieselbe Richtung. Auch diese Autoren fanden eine bessere therapeutische Wirkung, wenn sie den Schlaf in der 2. Hälfte der Nacht im Gegensatz zur SD in der 1. Hälfte der Nacht unterdrückten. In einer noch laufenden Untersuchung in unserer eigenen Abteilung scheint es ebenso zu sein, daß ein früher, kurzer Schlaf mehr antidepressive Wirkungen hat als ein später (Elsenga u. van den Hoofdakker 1986). Das Problem bei all diesen Untersuchungen ist jedoch, daß nicht allein die Verschiedenheit in den Zeitpunkten, wann die Patienten ins Bett gingen, sondern auch die Unterschiede in der Schlafdauer verantwortlich gewesen sein können für die Unterschiede in der Wirksamkeit. In der 1. und 3. Untersuchung wurde die Schlafdauer nicht polygraphisch gemessen, in der 2. Untersuchung hat sich herausgestellt, daß die „Frühschläfer" am kürzesten geschlafen hatten.

Eine ähnliche Frage betrifft den Zeitpunkt des Zubettgehens und die Dauer des Schlafes vor dem Rückfall. Eine eigene Untersuchung hat gezeigt, daß es nicht wahrscheinlich ist, daß der Entzug von Schlaf in der Nacht nach der TSD einen Rückfall verhindern kann. Einerseits fanden van Bemmel u. van den Hoofdakker (1981), daß (nicht polygraphisch kontrolliert) eine Verkürzung der SD von 2 oder 5 h einen Rückfall verhindern konnte, andererseits wurden durch Elsenga u. van den Hoofdakker (1982) keine Unterschiede gefunden zwischen den Effekten von unterschiedlichen (polygraphisch kontrollierten) Zeitdauern von dem Erholungsschlaf nach der totalen SD auf dem Verlauf der Depression. Schlaf wurde ad libitum erlaubt oder eingeschränkt auf 3 h in der frühen oder späten Nacht. Der Rückfall war in allen Fällen derselbe. In diesem Zusammenhang müssen auch Studien genannt werden, in denen die Effekte von Nickerchen — d. h. Schlaf außerhalb der normalen Schlafzeit — auf den Verlauf von der Stimmung nach der SD untersucht wurde. Bis vor kurzem gab es anekdotische Beobachtungen darüber, daß der therapeutische Effekt der SD selbst durch sehr kurze Nickerchen während des Tages einen Rückfall auslöste (Pflug 1976; Knowles et al. 1979; Roy-Byrne et al. 1984). Es wird jedoch nach einigen größeren Untersuchungen, wobei der kurze Schlaf am Nachmittag polygraphisch registriert wurde, angenommen, daß nicht alle Patienten danach an einer Verschlechterung der Stimmung gelitten haben (Giedke 1986, Wiegand et al. 1987).

Eine zweite Art der Untersuchung beinhaltet die Phasenverschiebung des Schlafes ohne eine Verkürzung der Schlafdauer. Wenn es möglich wäre, mit diesem Eingriff antidepressive Effekte zu erreichen, dann wäre der Zeitpunkt des Schlafes von einer durchschlagenden Wichtigkeit. Die ersten Berichte kamen von Wehr et al. (1979, 1982). 6 Patienten wurden mit einem Schema behandelt, wonach sie 6 h früher schlafen gingen und 6 h eher als sonst aufstanden. Zwei von ihnen hatten innerhalb von Tagen bis Wochen eine vollständige Remission, zwei verbesserten sich insgesamt einigermaßen und zwei reagierten nicht. Vor kurzem zeigten Untersucher desselben Institutes eine bleibende Remission bei 4 therapieresistenten Depressiven nach einer Vorverlagerung ihres Schlafes um 5 h. Die bis dann ineffektive Medikation (trizyklische Antidepressiva) wurde fortgesetzt (Sack et al. 1985). Ein folgendes Experiment, das von Elsenga u. van den Hoofdakker (nicht publiziert) unternommen wurde, sah folgendermaßen aus: Der Effekt einer Vorverlagerung von Schlaf von 6 h bei 7 depressiven Patienten sah so aus, daß einige Patienten eine starke Verbesserung zeigten: Es war nicht auszumachen, ob diese Verbesserung eine Folge der Vorverlagerung des Schlafes war. Es war zu bemerken, daß die Verbesserung möglicherweise schon anfing, bevor die Vorverlagerung des Schlafes stattfand (s. Abb. 2). Ganz neue Ergebnisse liegen von Souetre et al. (1986) vor, die sie auf dem 8. Europäischen Schlafkongreß präsentierten. 4 von den 5 depressiven Patienten verbesserten sich nach einer Vorverlagerung des Schlafes um 5 h.

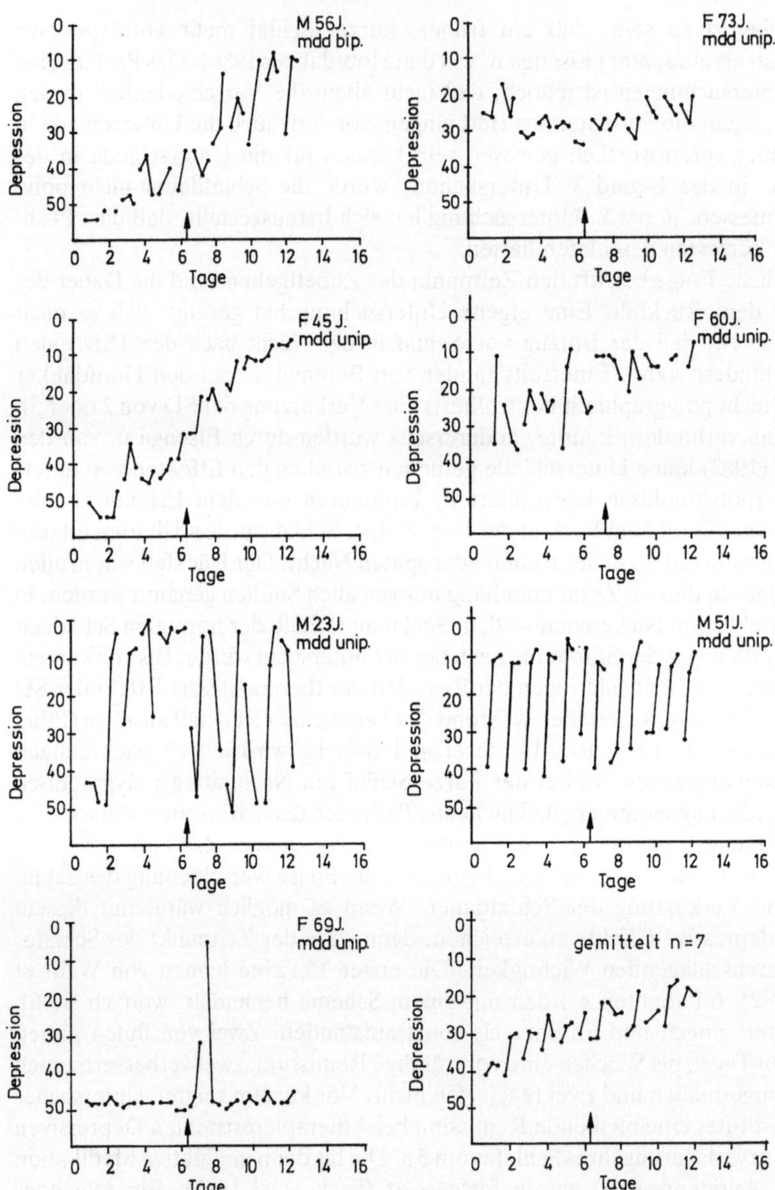

Abb. 2. Der Verlauf der depressiven Befindlichkeit vor u. nach einer Verschiebung des Schlafes um 6 h nach vorne. Der Augenblick der Verschiebung ist mit einem Pfeil angegeben. Die Patienten M. 56 Jahre und F. 73 Jahre wurden mit Clomipramin behandelt, die übrigen waren medikamentenfrei (*M* männlich, *W* weiblich, *mdd* major depressive disorder [DSM III], *unip.* unipolar, *bip.* bipolar). Die Y-Achse stellt die Skala von v. Zerssen (1976) dar

Eine Schlußfolgerung ist aus all diesen Untersuchungen nicht mit Sicherheit zu ziehen. Ganz ähnlich wie bei den PSD-Untersuchungen gilt für die Untersuchungen der Vorverlagerungen des Schlafes, daß die Interpretation möglicherweise eingeschränkt wird durch das Fehlen von ausreichenden polygraphischen Untersuchungen der Schlafdauer. Ausgehend von diesen referierten Befunden, kann man sagen, daß der Zeitpunkt des Schlafens vielleicht einen sehr wichtigen Einfluß auf die Ergebnisse von Schlafmanipulationen haben könnte. Meines Erachtens können Untersuchungen über Kurzschlaf am Tage hierzu eine Antwort geben.

Eine weitere Variante der SD ist die selektive SD. Vogel et al. (1980) berichten, daß der Entzug von REM-Schlaf (RSD) ebenso effektiv sein kann, wie eine Behandlung mit trizyklischen Antidepressiva. Diese Befunde sind bis jetzt noch nicht repliziert. Sie sind jedoch ein Anzeichen dafür, daß neben den Veränderungen in der Dauer und dem Zeitpunkt des Schlafes auch Veränderungen des NREM-REM-Schlafzyklus von therapeutischer Wirksamkeit sein können.

In den meisten Untersuchungen wurden TSD und PSD entweder mit antidepressiver Medikation kombiniert oder die Untersuchungen wurden nach besonders kurzen medikamentenfreien Perioden begonnen. Es ist deswegen schwer abzuschätzen, inwieweit die gefundenen Effekte der Medikation den Eingriffen in den Schlaf oder der Kombination beider zuzuschreiben ist. Es gibt Berichte, daß die Kombination effektiver ist als eine alleinige antidepressive Medikation, und zwar nicht so sehr, was den akuten, sondern mehr den langfristigen Effekt betrifft. Es sieht demnach so aus, daß mit der Kombinationstherapie eine schnellere Verbesserung zu erreichen ist (Elsenga u. van den Hoofdakker 1983) und daß die Patienten, die auf antidepressive Medikation nicht reagierten, sich manchmal dennoch verbesserten, wenn eine Behandlung mit TSD dazukam (Dessauer et al. 1985).

Indikationsgebiet und Prädiktoren

Hierüber kann nur etwas in bezug auf die TSD gesagt werden. Die Vielzahl von Klassifikationen, die in den Untersuchungen gebraucht wurden, ist jedoch die Ursache dafür, daß das Indikationsgebiet schwer in diagnostischen Termini angegeben werden kann. Im großen und ganzen kann gesagt werden, daß die Patienten, die man früher als endogen Depressive bezeichnete, besser reagieren als die „neurotisch Depressiven". Übersetzt in neue klassifikatorische Termini, heißt das, daß Patienten mit einer „major depressive episode" am besten reagieren.

Einige Untersuchungen zeigen auf, daß vor allen Dingen Depressive mit psychotischen Symptomen und Tagesschwankungen für diesen Eingriff empfänglich sind. Andere Merkmale, wie Alter, Geschlecht, Dauer der Depressionen, scheinen nicht von Belang zu sein. (Elsenga u. van den Hoofdakker, 1987).

In den Abb. 3 u. 4 wird dies demonstriert. Sie nehmen Bezug auf 31 Patienten, die sich alle in einer depressiven Phase befanden. Die Patienten waren mindestens 3 Tage vor den Messungen medikamentenfrei. Am Tag 2 begann eine Behandlung mit Anafranil. Auf der Y-Achse sind die Werte der Selbstbeurteilungsskala von v. Zerssen wiedergegeben. Die Patienten nahmen in den Nächten zwischen Tag 2 und 3 sowie Tag 4 und 5 an einer TSD teil. Sie schätzten ihre Stimmung 3mal am Tag (um

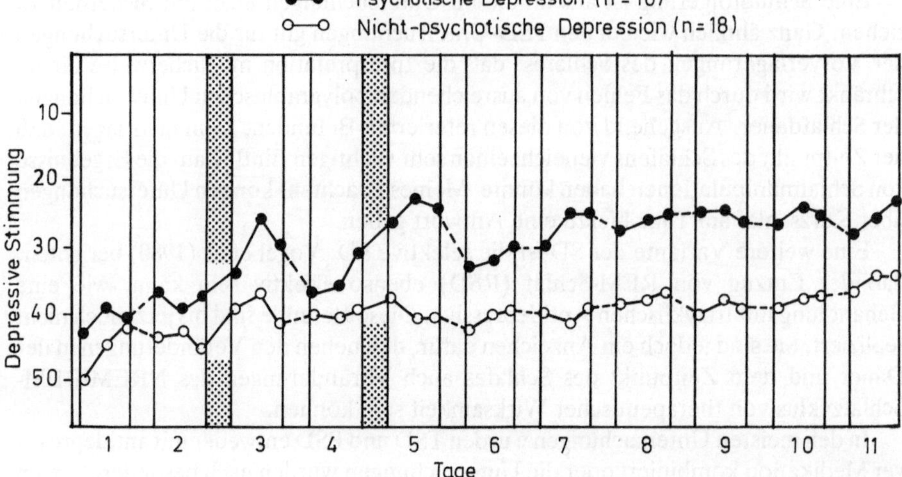

Abb. 3. Die Wirkung eines totalen Schlafentzuges *(schraffierte Säulen)* auf die depressive Befindlichkeit von Patienten mit einer „major depressive disorder" (DSM III). Die Patienten wurden behandelt mit Clomipramin ab Tag 2, 18 h. Die Y-Achse: Selbstbeurteilung der depressiven Befindlichkeit nach der Skala von v. Zerssen (1976). Meßpunkte: 9.00, 17.00, 23.00 h

9.00, 17.00 und 23.00 h) ein. In der Abb. 3 sind die Patienten aufgeteilt in eine Gruppe mit und eine Gruppe ohne psychotische Symptome (die totale Anzahl der Patienten beträgt in diesem Fall nur 28, aufgrund einer diagnostischen Unsicherheit bei 3 Patienten). In der Abb. 4 wird die Korrelation gezeigt zwischen der Tagesschwankung am Tage vor der TSD und der Antwort auf den Schlafentzug. Die Abbildungen lassen erkennen, daß die psychotischen Patienten besser auf die TSD reagieren und daß die Richtung der Tagesschwankung, die der TSD vorausgeht, zusammenhängt mit der Richtung von dem klinischen Verlauf nach der SD.

Schlafdeprivation als Diagnostikum

In der Abb. 3 sind schon einige Hinweise zu finden, daß man anhand der Reaktion auf TSD möglicherweise eine Aussage treffen kann über den Verlauf einer Behandlung mit Anafranil über einen längeren Zeitraum. In der Abb. 5 sind die Patienten aufgeteilt in Responder (18) und Non-Responder (13) nach 11 Tagen Behandlung. Das Kriterium für eine Verbesserung war ein Unterschied von 6 oder mehr Punkten auf der v.-Zerssen-Skala zwischen Tag 1 und Tag 11. Die Responder zeigten im Durchschnitt eine stärkere Reaktion auf TSD, die Non-Responder taten es nicht. Auch Abb. 5 erweckt somit den Eindruck, daß die Antwort auf die TSD eine prognostische Wertigkeit haben kann. In der Abb. 6 wird diese Möglichkeit näher untersucht. Die Abbildung zeigt 2 Korrelationen: Die erste betrifft den Unterschied in der Selbsteinschätzung der Depression zwischen Tag 2 und Tag 5 (m. a. W. die Antwort auf 2 SDs) sowie den Unterschied in der Einschätzung zwischen Tag 1 und

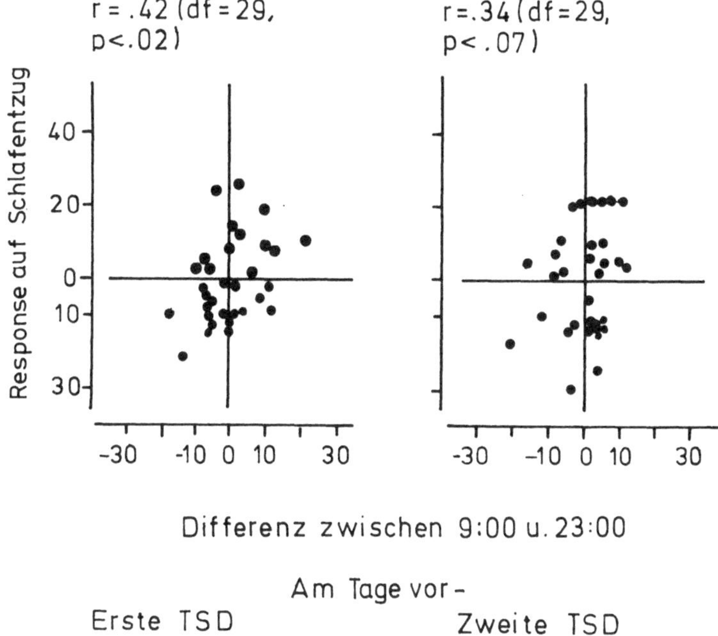

Abb. 4. Der Zusammenhang zwischen dem Verlauf der Befindlichkeit am Tage vor dem Schlafentzug, ausgedrückt in dem Unterschied zwischen den Werten von 9.00 und 23.00 h (X-Achse), und die Reaktion auf den Schlafentzug, ausgedrückt durch den Unterschied zwischen den gemittelten Werten von 9.00 und 17.00 h von den Tagen vor und nach dem Schlafentzug (Y-Achse). Es wurde mit „Residualwerten" gearbeitet, d. h. mit den Werten, die übrigblieben, nachdem eine Korrektur vorgenommen wurde, aufgrund der Tatsache, daß sowohl der Trend am Tag vor dem Schlafentzug als auch die Reaktion auf den Schlafentzug durch den Wert um 9.00 h am Tag vor dem Schlafentzug mitbestimmt wurden

Tag 11 (m. a. W. das Ergebnis von 11 Tagen Behandlung). Die zweite Korrelation betrifft den Unterschied in der Selbsteinschätzung zwischen Tag 2 und Tag 6 und dem Behandlungsresultat. Es fällt auf, daß die erste Korrelation signifikant ist und die zweite nicht. Dies wiederum könnte dafür sprechen, daß der akute SD-Effekt ein Hinweis auf den Langzeiteffekt von Anafranil sein kann. Auch in der Literatur wird berichtet, daß die Reaktion auf TSD ein Indikator sein kann für den Erfolg einer medikamentösen Behandlung (Wirz-Justice et al. 1979).

Theorien

Zur Zeit gibt es zur Erklärung der therapeutischen Effekte der SD vier Hypothesen. Alle beruhen auf der Vorstellung, daß bei den depressiven Patienten in physiologischen Regulationsmechanismen Störungen bestehen, die mit den genannten Eingriffen z. T. rückgängig gemacht werden können. Die vier Hypothesen sind:

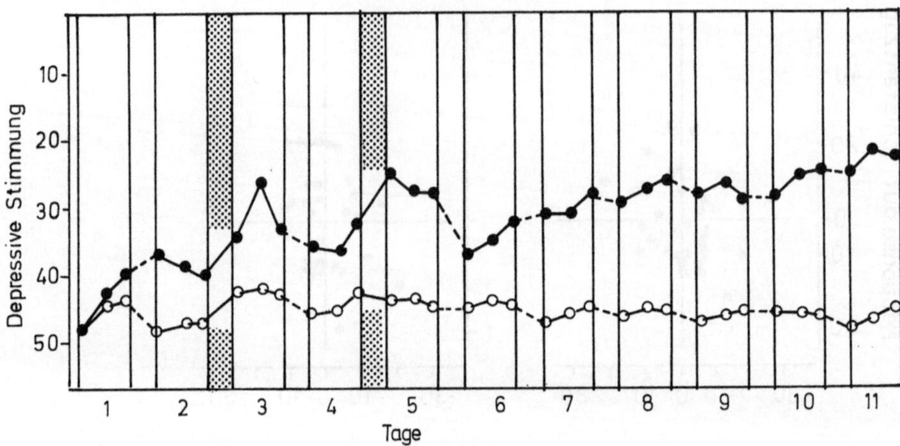

Abb. 5. Der Unterschied in der Reaktion auf TSD zwischen den Patienten, die nach 11 Tagen sich entweder gut oder nicht verbessert hatten. Das Kriterium für eine Verbesserung war ein Unterschied von 6 oder mehr Punkten auf der v.-Zerssen-Skala zwischen den Mittelwerten von Tag 1 und Tag 11. Für weitere Angaben s. Abb. 3

1. Die „phase-advance"-Hypothese (Phasenvorverlagerung) geht von der Vorstellung aus, daß der Schlaf-Wach-Rhythmus (SW-Rhythmus) von einer biologischen Uhr gesteuert wird, die einerseits synchronisiert wird durch die äußeren zyklischen Veränderungen und andererseits gekoppelt ist an eine zweite Uhr, mit der andere 24stündige (oder zirkadiane) Rhythmen geregelt werden. Bekannte Beispiele sind die Rhythmen der Körpertemperatur, des REM-Schlafes und der Kortisolausscheidung (Kronauer et al. 1982). Bei einigen depressiven Patienten soll nun eine gestörte Phasenbeziehung bestehen zwischen den beiden Uhren: Der SW-Rhythmus folgt dem 24-h-Zyklus der Außenwelt, aber die anderen Rhythmen sollen in der Phase verfrüht auftreten (Wehr u. Wirz-Justice 1981). Diese Situation ist in der Abb. 7 schematisch wiedergegeben. Die Abbildung zeigt noch eine zweite Vorstellung, nämlich, daß es eine kritische Periode in dem zirkadianen Rhythmus gibt, in der der Schlaf eine depressogene Wirkung hat. Die Voraussetzung für den therapeutischen Effekt von TSD, PSD (mit der Variante, daß in der ersten Nachthälfte geschlafen wird), wird durch die Phasenverschiebung des Schlafes erklärt.

2. Die sog. „S-deficiency" (S-Mangel)-Hypothese beruht auf dem „two-process model" (Zwei-Prozeß-Modell) der Schlaf-Wach-Regulation (Borbély 1982, Daan et al. 1984). Dieses Modell wird in der Abb. 8 wiedergegeben. Der SW-Rhythmus soll demnach durch zwei Prozesse geregelt werden, durch den Prozeß S u. C. Der Prozeß S ist von seiner Beschaffenheit aus homöostatisch: Während des Wachseins wird ein Bedarf an Schlaf aufgebaut, das während des Schlafes wieder abgebaut wird. Das Niveau des Schlafbedarfes kann an der Menge der EEG-Energie oder EEG-„power" gemessen werden. Der Prozeß C wird beschrieben als eine zirkadiane modulierte Begrenzung vom Prozeß S. Die zirkadiane Modulation wird durch eine Uhr gesteuert, die auch andere Rhythmen regelt, wie z. B. den REM-Schlaf. Nähert sich

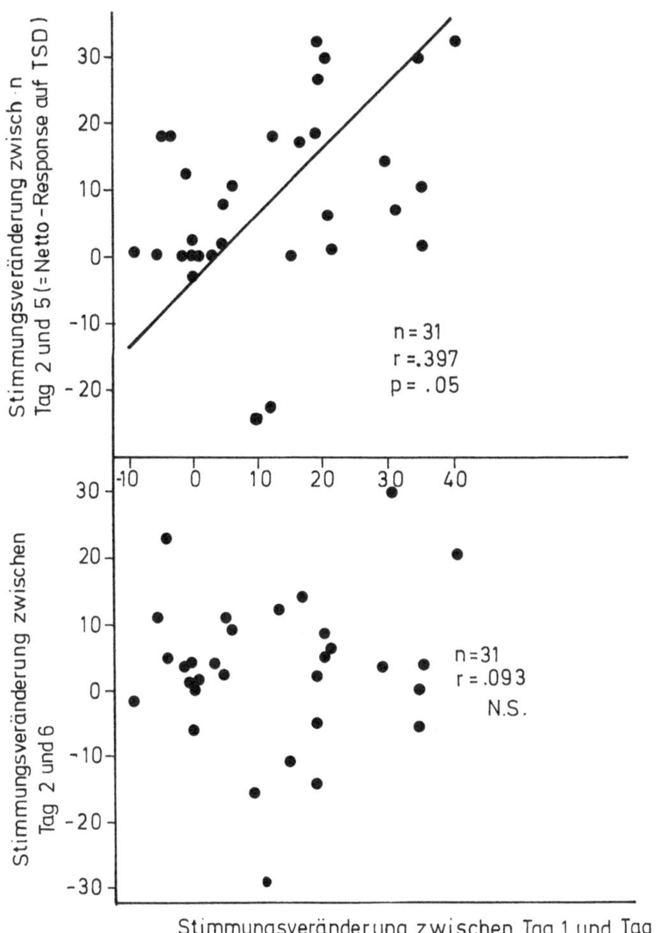

Abb. 6. Die Korrelation zwischen der Wirksamkeit von zwei TSDs und die Wirkung einer Behandlung mit zwei TSDs und Clomipramin nach 11 Tagen. Für weitere Angaben s. Abb. 5

der Prozeß S der durch den Prozeß C gesteuerten oberen Grenze, dann tritt Schlaf ein. Nähert sich der Prozeß S der unteren Grenze, dann wacht man auf. Ein Teil der Depressiven soll nun charakterisiert sein durch einen Mangel an Prozeß S, d. h. einen zu geringen Aufbau an Schlafbedarf, so daß während des Schlafes eine zu geringe Schlafenergie auftritt (Abb. 9). TSD und PSD sollen demnach eine erhöhte Schlafenergie erbringen, was den therapeutischen Effekt erklären könnte (Borbély u. Wirz-Justice 1982).

3. Die sog. „Extended-sleep"-Hypothese (verlängerter Schlaf) beruht tatsächlich auf einer neurochemischen Annahme (Gillin et al. 1982, 1984). Der REM-Non-REM-Zyklus wird demnach durch eine reziproke Interaktion zwischen cholinergen und aminergen Neuronen reguliert. Der Schlaf von endogen depressiven Patienten soll dem Schlaf von Gesunden gleichen, wenn diese „ausschlafen". Zu Beginn der

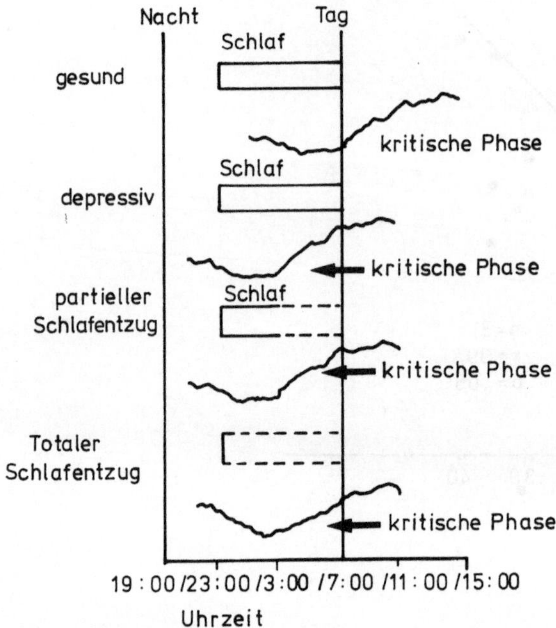

Abb. 7. Erklärung des therapeutischen Effekts eines partiellen und totalen Schlafentzugs. Es sind z. B. bei depressiven Patienten die Temperaturrhythmen verschoben gegenüber dem Schlaf-Wach-Zyklus, wodurch diese Patienten in einer kritischen „depressogenen" Phase schlafen müssen. Der partielle oder totale Schlafentzug kommen dem zuvor. (Nach Wehr u. Wirz-Justice 1981)

Nacht soll m. a. W. eine erhöhte REM-Schlaf-Produktion auftreten, die vergleichbar ist mit der der gesunden „Ausschlafenden". Diese veränderte REM-Verteilung wird einer erhöhten cholinergen und einer erniedrigten aminergen Aktivität zugeschrieben. Die Unterdrückung des REM-Schlafes soll therapeutisch wirken durch eine Verstärkung der aminergen Aktivität.

4. Die sog. „Hyperarousal"-Hypothese geht von der Annahme aus, daß bei einigen depressiven Patienten der Zustand eines erhöhten Arousals beobachtet werden kann (van den Burg u. van den Hoofdakker 1975). Dies wird in der Abb. 10 gezeigt. Es besteht eine umgekehrte U-förmige Beziehung zwischen dem Arousal und dem Verhalten; es gibt für das Verhalten ein optimales Arousal, während jeweils ein zu flaches oder zu starkes Arousal zu Störungen im Verhalten führt. Von der SD wird angenommen, daß sie das Arousalniveau herabsetzt, was bei einem zu starken Arousal zu einer Verbesserung auf dem Verhaltensniveau führt.

Die genannten Hypothesen können in verschiedener Weise überprüft werden. Wir nennen hier nur zwei kritische Tests. Man kann z. B. der Frage nachgehen, ob die Annahme physiologischer Abweichungen bei Depressiven in der Tat bestehen. Ebenfalls kann man die Zusammenhänge zwischen den klinischen Veränderungen und den Veränderungen in der Physiologie, die mit den verschiedenen Schlaf-Wach-Manipulationen zuwege gebracht werden, untersuchen.

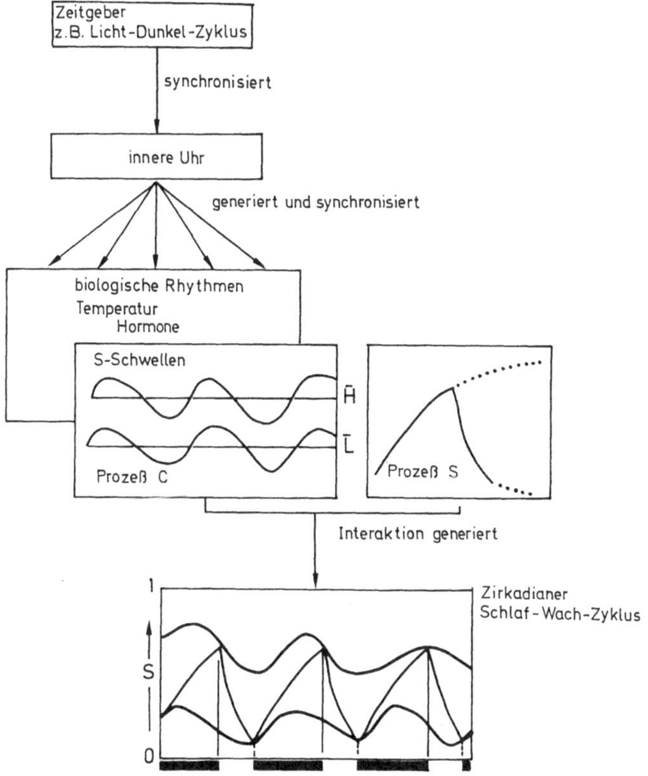

Abb. 8. Vereinfachte Wiedergabe des „Zwei-Prozeß-Modells". Der Zeitgeber, z. B. der Licht-Dunkel-Zyklus, synchronisiert die innere Uhr (den zirkadianen Schrittmacher), die seinerseits eine Anzahl biologischer Rhythmen generiert und synchronisiert, worunter sich auch der Prozeß C befindet. Daneben wird ein homöostatischer Prozeß S postuliert, der das Schlafbedürfnis reguliert. Durch die Interaktion zwischen den beiden Prozessen wird der Schlaf-Wach-Zyklus gesteuert. Nähere Erklärung im Text. (Nach Daan et al. 1984)

Es würde zu weit führen, alle empirischen Beispiele zu besprechen, die in dieser Hinsicht relevant sind. Wir beziehen uns nur auf eine Anzahl schlafphysiologischer Befunde.

Schlafphysiologische Abweichungen

Sowohl in der Phasenvorverlagerungshypothese als auch in der Hypothese des „verlängerten Schlafes" wurde von einem gestörten Verlauf der REM-Schlaf-Produktion während des Schlafes ausgegangen. Dies wurde im Gefolge einer Phasenveränderung der biologischen Uhr, die die REM-Schlaf-Produktion steuert, oder einer veränderten Regulation des REM-Non-REM-Schlafzyklus geschehen. Wir untersuchten diese Annahme mittels eines Vergleichs der REM-Schlaf-Produktion in

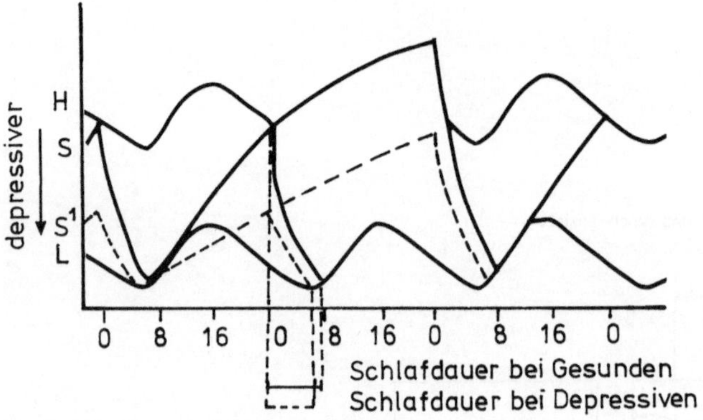

Abb. 9. Erklärung des therapeutischen Effektes des Schlafentzuges, basierend auf dem „Zwei-Prozeß-Modell". Der Prozeß S ist mangelhaft bei depressiven Patienten, wodurch eine Anzahl von den schlafphysiologischen Abweichungen erklärt werden, z. B. das frühe Aufwachen. Schlafentzug hebt den Mangel am Prozeß S zeitweilig auf, wodurch die Befindlichkeit sich verbessert. Schlaf kehrt den Mangel um, wodurch die Depression wieder zunimmt. (Nach Borbély u. Wirz-Justice 1982)

einer Gruppe von 14 stationär behandelten medikamentenfreien männlichen Patienten (Alter 55 ±8 Jahre) mit der Diagnose „major depressive episode" (DSM III). Diese Gruppe wurde mit einer Gruppe von 9 gesunden männlichen Versuchspersonen (Alter 51 ±5 Jahren) verglichen. Die Ergebnisse werden in der Abb. 11 gezeigt. Für jede Person wurde der Prozentsatz von der Zeit berechnet, in der der REM-Schlaf in jedem REM-Non-REM-Zyklus auftrat. Diese Prozentsätze wurden über die gesamte Dauer der Zyklen, in denen sie auftraten, aufgezeichnet. Danach wurden die Prozentsätze gemittelt. Die Abbildung läßt erkennen, daß die REM-Schlaf-Produktion der depressiven Gruppe nur in einer Hinsicht sich von der von normalen Versuchspersonen unterscheidet: Die Patienten zeigten nur zu Beginn des Schlafes mehr REM-Schlaf. Dieser Unterschied ist hauptsächlich der Tatsache zuzuschreiben, daß 3 Patienten ihren Schlaf nahezu unmittelbar mit dem REM-Schlaf begannen. Dies zeigt nicht so sehr eine Störung der zirkadianen Regulation der REM-Schlaf-Produktion auf, sondern weist mehr auf eine Störung in der Regulation des REM-Non-REM-Schlafzyklus.

Die „S-Mangel-Hypothese" geht davon aus, daß ein mangelhafter Aufbau des Prozesses S besteht, welcher sich in einer zu geringen EEG-Power-Produktion während des Schlafes ausdrückt. In der Abb. 12 wird diese Produktion der vorher genannten Gruppen von Depressiven und Gesunden gezeigt. Der einzige Unterschied, der zu sehen ist, betrifft den Verlauf. Die normalen Versuchspersonen produzieren mehr Power zu Beginn der Nacht und weniger am Ende. Die totale Menge blieb sowohl über die ersten 5h der Nacht wie auch über die gesamte Schlafperiode für beide Gruppen ungefähr gleich groß. Dies zeigt nicht auf einen

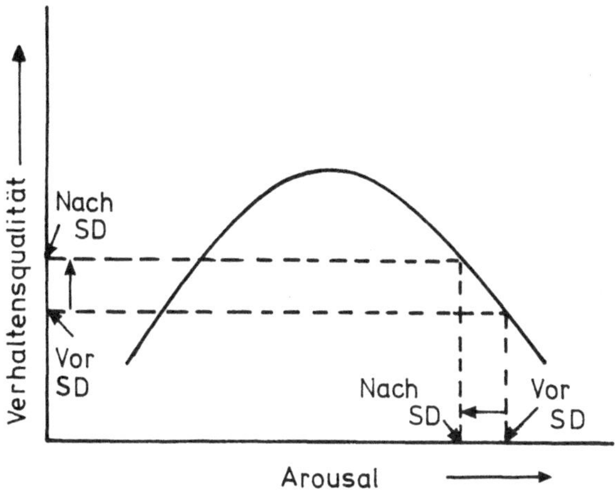

Abb. 10. Hypothetische Erklärung der therapeutischen Wirksamkeit der Schlafdeprivation *(SD)*: Die Erniedrigung des Arousalniveaus durch die SD führt zu einer Verbesserung des Verhaltens. (Nach van den Burg u. van den Hoofdakker 1975)

verschiedenen Aufbau des Prozesses S hin. Ein derartiger Unterschied sollte immer in einer unterschiedlichen Produktion der „Power" zum Ausdruck kommen.

Noch eine kurze Bemerkung über den Unterschied im Arousal zwischen depressiven Patienten und normalen Versuchspersonen: In den zahllosen Untersuchungen über den Schlaf von Depressiven kam immer wieder heraus, daß er stark fragmentiert war, d. h. daß die Patienten häufig wach wurden. (Eine Übersicht gibt es von Gillin et al. 1984.) Wenn dies Wachwerden ein Ausdruck für ein erhöhtes Arousalniveau ist, dann könnte dies eine Unterstützung der Hyperarousalhypothese bedeuten.

Klinische und schlafphysiologische Veränderungen

Mit der Untersuchung, die in der Abb. 1 gezeigt wird, wollen wir die Frage nach dem Zusammenhang zwischen den klinischen und den schlafphysiologischen Veränderungen im Zusammenhang mit Schlafmanipulationen beantworten. Die Abb. 13 zeigt den Verlauf der REM-Schlaf-Produktion bei den Patienten, die gut und die nicht günstig auf den Schlafentzug in den Nächten N 1 und N 3 reagierten. Wie man sieht, gibt es keinen Unterschied zwischen diesen Kurven; so weder in der Nacht vor noch in der Nacht nach der TSD. Das Ergebnis weist also nicht darauf hin, daß Veränderungen in der zirkadianen Regulation der Produktion des REM-Schlafes oder Veränderungen in der Regulation des REM-Non-REM-Zyklus in einem Zusammenhang mit den therapeutischen Veränderungen stehen.

Dasselbe gilt auch für die Mechanismen, die die EEG-Power-Produktion betreffen. Es ist wohl wahr, daß die Patienten in der Nacht nach der TSD sehr viel mehr Power als in der Nacht vor der SD produzieren, aber eine Veränderung zwischen der

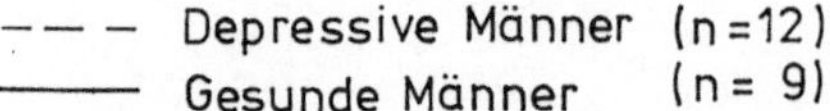

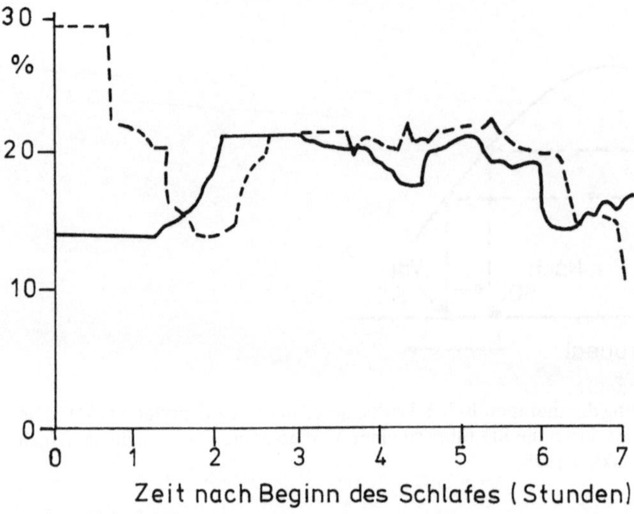

Abb. 11. Die Verteilung des REM-Schlafes über die Schlafperiode bei depressiven Patienten und gesunden Versuchspersonen. Zur Erklärung s. den Text

Vermehrung der Power und einer klinischen Veränderung wurde nicht gefunden (r = −.32, nicht signifikant). Im Sinne der S-Mangel-Hypothese sollte aber eine positive Korrelation bestehen.

Im Hinblick auf die Hyperarousalhypothese können wir noch keine Mitteilung machen.

Diskussion

Wenn wir das Vorhergehende überblicken, dann ist zu folgern, daß die Entdeckung der antidepressiven Wirkung der SD eine Anzahl von wichtigen klinischen und theoretischen Konsequenzen hatte.

Der klinische Wert dieser Entdeckung lag in der Tatsache, daß die TSD in Kombination mit Antidepressiva in vielen Fällen zu einem schnelleren therapeutischen Resultat führt als die klassische Behandlung mit Antidepressiva allein und daß die TSD als Adjuvans in Fällen von Therapieresistenz eine Hilfe bieten kann. Ferner scheint die Reaktion auf die SD im Hinblick auf die Reaktion auf Antidepressiva einen prädiktiven Wert zu haben, wie auch möglicherweise im Hinblick auf die Reaktion auf andere biologische Eingriffe. Schließlich hat diese Entdeckung den Anstoß für Experimente gegeben, mit denen die therapeutische Wirksamkeit einer breiten Skala von Schlafmanipulationen untersucht wurde. Diese Untersuchungen haben unser therapeutisches Arsenal vergrößert, indem sie in einer Anzahl — auch therapieresistenter — Fälle effektive Behandlungsformen ermöglicht haben.

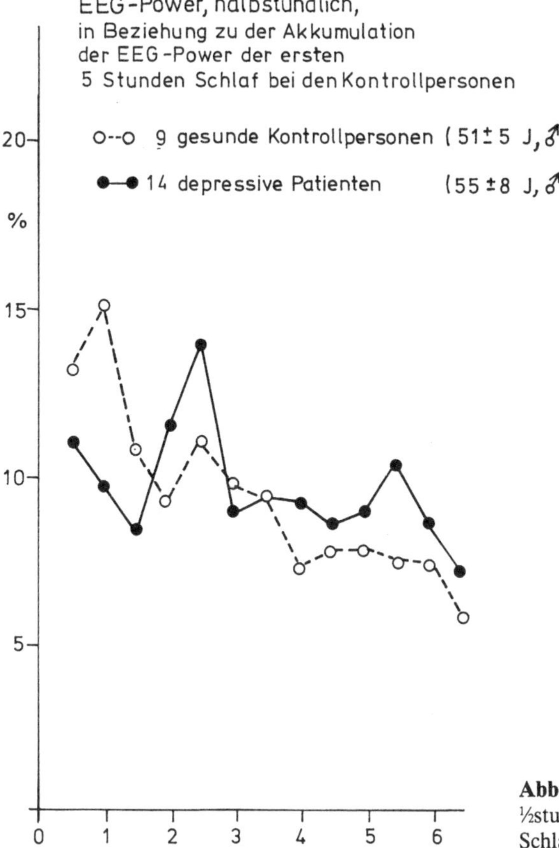

Abb. 12. Die EEG-Power-Produktion ½stundenweise berechnet, während des Schlafes von depressiven Patienten und normalen Versuchspersonen

Die Wichtigkeit von Schlaf oder Wachen für den Verlauf des klinischen Zustandsbildes von depressiven Patienten ist durch dies alles unzweideutig in den Vordergrund gestellt worden. So entstand eine lebendige Theorieentwicklung hinsichtlich der pathogenetischen Bedeutung von Störungen der Schlafregulation und der therapeutischen Wirksamkeit von Schlaf-Wach-Manipulationen.

Bisher besteht zu wenig Evidenz für die Wichtigkeit der homöostatischen Aspekte des Schlafes. Die vorhandenen Ergebnisse deuten eher auf die Möglichkeit hin, daß es während des Schlafes eine kritische zirkadiane Phase gibt, die depressogen wirkt. Ein möglicher Weg, um die kritischen Zeiten festzustellen, scheint in Untersuchungen zu liegen, in denen die Effekte von kurzem Schlaf von gleicher Dauer bei verschiedenen Uhrzeiten untersucht werden. Die Schwierigkeit aber, derartige Zeiten mit Störungen der Phasenbeziehungen zu verbinden, tritt auf, solange es keine leicht zu messenden zuverlässigen Marker dieser Rhythmen gibt.

Ein anderer experimenteller Weg wurde durch die Entdeckung eröffnet, daß künstliches Tageslicht Phasenverschiebungen bewirken kann. Anstelle von Verschiebungen der Schlafzeiten, wie in den Kurzschlafstudien, könnte eine Verschiebung der Rhythmen mit künstlichem Tageslicht denkbar sein.

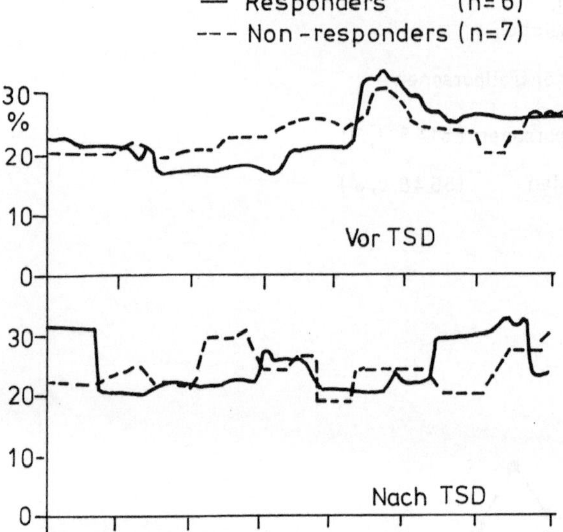

Abb.13. Die Verteilung von REM-Schlaf während der Schlafperiode für Responder und Non-Responder auf SD vor und nach der SD

Anzunehmen ist auch, daß die Veränderungen der Regulation des REM-Non-REM-Schlafes eine pathogenetische Bedeutsamkeit haben. Auf diesem Gebiet muß noch viel experimentelle und therapeutische Arbeit geleistet werden, wobei vor allem die pharmakologische Vorgehensweise interessante Möglichkeiten bietet. Schließlich liegt dann auch noch ein enormes Feld an Untersuchungsmöglichkeiten in bezug auf die Interaktionen zwischen Schlaf und der Psychophysiologie des Arousals brach. Die therapeutische Wirkung der SD hat zum Problem der biologischen Hintergründe der Depression eine große Anzahl neuer theoretischer Fenster geöffnet.

Die Übersetzung der Arbeit aus dem Niederländischen ins Deutsche wurde von R. Lund und S. Elsenga durchgeführt.

Literatur

Bemmel A L van, Hoofdakker R H van den (1981) Maintenance of therapeutic effects of total sleep deprivation by means of limitation of subsequent sleep. Acta Psychiatr Scand 63: 453–462

Borbély A A (1982) A two-process model of sleep regulation. Hum Neurobiol 1: 195–204

Borbély A A, Wirz-Justice A (1982) Sleep, sleep deprivation and depression. Hum Neurobiol 1: 205–210

Burg W van den, Hoofdakker R H van den (1975) Total sleep deprivation on indogenous depression. Arch Gen Psychiatry 32: 1121

Daan S, Beersma D G M, Borbély A A (1984) Timing of human sleep: Recovery process gated by a circadian pacemaker. Am J Physiol 246: R161–R178

Dessauer M, Goetze U, Tölle R (1985) Periodic sleep deprivation in drug-refractory depression. Neuropsychobiology 13:111–116

Elsenga S, Hoofdakker R H van den (1982) Total and partial sleep deprivation in endogenous depression. Abstract 6th Eur. Congress of Sleep Research, Zürich, p 238

Elsenga S, Hoofdakker R H van den (1983) Clinical effects of sleep deprivation and clomipramine in endogenous depression. J Psychiat Res 17:361–374

Elsenga S, Hoofdakker R H van den (1986) Clinical effects of early and late partial sleep in endogenous depression. Abstracts of the 8th Eur. Congress of Sleep Res., Szeged, Hungary, 1986

Elsenga S, Hoofdakker RH van den (1987) Response to total sleep deprivation and clomipramine in endoqenous depression. J Psychiat Res 21: 151–161.

Giedke H (1986) The effect of afternoon naps on mood in depressive patients after therapeutic sleep deprivation. Abstracts of the 8th Eur. Congr of Sleep Research, Szeged, Hungary

Gillin J C, Sitaram N, Mendelson W B (1982) Acetylcholine, sleep, and depression. Hum Neurobiol 1:211–219

Gillin J C (1983) The sleep therapies of depression. Prog Neuro-psychopharmacol Biol Psychiatry 7:351–364

Gillin J C, Sitaram N, Wehr T, Duncan W et al. (1984) Sleep and effective illness. In: Post R M, Ballenger J (eds) Neurobiology of mood disorders. Williams & Wilkins, Baltimore pp 157–189

Goetze U, Tölle R (1981) Antidepressive Wirkung des partiellen Schlafentzuges während der 1. Hälfte der Nacht. Psychiatr Clin (Basel) 14:129–149

Hoofdakker R H van den, Beersma D G M, Dijk D J, Bouhuys A L, Dols L C W (1986) Effects of total sleep deprivation on mood and chronophysiology in depression. In: Shagass C et al. (eds) Biological psychiatry 1985. Developments in Psychiatry, Vol 7. Elsevier, Amsterdam, pp 969–971

Knowles J B, Southmayd S E, Delva N J, MacLean A W, Caions J, Letemendia F J (1979) Five variations of sleep deprivation in a depressed woman. Br J Psychiatry 135:403–410

Kronauer R E, Czeisler C A, Pilato M et al. (1982) Mathematical model of the human circadian system with two interacting oscillators. Am J Physiol 242:R3

Pflug B (1976) The effect of sleep deprivation on depressed patients. Acta Psychiatr Scand 53:148–158

Roy-Birne P P, Uhde T W, Post R M (1984) Antidepressant effects of one night's sleep deprivation: Clinical and theoretical implications. In: Post R M, Ballenger J C (eds) Neurobiology of mood disorders, Williams & Wilkins, Baltimore, pp 117–135

Sack D A, Nurnberger J, Rosenthal N E, Ashburn E, Wehr T A (1985) Potentiation of antidepressant medication by phase advance of the sleep-wake cycle. Am J Psychiatry 142:606–608

Sack D A, James S P, Rosenthal N E, Wehr T A (1986) Partial sleep deprivation and phase advance therapy for depression. In: Shagass C et al. (eds) Biological psychiatry. Elsevier, Amsterdam pp 972–974

Schulte W (1966) Kombinierte Psycho- und Pharmakotherapie bei Melancholikern. In: Kranz H, Petrillowitsch N (eds) Probleme der pharmako-therapeutischen Kombination und Langzeitbehandlungen. Karger, Basel

Souetre E, Salvati E, Pringuey D, Plasse Y, Savelli M, Darcourt G (1987) Antidepressant effects of the sleep-wake cycle phase advance. J. Affective Disorders 12: 41–46

Vogel G W, Vogel F, McAbee R S, Thurmond A J (1980) Improvement of depression by REM sleepdeprivation: New findings and a theory. Arch Gen Psychiatry 37:247–253

Wehr T A, Wirz-Justice A, Goodwin F K, Duncan W, Gillin J C (1979) Phase advance of the circadian sleep-wake cycle as an antidepressant. Science 206:710–713

Wehr T A, Wirz-Justice A (1981) Internal coincidence model for sleep deprivation and depression. In: Koella W P (ed) Sleep 1980. Karger, Basel, pp 26–33

Wehr T A, Wirz-Justice A (1982) Circadian rhythm mechanisms in affective illness and in antidepressant drug action. Pharmacopsychiatria 15:31–39

Wiegand M, Berger M, Lulley J, Lauer C, Von Lerssen D (1987) The influence of daytime naps on the therapeutic effect of sleep deprivation. Biol. Psychiatry 22: 389–392

Praxis der Therapie mit Schlafentzug

B. Pflug

Die Praxis des Schlafentzugs spiegelt die widersprüchlichen und ungelösten Probleme in der Schlafentzugsforschung wider: Wo geforscht wird, wird häufig, sonst unterschiedlich bis sporadisch oder gar nicht, der Schlafentzug als therapeutische Methode angewandt. Dabei ist der Schlafentzug eine erwiesenermaßen wirksame antidepressive Maßnahme, die praktisch frei von Nebenwirkungen ist. Der Schlafentzug kann in der Klinik und in der Ambulanz angewandt werden. Die Besserung der depressiven Symptomatik am Tag nach der schlaflosen Nacht liegt etwa zwischen 20% und 60% (Rudolf et al. 1977). Ein kleiner Teil der Patienten zeigt erst am 2. Tag nach Schlafentzug eine deutliche Verringerung depressiver Beschwerden. Der weitere Verlauf jedoch ist sicher einer der Faktoren, die den Schlafentzug als Therapiemethode großen Stils sich bisher nicht haben durchsetzen lassen. Es treten häufig Rückfälle auf, die zur Wiederholung des Schlafentzugs oder zu weiteren Therapiemaßnahmen zwingen. Im folgenden soll nun auf Fragen der Indikation, der Durchführung, des Verlaufs und der Kombination von Schlafentzug mit anderen Therapieverfahren eingegangen werden.

Indikation

Die Indikation für den Schlafentzug ist das depressive Syndrom. Die therapeutische Effektivität ist jedoch unterschiedlich ausgeprägt, je nachdem es sich um eine endogene oder neurotische Depression handelt.

Abb. 1 zeigt das durchschnittliche Profil der depressiven Symptome vor und nach einem Schlafentzug bei 45 monopolar depressiven Patienten. Man sieht, daß depressive Verstimmung, Hemmung, Angst und Unruhe, Suizidalität und Mangel an Interessen stark beeinflußt werden.

In Abb. 2 ist die Zone der beeinflußten Symptomatik viel schmaler. Unter den Patienten dieser Gruppe sind solche, die sehr stark (wie in der endogenen Gruppe) reagieren, andere Patienten sprechen überhaupt nicht an oder zeigen eine Verschlechterung, wobei vor allem körperliche Beschwerden und Klagen vorgebracht werden. Unter den neurotisch Depressiven findet sich auch eine Gruppe, die erst am 2. Tag nach Schlafentzug einen deutlichen antidepressiven Effekt zeigt.

Eine wesentliche Indikation für den Schlafentzug sind chronische Depressionen. In einer neueren Studie an 18 endogen depressiven Patienten mit einer therapierefraktären Symptomatik unter Antidepressiva zeigte sich ein günstiger Verlauf mit treppenförmiger Remission unter Anwendung des partiellen Schlafentzugs an jedem 5. Tag (Dessauer et al. 1985). Mehrere Arbeiten weisen darauf hin, daß durch

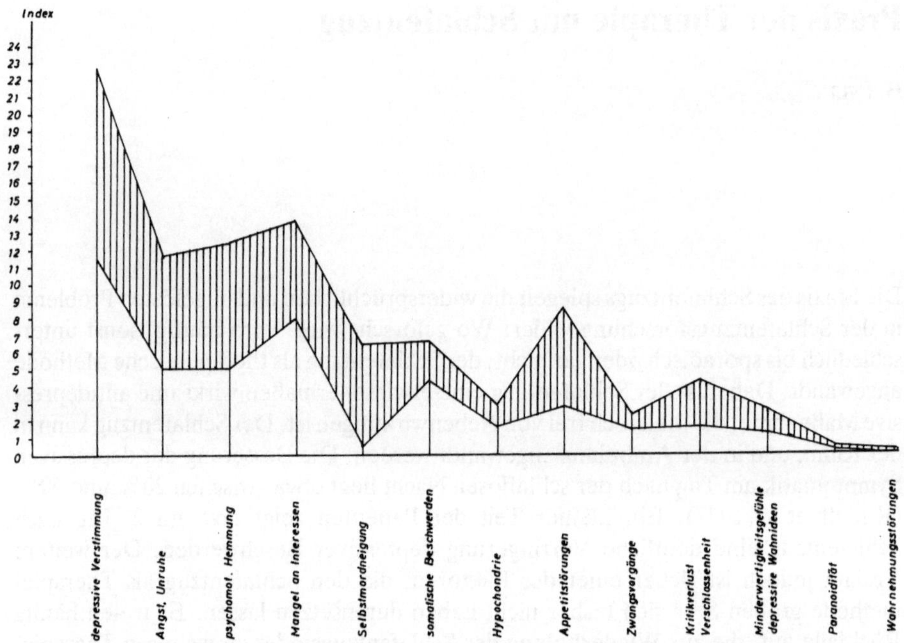

Abb. 1. Profil der Depressionssymptome in der Gruppe der monopolaren endogenen Depressionen. Die Wirkung des Schlafentzugs erstreckt sich auf die schraffierte Zone, die der Intensitätsminderung entspricht

Schlafentzug eine Remission bei diesen Patienten in Gang gebracht werden kann (Pflug 1973; van Scheyen 1977).

Fähndrich (1981) hat gezeigt, daß Schlafentzug auch in der Behandlung der postpsychotischen Depression bei Schizophrenen eine wichtige Rolle spielt. Der Besserungseffekt ist dem bei endogen Depressiven vergleichbar.

Eigene Versuche bei 2 manischen Patienten ergaben, daß man nach 1- oder im anderen Fall sogar 2tägigem Schlafentzug (entspricht 60h Wachsein) das Bild einer „müden Manie" beobachet, ohne einen dramatischen Besserungseffekt, aber auch nicht einen Umschlag in die Depression. Systematische Untersuchungen zur Wirkung des Schlafentzugs auf manische Syndrome sind nicht bekannt.

Ein Umschlag aus der Depression in manischen Phasen ist möglich, jedoch nicht häufig mitgeteilt worden, eher findet man hypomanische Zustände am Tag nach Schlafentzug (Lit 1985).

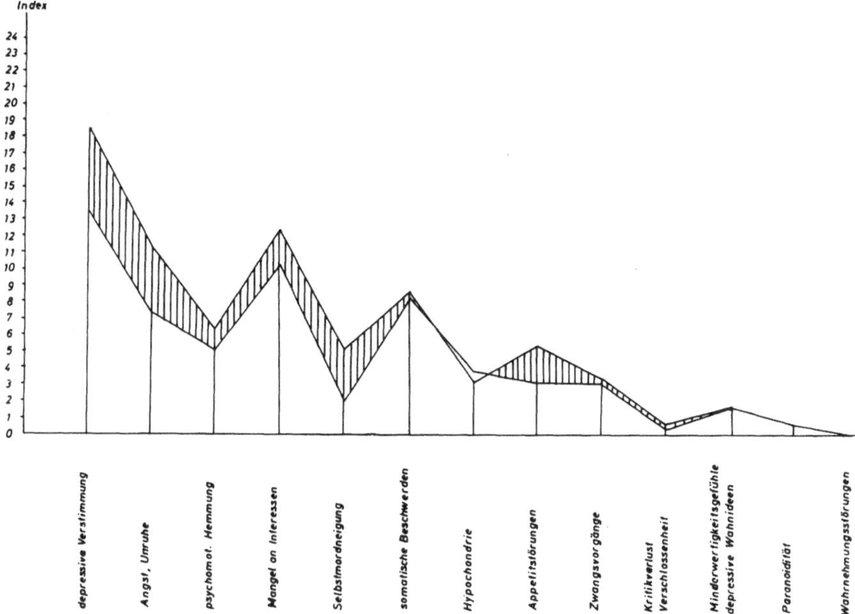

Abb. 2. Profil der Depressionssymptome der Gruppe der neurotischen Depressionen. Die therapeutische Wirkung des Schlafentzugs stellt sich in der schraffierten Zone dar, die freie Zone bedeutet Intensitätszunahme

Durchführung

Bei der Durchführung des Schlafentzugs (Tabelle 1) bleibt der Patient entweder die ganze Nacht wach (totaler Schlafentzug) oder er wird in der zweiten Nachthälfte (um 1.30h) aufgeweckt und wachgehalten. Dieser partielle Schlafentzug ist in seiner Effektivität mit dem totalen Schlafentzug vergleichbar (Rudolf u. Tölle 1977; Schilgen u. Tölle 1980).

Schlafentzug in der ersten Nachthälfte zeigt keine ausgeprägte antidepressive Wirkung wie in der zweiten Nachthälfte (Goetze u. Tölle 1981).

Der selektive Schlafentzug besteht darin, daß der Patient an jeweils bestimmten

Tabelle 1. Formen des Schlafentzugs und therapeutischer Effekt bei Depression

	Schlafentzug	Therapeutischer Effekt
total:	(36 h wach)	+ +
partiell:	1. Nachthälfte (bis 1.30 h wach)	(+)
partiell:	2. Nachthälfte (ab 1.30 h wach)	+ +
selektiv:	REM	+
	Non-REM	(+)

Schlafphasen gehindert wird. Dies ist mit einer Besserung beim Entzug von REM-Phasen über eine bestimmte Zeit (3 Wochen) nachgewiesen (Vogel et al. 1980). Der hohe technische und personelle Aufwand schließt diese Form des Schlafentzugs jedoch von einer allgemeinen Anwendung aus; der selektive Schlafentzug ist vor allem von theoretischem Interesse.

Verlauf

Der Verlauf nach einem therapeutischen Schlafentzug kann sehr stark variieren, wir finden alle Möglichkeiten vom vollständigen Abklingen einer Depression am Tag danach (selten) bis zu Rückfällen in den Tagen mit Nachtschlaf, wobei dann wiederholt Schlafentzüge notwendig werden (Pflug 1973, 1976; Rudolf u. Tölle 1977; Larsen et al. 1976; Svendsen 1976). Fähndrich (1981) hat darauf hingewiesen, wie variabel auch die individuelle Reaktion auf mehrere Schlafentzüge ist, so daß ein Schlafentzug ohne großen Effekt nicht diesen auch bei der Wiederholung erwarten läßt und umgekehrt.

Nach einer Untersuchung von Svendsen (1976) an 77 endogen depressiven Patienten reagierten 28% mit einer sofortigen Besserung, die ohne Rezidiv bestehen blieb. In einer eigenen Untersuchung lag dieser Prozentsatz an 45 monopolaren endogenen Depressionen bei 35%, wobei im Gegensatz zu Svendsen die meisten Patienten Antidepressiva zusätzlich erhielten.

Im Beispiel eines 51 Jahre alten Schreinermeisters (Abb. 3) wird ein schwer depressiver Zustand mit allen Zeichen der Ratlosigkeit, chaotischen Zukunftserwartung, Gehemmtheit, Nahrungsverweigerung und Erstarrung durch einen einzigen Schlafentzug unter begleitender Therapie mit Chlorimipramin gebessert, nach kurzer Zeit kann der Patient entlassen werden. Nach der Durchführung des Schlafentzugs berichtete der Patient morgens, daß er ohne Schwierigkeiten bis auf eine Zeit zwischen 3.00 h und 4.00 h wachgeblieben sei. In dieser Zeit habe er sich sagen müssen: „Das mußt du doch durchhalten“, danach sei ihm besser geworden, er habe auf einmal „mehr Leben“ in sich gespürt.

In dem Beispiel (Abb. 4) eines 32 Jahre alten Redakteurs, der seit 3 Jahren jeweils im Frühjahr und Herbst unter depressiven Verstimmungen litt und unter thymoleptischer Behandlung keine wesentliche Befundbesserung erfuhr, konnte nach einem Schlafentzug ohne Begleitmedikation eine schlagartige Besserung erzielt werden. Der Patient wirkte vor dem Schlafentzug gedrückt, innerlich unruhig und gequält, klagte über Schlaflosigkeit, Verminderung des Antriebs, Appetitlosigkeit und Nachlassen der Potenz. Am Tag nach Schlafentzug war er bis auf eine leichte Unsicherheit überrascht, daß er sich so gut fühle und die Depression fast völlig verschwunden sei. In den folgenden Tagen hielt das gute Allgemeinbefinden an, und es wurde mit einer Lithiumprophylaxe begonnen. Nach einem Intervall von 5 Monaten, in welchem der Patient voll tätig war und eine neue Stelle in einer weit entfernten Großstadt angenommen hatte, stellte sich erneut eine depressive Verstimmung mit Schlaflosigkeit, Herabsetzung des Antriebs, Interessenverarmung sowie Appetitlosigkeit und Klagen über ein gedehntes Zeitempfinden ein, gegen Abend fühlte er sich leicht besser. Der Patient führte diesen Zustand auf die Vernachlässigung der Lithiumeinnahme zurück. Wiederum konnte durch einen einzigen Schlafentzug, in dem sich seine Beschwerden schlagartig nach Mitternacht besserten, die Depression zum Abklingen gebracht werden. Auch hier wurde keine zusätzliche thymoleptische Behandlung eingesetzt. Der Patient äußerte sich begeistert über diesen Schlafentzug: „Die unmittelbare Wirkung setzt nach Mitternacht ein. Vorher motorisch schwer behindert, dann auf einmal Befreiung von der Willenlosigkeit. Vorherige Unfähigkeit, Freude zu empfinden, dann auf einmal stellt sie sich ein. All das kommt auf einmal wieder, wohl durch eine gewisse Müdigkeit getrübt, aber fast so intensiv wie normal. Man könnte ausrechnen etwa zu 90%. Die Besserung steigert sich dann von Tag zu Tag und erreicht mit 100% am 3. Tag ihren Höhepunkt. Dabei keinerlei Übermut und Übersteigerung, sondern eine ganz gesunde Ausgeglichenheit.“ Nach einem beschwerdefreien Intervall von einem halben Jahr stellte sich plötzlich wieder eine depressive Verstimmung

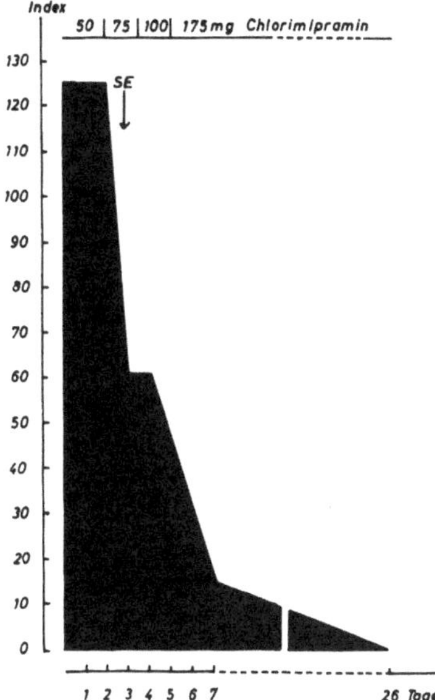

Abb. 3. Verlauf einer depressiven Phase. 51jähriger Mann, monopolare Depression (*SE* Schlafentzug, Index: Depressionstiefe nach Bojanovsky u. Chloupkova 1966)

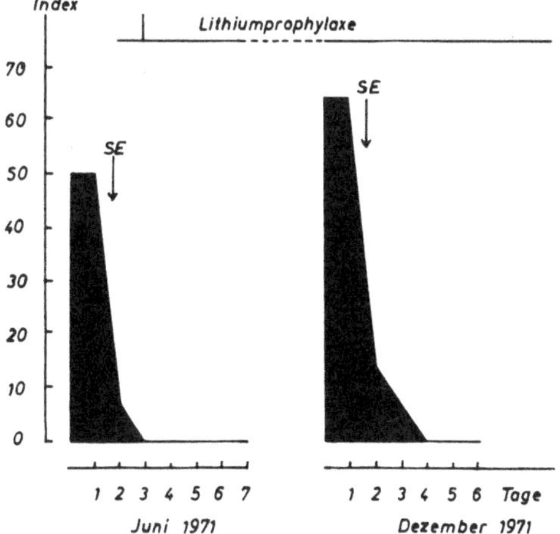

Abb. 4. Verlauf zweier depressiver Phasen. 32jähriger Mann, bipolare Depression. (*SE* Schlafentzug, Index: Depressionstiefe nach Bojanovsky u. Chloupkova 1966)

ein, die 4 Wochen anhielt und ambulant thymoleptisch behandelt wurde. Da sich der Zustand nicht besserte, wurde die stationäre Aufnahme vereinbart. Als der Patient mit seiner Ehefrau abends angereist kam, zeigte er sich keineswegs mehr depressiv verstimmt, eher etwas hypomanisch, um am folgenden Tag in eine 6 Wochen anhaltende manische Phase zu geraten.

Diese in den früheren Arbeiten sehr günstigen Ergebnisse sind in den Beobachtungen der letzten Jahre weniger häufig mitgeteilt worden; in der Regel hält die

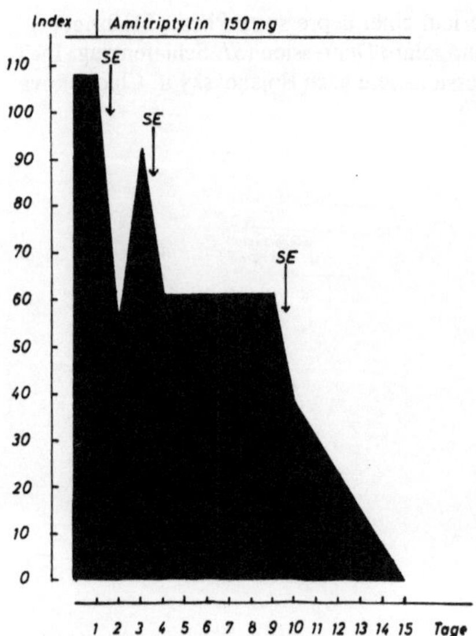

Abb. 5. Verlauf einer depressiven Phase. 31jährige Frau, monopolare Depression (*SE* Schlafentzug, Index: Depressionstiefe nach Bojanovsky u. Chloupkova 1966)

Besserung nicht an, und weitere Schlafentzüge müssen durchgeführt werden. Nach eigenen Studien sind etwa drei bis vier Schlafentzüge in etwa wöchentlichen Abständen bei endogenen Depressionen im Laufe einer Phase erforderlich.

Das Beispiel (Abb. 5) einer 31 Jahre alten Büroangestellten zeigt den typischen Verlauf einer depressiven Phase mit Schlafentzugsbehandlung. Es kam zunächst nach der dem Schlafentzug folgenden Nacht wieder zu einer Verschlechterung der Depression. Nach dem zweiten Schlafentzug zeigte sich eine fehlende Tendenz weiterer Besserung, so daß ein dritter Schlafentzug durchgeführt wurde, den auch die Patientin selbst gewünscht hatte. Danach kam es zu einer stabilen vollständigen Remission des Krankheitsbildes.

Die Rate der Patienten, die nach Schlafentzug eine Bessererung erfahren, liegt bei den endogenen Depressionen (bi- und monopolar) zwischen 60 und 80%, bei den neurotischen Depressionen bei 50% (Pflug 1973; Fähndrich 1981, 1985).

– Gibt es Prädiktoren für ein günstiges Ansprechen auf Schlafentzug (Tabelle 2)? Tagesschwankungen mit abendlicher Aufhellung oder auch umgekehrte Tagesschwankungen sind positive Hinweise auf einen therapeutischen Schlafentzugseffekt (Dessauer et al. 1985; Hoofdakker van den 1985). Philipp (1985) hat darauf aufmerksam gemacht, daß positive Tagesschwankungen Besserungen vor allem am Tag 1

Tabelle 2. Hinweise auf günstigen Schlafentzugseffekt

- Tagesschwankungen von Stimmung und Antrieb
- Schlafstörungen
- Vitalsymptome
- Psychomotorische Hemmung und Angst
- Wahn und Tagesschwankungen
- Fraglich pathologischer DST
- Erhöhte Ausscheidung von MHPG

nach Schlafentzug, negative Tagesschwankungen überwiegend Besserungen am Tag 2 nach Schlafentzug zeigen. Allgemein kann man sagen, daß der Schlafentzug den nächtlichen Rückfall in die Depression bei Patienten mit Tagesschwankungen nicht stattfinden läßt. Eine weitere — und eigentlich besonders paradox erscheinende — günstige Voraussetzung ist das Vorhandensein von Schlafstörungen (Lund 1985). Zander (1979) hat hierzu interessante Ergebnisse vorgelegt: Bei seriell wiederholtem Schlafentzug (6 Schlafentzüge mit jeweils einer eingeschalteten Erholungsnacht) an 11 nichtbehandelten Patienten mit endogener Depression erbrachte die Analyse der Schlafprofile, daß Patienten, die mit einer Besserung reagierten, ein gestörtes Schlafmuster aufwiesen. Dies war gekennzeichnet durch eine kurze Gesamtschlafzeit, häufiges Aufwachen, eine insgesamt lange Wachzeit sowie einen auffälligen Mangel an Tiefschlafstadien. Die Normalisierung des Schlafprofils korrelierte mit der Abnahme der Depressionstiefe. Die Gruppe der ungebesserten Patienten wies dagegen trotz abweichender subjektiver Angaben (unbefriedigende Schlafqualität) ein polygraphisch vergleichsweise normales Schlafprofil auf. Das Verhalten der REM-Phasen ermöglichte keine prognostische Aussage. Eine pathologische REM-Latenz normalisierte sich unter Einfluß des seriellen Schlafentzugs bei gebesserten wie ungebesserten Patienten.

Vitalsymptome in Form von körpernahen Beschwerden sind ebenfalls für einen therapeutischen Effekt des Schlafentzugs von günstiger Aussagekraft (Rudolf u. Tölle 1978). Auf psychopathologischem Gebiet wiesen Larsen et al. (1976) darauf hin, daß speziell das Vorliegen von psychomotorischer Hemmung und Angst einen günstigen Schlafentzugseffekt voraussagen läßt. Dies gilt auch für das Vorhandensein von Wahnideen bei psychotischen Depressionen, wenn sie mit Tagesschwankungen gekoppelt zu beobachten sind; Elsenga (1987) berichtete hier über einen regelmäßig positiven Schlafentzugseffekt.

Manche Patienten berichten während der Schlafentzugsnacht über eine Zeit, in der ihnen das Wachbleiben — zum Unterschied der übrigen Nacht — schwergefallen sei. Diese kritische Zeit, von einigen auch als „toter Punkt“ angegeben, liegt fast ausnahmslos in den frühen Morgenstunden und wird in vielen Fällen von einer als schlagartig angegebenen Besserung gefolgt. Patienten „mit kritischer Zeit“ reagieren signifikant stärker auf den Schlafentzug als Patienten ohne eine solche (Pflug 1973).

Inwieweit einem pathologischen Dexamethasonhemmtest (DST) Prädiktorfunktion zukommt, ist noch nicht sicher. Es gibt Arbeiten, die dafür sprechen (Kasper et al. 1983; Trachsler 1985). Ebenfalls ist eine Erhöhung der MHPG-Ausscheidung prädiktiv für das therapeutische Ansprechen auf Schlafentzug (Gerner et al. 1979). Für die Praxis des Schlafentzugs spielen diese Befunde jedoch keine Rolle.

Eine wichtige Frage ist, ob Schlafentzug einen Einfluß auf die Länge depressiver Phasen hat. Wenn man vorausgegangene Phasenlängen zugrunde legt und berechnet, ob die folgenden unter Schlafentzugsbehandlung sich verändern, so findet man eine Tendenz zur Verkürzung (Pflug 1978).

In die gleiche Richtung gehen Untersuchungen von Philipp (1985), der die stationären Behandlungszeiten verglich. Diese reduzierten sich von durchschnittlich 64 auf 47 Tage bei Anwendung des Schlafentzugs.

Schlafentzug ist zu jedem Zeitpunkt einer Depression indiziert. Nebenwirkungen sind äußerst selten, es wurde über die Auslösung eines Krampfanfalls nach gleichzeitigem Absetzen von Hypnotika (Rudolf u. Tölle 1977) sowie dem Auftreten von Manien berichtet (Lit 1985).

Abgesehen von belangvollen körperlichen Begleiterkrankungen und floriden schizophrenen Symptomen (vor allem mit Agitiertheit) gibt es keine Kontraindikationen für den Schlafentzug. Fähndrich (1985) hat darauf hingewiesen, daß bei einem gehemmten Bild im Rahmen einer Schizophrenie es nicht zu einer Provokation, sondern einer Demaskierung von Symptomen kommen kann: Solche Patienten können nach Schlafentzug über Wahn und Halluzinationen berichten, während es ihnen vorher nicht möglich war.

Kombination des Schlafentzugs mit anderen Therapieverfahren

Um einen günstigen Verlauf zu erzielen und eine Verschlechterung am 2. oder 3. Tag nach Schlafentzug zu vermeiden, wird die Kombination mit einem antidepressiven Medikament empfohlen. Die Kombination beider ist den Einzelverfahren überlegen (Loosen et al. 1976).

Man kann die bisherige antidepressive Medikation fortsetzen und zusätzlich Schlafentzug durchführen oder eine Behandlung zunächst mit Schlafentzug beginnen und je nach Reaktion des Patienten ein Thymoleptikum dazugeben. Bei therapieresistenten Depressionen empfiehlt sich nach der stationären Aufnahme zunächst ein Absetzen der Medikation – in manchen Fällen kann hierdurch ein Umschwung zur Besserung beobachtet werden –, dann nach 2–3 Tagen Schlafentzug (partiell oder total) mit anschließender antidepressiver Medikation.

Eine u. a. auch theoretisch wichtige Frage, wenn man chronobiologische Modelle heranzieht, ist die der Kombination von Schlafentzug mit Lithiumsalzen. Zwei Untersuchungen deuten darauf hin: eine von Baxter (1985) und eine Mitteilung von Lit (1985). Danach scheint die prophylaktische Lithiumeinstellung den Schlafentzugseffekt so zu stabilisieren, daß es nicht zu einem Rückfall kommt. Weitere Studien zu dieser Kombination sind notwendig — auch im Hinblick auf Patienten, die auf Lithiumsalze ungenügend reagieren.

Ambulanter Schlafentzug

Die meisten Studien zum Schlafentzug wurden an hospitalisierten Patienten durchgeführt. In der Regel waren das Patienten mit schwer ausgeprägten Depressionen. Die Behandlung mit Schlafentzug kann jedoch auch ambulant erfolgen (Pflug 1972; Vass u. Kind 1974). Hierfür gelten folgende Richtlinien:

1. Indikation ist das depressive Syndrom, besonders bei phasischen Depressionen und Depressionen mit ausgeprägter Vitalsymptomatik.
2. Die Patienten sollten wenigstens einmal einen Schlafentzug in der Klinik erlebt haben.
3. Die begleitende Therapie mit einem Thymoleptikum ist wegen des günstigen Verlaufs durchzuführen.

4. Es ist von Vorteil, wenn der Patient durch Angehörige beim Wachbleiben unterstützt werden kann, was inbesondere beim partiellen Schlafentzug leichter möglich ist.
5. Nach den bisherigen Erfahrungen sollte der Schlafentzug in wöchentlichen Abständen angewandt werden, wenn sich keine anhaltende oder fortschreitende Besserung zeigt.

Literatur

Baxter L R (1985) Can lithium carbonate prolong the antidepressant effect of sleep deprivation? Arch Gen Psychiatry 42:635

Bojanovsky J, Chloupkova K (1966) Bewertungsskala der Depressionszustände. Psychiatr Neurol (Basel) 1951:34–61

Dessauer M, Goetze U, Tölle R (1985) Periodic sleep deprivation in drug-refractory depression. Neuropsychobiology 13:111–116

Elsenga S (1987) Response to total sleep deprivation in endogenous depression. Im Druck

Fähndrich E (1981) Effects of sleep deprivation on depressed patients of different nosological groups. Psychiatry Res 5:277–285

Fähndrich E (1985) Mündliche Mitteilung. Schlafentzugs-Symposion Münster 1985

Gerner R H, Post R M, Gillin J C, Bunney W E (1979) Biological and behavioral effects of one night's sleep deprivation in depressed patients and normals. J Psychiat Res 15:21–40

Goetze K, Tölle R (1981) Antidepressive Wirkung des partiellen Schlafentzugs während der 1. Hälfte der Nacht. Psychiat Clin (Basel) 14:129–149

Hoofdakker R van den (1985) Mündliche Mitteilung. Schlafentzugs-Symposion Münster 1985

Kasper S, Moises H W, Beckmann H (1983) Dexamethasone suppression test combined with total sleep deprivation in depressed patient. Psychiatr Clin (Basel) 16:17–25 (1983)

Larsen J K, Lindsberg M L, Skovgaard B (1976) Sleep deprivation as treatment for endogenous depression. Acta Psychiatr Scand 54:167–173

Lit A C (1985) Mündliche Mitteilung Schlafentzugs-Symposion Münster (1985)

Loosen P, Merkel U, Amelung U (1976) Kombinierte Schlafentzugs-Anafranil-Behandlung endogener Depressionen. Arzneimittelforsch 26:1177–1178

Lund R (1985) Mündliche Mitteilung. Schlafentzugs-Symposion Münster 1985

Pflug B (1972) Über den Schlafentzug in der ambulanten Therapie endogener Depression. Nervenarzt 43:614–622

Pflug B (1973) Depression und Schlafentzug. Neue therapeutische und theoretische Aspekte. Habil.-Schrift, Tübingen

Pflug B (1976) The effect of sleep deprivation on depressed patients. Acta Psychiatr Scand 53:148–158

Pflug B (1978) The influence of sleep deprivation on the duration of endogenous depressive episodes. Arch Psychiatr Nervenkr 225:173–177

Philipp M (1978) Depressionsverlauf nach Schlafentzug. Nervenarzt 49:198

Philipp M (1985) Mündliche Mitteilung. Schlafentzugs-Symposion Münster 1985

Rudolf G A E, Tölle R (1977) Antidepressive Behandlung mittels Schlafentzug. Nervenarzt 48:1–11

Rudolf G A E, Tölle R (1978) Sleep deprivation and circadian rhythm in depression. Psychiatr Clin (Basel) 11:198–212

Scheyen J D van (1977) Slaapdeprivatic bij de behandeling von unipolaire (endogene) vitale depressis. Ned Tijdschr Geneesk 121:564–568

Schilgen B, Tölle R (1980) Partial sleep deprivation as therapy for depression. Arch Gen Psychiatry 37:267–271

Svendsen K (1976) Sleep deprivation therapy in depression. Acta Psychiatr Scand 54:184–192 (1976)

Trachsler E, Höchli D, Luckner N von, Woggon B (1985) Dexamethasone suppression test before and after partial sleep deprivation in depressed schizophrenic and schizoaffective patients. Pharmacopsychiatria 18:110–111

Vass A, Kind H (1974) Ambulante Behandlung endogener Depression durch Schlafentzug. Schweiz Rundsch Med 63: 564–565

Vogel G W, Vogel F, McAbee R S, Thurmond A J (1980) Improvement of depression by REM-sleep deprivation. Arch Gen Psychiatry 37: 247–253

Zander K F (1979) Repetitiver Schlafentzug bei depressiven Erkrankungen. Vortrag am 5. 2. 1979 in Tübingen

Schlaf, Winterschlaf und Depression

H. GIEDKE

Die Winterschlafhypothese der (endogenen) Depression

Im Jahre 1928 erschien im Bumkeschen Handbuch der Geisteskrankheiten Johannes Langes Kapitel über „Die endogenen und reaktiven Gemütserkrankungen und die manisch-depressive Konstitution". Im letzten Abschnitt dieser 231 Seiten umfassenden Übersicht machte Lange (1891–1938), Schüler Kraepelins und späterer Ordinarius für Neurologie und Psychiatrie in Breslau, sich Gedanken über „Das Wesen des manisch-depressiven Irreseins". Auf der Suche nach einem Geschehen mit ähnlich phasenhaftem Verlauf fand er Parallelen in dem bei manchen Säugern beobachteten Phänomen des Winterschlafs, das darüber hinaus, wie er glaubte, eine der Depression vergleichbare Reduktion der Motorik, des Metabolismus und der Fortpflanzung aufwies und, wie diese, zentralnervös organisiert und erblich fixiert war. Er vermutete, daß die Depression eine dem Winterschlaf entsprechende, „pathologisch verzerrte Äußerung ursprünglicher, in der Stammesgeschichte sinnvoller Einrichtungen" sein könnte.

Auf die Langesche Hypothese ist in der Folgezeit wiederholt hingewiesen worden (Engel 1962, 1970; Ewald 1944; Pollitt 1965; Jonas 1968; Senay 1973; vgl. Stephan 1983), sie erfuhr eine gewisse Würdigung aber nur durch von Ditfurth (1960) und vor allem durch Frank (1954), der — nach eigenen Angaben — unabhängig von Lange auf den Gedanken gekommen war.

1978 und 1981 wurden erstmalig tierexperimentelle Arbeiten mit ausdrücklichem Bezug auf die Winterschlafhypothese durchgeführt (Feierman et al. 1978; Zvolsky et al. 1981). Besonderes Interesse hat sie durch die Wiederentdeckung der schon von Kraepelin (1903) beschriebenen saisonalen Depressionen, insbesondere der Winterdepressionen, erhalten (Rosenthal et al. 1984).

Seit Langes Zeiten sind sowohl über die endogene Depression wie über den Winterschlaf neue Beobachtungen gemacht worden, die in der folgenden Übersicht einander gegenübergestellt werden — mit der Frage, welcher Art die Ähnlichkeiten zwischen beiden Zuständen sind: Handelt es sich um oberflächliche Parallelen, um Konvergenzen oder, wie Lange selbst spekulierte, um Homologien?

Winterschlaf (WS) und winterschlafähnliche Zustände (WSZ)

Winterschlaf findet sich nur in den beiden warmblütigen Vertebratenklassen der Säuger und Vögel. Er ist gekennzeichnet durch einen schlafähnlichen Zustand und eine ausgeprägte Reduktion der Körpertemperatur. Beginn, Ausmaß und Dauer hängen zwar auch von peristatischen Faktoren ab, werden aber im wesentlichen aktiv geregelt, sind ohne exogene Hilfe reversibel und unterscheiden ihn dadurch von der Winterstarre der Poikilothermen, die eine zwangsläufige und passive Folge tiefer Außentemperaturen ist.

Winterschlafphänome sind bei 7 der 20 Säugerordnungen und bei 6 der 31 Vogelordnungen beschrieben worden. Es handelt sich um Monotremata (Ameisenigel), Beuteltiere (mehrere Spezies, z. B. Opossum), Insectivoren (Igel, Spitzmäuse), Nager (Streifenhörnchen, Murmeltiere, Siebenschläfer), Fledermäuse (verschiedene Arten), Carnivoren (Braunbär, Dachs) und Primaten (madegassische Lemuren). Unter den Vögeln sind Winterschlafphänomene seltener. Sie wurden beobachtet bei Kolibris und Mauerseglern (Apodinae), Ziegenmelkern (Caprimulgidae), Inkatauben (Columbiformes), Türkischen Geiern (Accipitres), Amseln (Passeriformes) und „mouse birds" (Coliiformes) (nach Raths u. Kulzer 1976; Lyman et al. 1982).

„Den" Winterschlaf (WS) gibt es ebensowenig wie „die" Depression. Es lassen sich nach der Zeit des Auftretens Dauer und Ausmaß der Hypothermie vier verschiedene Formen (winterschlafähnliche Zustände: WSZ) unterscheiden:

1. Winterschlaf im engeren Sinne. Er beginnt im Spätsommer oder Herbst und dauert in extremen Fällen bis zu 10 Monaten. Die Körpertemperatur (Tb) kann bis nahe an den Gefrierpunkt absinken.

2. Durch Sommerschlaf (Aestivation) können, wochen- bis monatelang, Trokkenperioden des Sommers überbrückt werden. Tb ist auf 20–15°C reduziert (z. B. russische Erdhörnchen, Igel, Tenreks).

Winter- und Sommerschlaf sind keine Dauerzustände, sondern werden in Abständen von 2–30 Tagen für Stunden unterbrochen („arousal"). Es kommt zu einer Wiedererwärmung und z. T. zu Nahrungsaufnahme. Die Zeit zwischen 2 „arousals" heißt ein „bout".

3. Die Winterruhe nimmt in zweifacher Hinsicht eine Sonderstellung ein. Zum einen tritt sie bei größeren Tieren (Bären, Dachse) auf als die übrigen WSZ, die sich im wesentlichen auf Organismen mit geringem Körpergewicht beschränken. Zweitens wird die Körpertemperatur, meist für einige Monate, nur um 3–8°C auf minimal 30°C gesenkt.

4. Tägliche Starre (daily oder shallow torpor) ist ein während der täglichen Ruheperiode auftretendes, in seiner Häufigkeit jahresperiodisch moduliertes (Hudson 1978) Phänomen von einigen Stunden Dauer, z. B. bei Kolibris, Fledermäusen und Lemuren. Tb wird auf 20–15°C reduziert.

Feste Grenzen zwischen diesen 4 WSZ bestehen insofern nicht, als es Tiere gibt, die sowohl winter- wie sommerschlafen können oder eines von beiden mit der Fähigkeit zu täglicher Starre verbinden (Raths u. Kulzer 1976; Mrosovsky 1978), von der es wiederum zahlreiche Übergangsformen zum WS i. e. S. gibt (Lyman 1978).

Wegen dieser Vielgestaltigkeit der Phänomene, wegen begleitender Unterschiede in Physiologie und Biochemie und wegen der fehlenden systematischen Verwandtschaft zwischen den Winterschläfern einer Ordnung oder einer Klasse wird allgemein eine polyphyletische Entstehung der WSZ, also eine konvergente Entwicklung ohne gemeinsamen entwicklungsgeschichtlichen Ursprung angenommen (Raths u. Kulzer 1976; Lyman 1978; Lyman et al. 1982).

Auf der anderen Seite zeichnen sich alle WSZ durch eine enge Beziehung zum Slow-wave-Schlaf (SWS) aus.

Beziehungen zwischen Winterschlaf und Schlaf

Slow-wave-Schlaf ist vor den anderen Schlafstadien charakterisiert durch ein EEG-Muster von hochamplitudigen, niederfrequenten Wellen. Er tritt, wie die WSZ, ebenfalls nur bei Warmblütern auf, im Gegensatz dazu aber bei allen Spezies dieser beiden Klassen. Er hat sich phylogenetisch offenbar parallel mit der Fähigkeit zur Homoiothermie entwickelt (Walker u. Berger 1980).

Folgende Argumente sprechen für eine Verwandtschaft zwischen Schlaf bzw. SWS und WSZ:

1. Schlaf ist, unabhängig von seiner Position im zirkadianen Zyklus, immer mit einem Absinken von Tb verbunden (Walker u. Berger 1980).
2. Es gibt Übergangsformen zwischen der noch im euthermen Bereich gelegenen Reduktion von Tb während des Schlafes und den Hypothermien der WSZ, insbesondere den Zuständen täglicher Starre (vgl. Lynch et al. 1980); z. B. senken Kamele und Elen-Antilopen ihre Tb nachts bis auf 34°C (Lyman et al. 1982, S. 25).
3. Streifenhörnchen, die durch konstanten Licht-Dunkel-Wechsel von 12:12h und konstante Umgebungstemperatur von 22°C am Hibernieren gehindert werden, zeigen einen ausgeprägten Jahresrhythmus der täglichen Schlafdauer, dessen Maximum in die Hibernationssaison fällt (Walker et al. 1980); Backenhörnchen weisen unter ähnlichen Bedingungen lange, der Hibernationsdauer entsprechende Inaktivitätsperioden auf (Richter 1978).
4. Vor Erreichen eines hypothermen Zustandes fallen Winterschläfer in euthermen Schlaf. Mit abfallender Tb kommt es zu einer Reduktion des REM-Anteiles am Gesamtschlaf zugunsten des SWS-Anteiles. Unterhalb einer Tb von 25°C sind die herkömmlichen polygraphischen Kriterien nicht mehr anwendbar (Heller et al. 1978; Walker et al. 1981). Danach kann der SWS als „Eintrittspforte" zum WS angesehen werden.
5. Bei Streifenhörnchen besteht eine semilogarithmisch-lineare Beziehung zwischen der Länge einer Winterschlafepisode (hibernation bout) und der tiefsten, während dieser erreichten Tb. Je tiefer Tb, desto länger dauert der „bout". Extrapoliert man die Beziehung in den Bereich der tiefsten während des Nachtschlafs dieser Tiere gemessenen Temperaturen, so erhält man ihre durchschnittliche Schlafdauer (Twente u. Twente 1965) — ein Hinweis auf beiden Zuständen gemeinsame Regulationsmechanismen. Eine ähnliche Beziehung zwischen dem Temperaturabfall während des Schlafes und der Schlafdauer zeigt sich in den Daten, die Gillberg u. Akerstedt (1982) (Abb. 8) bei experimentell versetzten Schlafzeiten am Menschen erhoben haben. Eine direkt auf diese Frage zielende Untersuchung am Menschen steht m. W. noch aus.

6. Bei Warmblütern setzt metabole Wärmeproduktion dann ein, wenn die hypothalamische Temperatur einen Schwellenwert (Tset) unterschreitet. Mit zunehmender Unterkühlung steigt die Thermogenese (W kg^{-1}) linear an. Die Zunahme der Wärmebildung wird ausgedrückt durch die Proportionalitätskonstante α (W kg^{-1} °C^{-1}). Für hypotherme Zustände besteht zwischen Tset (das mit zunehmender Hibernationstiefe stetig absinkt) und α eine semilogarithmisch-lineare Beziehung: je niedriger Tset, desto kleiner α. In den euthermen Bereich extrapoliert, trifft die Regressionsgerade auf die Tset/α-Werte, die im SWS gemessen werden. Die im Wachen ermittelten Werte liegen deutlich darüber. Im REM-Schlaf läßt sich keine thermoregulatorische Aktivierung auslösen (Heller u. Glotzbach 1977).

7. Unter teleonomen Aspekten dienen SWS und WSZ denselben Zwecken: vornehmlich wohl der Energieeinsparung unter gleichzeitigem Schutz vor Prädatoren (Webb 1979; Adam 1980; Oswald 1980; Walker u. Berger 1980). Im SWS sind Metabolismus (Brebbia u. Altshuler 1969) und Gehirndurchblutung (Sakai et al. 1980) deutlich reduziert, sowohl gegenüber dem Wachzustand wie gegenüber den anderen Schlafstadien, insbesondere dem REM-Schlaf.

Die WSZ können also als Weiterentwicklungen („Extensionen") des SWS betrachtet werden (Heller u. Glotzbach 1977; Heller et al. 1978; Walker u. Berger 1980) und sind diesen insofern homolog. Jede Argumentation im Sinne Langes, der ja eine Homologie zwischen Depression und WS vermutete, muß die Relation beider Zustände zum Schlaf, und insbesondere zum SWS, in Rechnung stellen. In meinen Augen ist diese Beziehung *der* Prüfstein für die Richtigkeit der Winterschlafhypothese.

Depression

Der Vielfalt der Winterschlafphänomene steht eine ähnliche Vielfalt von Depressionsformen gegenüber. Bei dem folgenden Vergleich sind mit Depressionen phasenhaft verlaufende, primär depressive Syndrome von Krankheitswert gemeint, obschon Beobachtungen, die für ein Kontinuum zu singulären, chronischen und sekundären Depressionen sowie zu subklinischen, phasischen Verstimmungen sprechen, diese Abgrenzung willkürlich und fragwürdig erscheinen lassen (Kretschmer 1963; Angst u. Dobler-Mikola 1984; Rosenthal et al. 1984; Eastwood et al. 1985; Kendler et al. 1986).

Vergleich von Winterschlaf und Depression

Jahresperiodik

Die winterschlafähnlichen Zustände sind ausgeprägt jahresperiodische Phänomene. Ihr regelhaftes Auftreten wird durch endogene, circannuale Rhythmen und externe Synchronisatoren (Tageslänge, Temperatur) gewährleistet und mit den ebenfalls jahresperiodischen Rhythmen der Fortpflanzung, des Körpergewichtes, der Behaarung u. a. abgestimmt. Möglicherweise gibt es daneben rein außengesteuerte WSZ

(Mrosovsky 1978). Aber auch auf einer endogenen Basis und schon unter natürlichen Bedingungen erweisen sich WSZ als verschiedenartig und veränderbar, sowohl in Reaktion auf erkennbare Außenfaktoren als auch spontan. Es gibt Spezies, die nur fakultativ hibernieren, d.h. manche Tiere einer Population gehen in den Winterschlaf, andere nicht (z.B. Syrische Hamster — Musacchia u. Deavers 1981; Spitzmäuse — Hudson 1978). Es gibt Arten, die vom Sommerschlaf direkt in den Winterschlaf übergehen können, sozusagen ohne freies Intervall (Eisentraut 1956). Unter entsprechenden experimentellen Bedingungen (u.a. Variationen von Photoperiode, Temperatur, Nahrung) kann Winterschlaf, zumindest bei manchen Spezies, in weiten Bereichen zeitlich verschoben, in der Dauer verändert, vorübergehend oder dauerhaft verhindert oder mehrfach pro Jahr induziert werden (Mrosovsky 1978; Jansky et al. 1981a, b).

Formal vergleichbare jahresperiodische Vorgänge sind beim Menschen beobachtbar, am deutlichsten in Gestalt von Populationsrhythmen. Es ist lange bekannt, daß die Geburtenzahl ihr Maximum im Spätwinter und Frühling hat, die Mortalität hingegen in den Wintermonaten. Im Gegensatz zu den Todesfällen aus natürlichen Ursachen weisen Suizide ein ausgeprägtes Jahresmaximum im Frühjahr und Sommer auf, zu einer Zeit, die auch durch Maxima von Konzeptionen, Notzuchtverbrechen und maniformen Erkrankungen gekennzeichnet ist (Hellpach 1950; Aschoff 1981; Rosenthal et al. 1983b). Aber auch auf individueller Basis sind Jahresrhythmen für eine Vielzahl von Meßgrößen nachgewiesen worden (Halberg et al. 1983).

Die bekannte Jahresperiodizität des Auftretens von Depressionen ist demgegenüber weniger deutlich. Zwar zeigen die meisten Statistiken als Gipfel der Depressionshäufigkeit Frühjahr und Herbst, doch sind diese Gipfel weder in allen Untersuchungen zu finden noch sind sie stets statistisch zu sichern. Die Daten wurden ausnahmslos retrospektiv gewonnen und basieren z.T. auf den schwachen Kriterien der Zahl der stationären Einweisungen oder der stationären Behandlungsfälle, seltener auf dem erfragten Krankheitsbeginn (Rosenthal et al. 1983b). Immerhin legt diese Verteilung, zusammen mit dem deutlicheren Häufigkeitsgipfel der Manien im (Früh-)Sommer, auch bei der manisch-depressiven Erkrankung eine Jahresperiodik der Depressions- bzw. Manieneigung oder -gefährdung nahe.

Sollte dies tatsächlich der Fall sein, so wäre zu berücksichtigen, daß ihr Ausprägungsgrad, d.h. die jahresperiodische Amplitude, (heute) deshalb so gering sein könnte, weil sie im Laufe der letzten Jahrzehnte eine ähnliche Abflachung erfuhr wie die der Konzeptionen, Suizide und der allgemeinen Mortalität, was Aschoff (1981) in einer entsprechenden Zusammenstellung von Populationsstatistiken demonstriert hat. Er spricht von einer „zivilisationsbedingten Desaisonalisierung". Menninger-Lerchenthal (1960, S. 90 u. 237) ist darüber hinaus der Meinung, daß mit zunehmender Kortikalisation die Ausprägung der im Hirnstamm generierten periodischen Phänomene gehemmt wird — etwa im Sinne der Ablösung geschlossener Verhaltensprogramme durch weniger geschlossene oder offenere (Mayr 1979, S. 246ff.).

Es ist unwahrscheinlich, daß für die historisch beobachtete (im Fall der Depression aber nur im Analogieschluß vermutete) Nivellierung der Jahreskurven Veränderungen in der Stärke oder Ansprechbarkeit eines circannualen Oszillators verantwortlich sind. Vielmehr scheint es sich um die Folge maskierender Faktoren, wie z.B. regelmäßiger Arbeitszeiten oder (willkürlicher) Abschottung gegenüber externen, synchronisierenden Einflüssen (Licht- und Temperaturzeitgebern) zu handeln.

Die Existenz derartiger Störfaktoren wird z. T. auch durch Untersuchungen der jahreszeitlichen Veränderung der Schlafdauer nahegelegt. Wirz-Justice et al. (1984) beobachteten bei gesunden Versuchspersonen, die mehrere Wochen von äußeren Zeitgebern isoliert, allein in Bunkerräumen verbrachten, daß die Schlafzeit im Winter etwa 20% länger war als im Sommer. Unter Normalbedingungen haben einige Autoren Gleichartiges nicht gefunden (Weitzman et al. 1975; Wirz-Justice et al. 1984). Eastwood et al. (1985), die Gesunde und Depressive 14 Monate lang die Schlafzeiten notieren ließen, erkannten in den Daten zwar infradiane Rhythmen mit Periodenlängen bis 128 Tage, geben aber keine Phasenlagen an, so daß zu vermuten ist, daß keine einheitliche jahreszeitliche Tendenz (Synchronizität) in den Gruppen bestand. Paterson (1975) berichtet dagegen von einer Zunahme der Gesamtschlafzeit und der absoluten REM-Zeit im Sommer (Oktober–Februar) bei den Teilnehmern einer Antarktis(!)-Expedition; der SWS war im Winter (April–Juli) vermehrt. Diese Befunde sind schwer einzuordnen, da die Probanden aus England stammten und sich allenfalls 1 Jahr in der Antarktis befunden haben dürften — möglicherweise zu kurz für die Phasenumkehr eines circannualen Rhythmus. In einer eigenen Felduntersuchung an 18 Gesunden, die 1 Jahr lang täglich ihre Schlafzeiten notierten, fanden sich die kürzesten Schlafdauern im Juni und Juli, die längsten in den Herbst- und Wintermonaten.

Auf jahresperiodische Einflüsse beim Auftreten von Depressionen weisen nicht nur die monatlichen Einweisungsraten, sondern auch die Zyklusdauern, v. a. bei bipolar Depressiven. Der erste Zyklus (gerechnet vom Beginn der 1. bis zum Beginn der 2. Phase) ist der längste. Mit zunehmender Phasenzahl verkürzt sich die Zyklusdauer und nähert sich asymptotisch einem Durchschnittswert von etwa 12 Monaten (Angst et al. 1969; Goodwin u. Jamison 1984; vgl. jedoch die methodischen Überlegungen von Slater 1938). Deutlicher werden saisonale Einflüsse in einzelnen Krankengeschichten: Slater (1938) fand bei 116 Patienten aus dem Kraepelinschen Krankengut eine signifikante Tendenz, bei wiederholten Malen im selben Monat zu erkranken und darüber hinaus eine stabile Zyklusdauer einzuhalten: „Jeder Patient hat seinen eigenen Rhythmus", bei dem es sich aber nicht um einen Jahresrhythmus handeln muß. Bei einzelnen Patienten gibt es jedoch ausgeprägt jahresperiodische Verläufe; indes können die Phasenlagen individuell ganz verschieden sein. Es finden sich Winter- und Sommerdepressionen, es gibt Patienten, die aus bekannten oder unbekannten Gründen ihre Phasenlage wechseln, also z. B. von Sommer- zu Winterdepressiven werden (Lewy et al. 1982; Rosenthal et al. 1983a, 1984) und solche, deren Zyklusdauer an eine freilaufende Periodik denken läßt, wie sie nach Ausschluß aller Zeitgeber bei Winterschläfern und Zugvögeln beobachtet werden kann (Gwinner 1981; Fall von Hellpach 1950, S. 130, mit einer Zyklusdauer von 13 Monaten).

Mehrfache Erkrankungen innerhalb 1 Jahres und jahrelange freie Intervalle müssen, wie die erwähnten Beispiele von Winterschläfern zeigen, nicht in Widerspruch zu der Annahme einer weiterbestehenden circannualen Bereitschaft, depressiv zu werden, stehen.

Angesichts persönlicher und literarischer Erfahrungen von frühlinghaftem Frohsinn (Goethe: „. . . Und Freud und Wonne aus jeder Brust . . .") und herbstlich-winterlicher Melancholie (R. Borchardt: „. . . du fühlst dein Herz nicht mehr und bist wie blind.") erstaunt es, daß es bislang keine Belege für ein regelhaftes jahreszeitliches Oszillieren der Stimmung bei Gesunden gibt. In der erwähnten Studie von Eastwood et al. (1985) wurden zwar auch langwellige Schwankungen von Stimmung, Angst und Energie bei 30, meist bipolar depressiven Patienten und 34 gesunden Probanden ermittelt, aber ebensowenig wie für die Schlafdauer wurden hierfür Phasenlagen mitgeteilt. [Ähnlich negative Resultate bei Nelson (1971) und in der erwähnten eigenen, nicht veröffentlichten, 12monatigen Untersuchung an 18 Gesunden.] Interessant ist der Eastwoodsche Befund, daß die infradianen Rhythmen der Patienten signifikant höhere Amplituden aufweisen als die der Kontrollen, was auf stärkere Oszillatoren (Atavismus?) schließen läßt.

Angesichts dieser Desaisonalisierung, der der Mensch unterliegt, kann die schwache Ausprägung der Jahresperiodik nicht als gewichtiges Argument gegen die WS-Hypothese der Depression angesehen werden. Im Gegenteil: Da alle WSZ sehr umweltsensibel sind, ist die bescheidene Jahresperiodik der Depressionen in den Industriegesellschaften eher im Sinn der Hypothese als gegen sie zu interpretieren.

Beginn

Winterschlafähnliche Zustände und Depressionen beginnen und enden spontan. Die Länge der präparatorischen oder prodromalen Zeitspanne ist eine Frage der Definition. Bei Winterschlaf und Winterruhe gehen Nahrungssuche, Gewichtszunahme, Veränderung des Felles usw. der Temperaturreduktion um Wochen und Monate voraus. Einige Spezies benötigen auch unter experimentellen Bedingungen eine oder mehrere Wochen in niedriger Umgebungstemperatur, bevor sie hypotherm werden (Musacchia u. Deavers 1981). Die Hypothermie entwickelt sich kontinuierlich oder mit zwischengestalteten Plateaus innerhalb von Stunden (Lyman et al. 1982, S. 37ff.), kann aber auch durch passagere, während des Schlafes auftretende Temperatursenkungen (test drops), die einander in 48stündigen Intervallen folgen, eingeleitet werden (Strumwasser 1960). Ähnliche 2-Tages-(bidiane)Zyklen wurden während der Inaktivitätsperioden von Backenhörnchen (Ta: 23–24° C) beobachtet (Richter 1978). Sie erinnern an die 48-h-Zyklen, die während des Überganges von depressiven zu manischen Phasen beobachtet werden (Wehr et al. 1982) oder an die seltenen 48-h-Psychosen (v. Zerssen et al. 1983).

Depressive Phasen werden meist durch längere Prodromalstadien eingeleitet, können sich aber auch ganz akut, innerhalb von Stunden entwickeln [nach Lungershausen (1965) bei 4–12% der Fälle], auch ohne erkennbare Auslöser.

Ablauf

Bei manchen winterschlafenden Spezies nehmen die „hibernation bouts" zu Beginn der Hibernationssaison an Länge zu, erreichen ihre maximale Dauer in der Mitte der Periode und werden gegen deren Ende wieder kürzer (Wang 1978; Pohl 1981). Nachdem eine negative Korrelation zwischen Bout-Länge und Tb besteht (Twente u. Twente 1965), könnte man sagen: Die Hibernation — ähnlich wie die Depression (Waldmann 1972) — ist in der Mitte der Phase am tiefsten. Den „arousals" vergleichbare Phänomene sind in der Depression wenig untersucht. Nach eigenen, unsystematischen Erfahrungen erlebt ein Teil der Patienten innerhalb der depressiven Phase stunden- bis tagelange Remissionen, ohne davon zu berichten, meist aus Angst, vorzeitig für gesund erklärt oder als Simulant verkannt zu werden. Ähnliches haben andere Autoren gelegentlich beobachtet (Hippius 1980). Die einzige Untersuchung zu dieser Frage ist m. W. von Huba et al. (1976) durchgeführt worden. Über einen 3-Monats-Zeitraum fanden sie bei täglich 3maliger Beurteilung der Depressivität eine beträchtliche Variation des Schweregrades, die am deutlichsten bei den am schwersten kranken Patienten war. Bei 3 der 10 Probanden wurden mit Hilfe der Autokorrelation innerhalb der Phase „Minizyklen" der depressiven Stimmung von 1–2 Wochen Dauer nachgewiesen.

Als „Minizyklen" oder Modulationen der depressiven Symptomatik können auch die häufigen Tagesschwankungen angesehen werden. Wenn sie mit sehr großer Amplitude auftreten, d. h. zu vorübergehender Symptomfreiheit führen, bekommen sie den Charakter von 12-h-Phasen innerhalb eines 24-h-Zyklus (Waldmann 1969). Formal ließen sie sich demnach sowohl den „arousals" zwischen zwei „bouts" als auch den regelmäßigen Perioden täglicher Starre (daily torpor) vergleichen.

Dauer

Nach ihrer Dauer liegen die Tagesschwankungen zwischen noch kürzeren depressiven Episoden (Klempel 1974, Bente et al. 1980) und den seltenen 48-h-Psychosen (v. Zerssen et al. 1983) bzw. den tage- bis wochenlangen Phasen der sog. „rapid cyclers". Die Mehrzahl der depressiven Phasen dauert jedoch länger. Die Grenzen des 1. und 3. Quartils, die die mittleren 50 % aller depressiven Phasen einschließen, liegen bei 3 und 10 Monaten (Angst 1980). Insbesondere das 4. Quartil überdeckt einen außerordentlich großen Streubereich. Insgesamt ergibt sich eine linksschiefe Verteilung, d. h. kurze Phasen sind überrepräsentiert (Angst 1980). Mit zunehmendem Alter dauern die Phasen länger (Angst 1980), können aber auch stabil bleiben (Goodwin u. Jamison 1984).

WSZ dauern zwischen wenigen Stunden (daily torpor) bis maximal 10 Monate (Winterschlaf i. e. S.), sie verlängern sich ebenfalls mit dem Alter (Wang 1978). Würde man die relativ gut voneinander abgrenzbaren WSZ, die ganz verschiedene Spezies und Ordnungen betreffen, als Gesamtheit behandeln, so ergäbe sich auch hier eine linksschiefe Verteilung. Ein deutlicher Unterschied zu den Depressionen besteht auf der rechten Seite des Spektrums. Länger als 10 Monate dauern WSZ unter normalen Umständen nicht, depressive Phasen dagegen in einem Viertel der Fälle länger als 1 Jahr, in 10–15 % länger als 2 Jahre, d. h. sie chronifizieren häufig (Angst 1980).

Nach experimentellen Eingriffen sind Chronifizierungen auch des Winterschlafes beobachtet worden, so nach Kastration bei Türkischen Hamstern (Dauer bis zu 3 Jahren; Hall et al. 1982) in kontinuierlicher Dunkelheit bei Siebenschläfern (Butschke 1976) und nach Injektion von „hibernation trigger" (s. u.) bei Streifenhörnchen (Dawe 1973, zit. nach Lyman et al. 1982, S. 297). Bei genügender Futtermenge und niedriger Umgebungstemperatur bleiben Taschenmäuse bis zu 2 Jahre im Hibernaculum (French 1978). Die Zahlen müssen in Relation zu der kurzen Lebensdauer dieser kleinen Tiere gesehen werden.

Physiologische Veränderungen

WSZ und Depressionen sind durch Zurückgezogenheit, Reduktion der körperlichen Aktivität, der Nahrungsaufnahme und sexueller Funktionen gekennzeichnet. So einheitlich das Bild auf dieser groben Beschreibungsebene bei den Winterschläfern auch ist (Raths u. Kulzer 1976; Lyman et al. 1982), so vielfältig und unbestimmt ist es bei den depressiven Erkrankungen. Es gilt allenfalls für eine Mehrheit der Patienten. Möglicherweise ergänzen die bekannten Abweichungen in die Gegenrichtung (agitiertes Sich-Aufdrängen, motorische Unruhe, Appetitsteigerung und Gewichtszunahme, Hypersexualität) das Bild der Erkrankung um einen wesentlichen und typischen Aspekt.

Der Zustand des Endokriniums im WS ist nicht einfach als polyglanduläre Involution zu bezeichnen, wie es früher geschehen ist. Das Bild erscheint vielmehr außerordentlich kompliziert und von vielen Faktoren bestimmt (Hudson u. Wang 1979). Klare Parallelen zur Depression lassen sich nicht aufzeichnen (Stephan 1983).

Zentralnervöse Regulation

Die zentralnervöse Regulation der WSZ ereignet sich zwischen Mesenzephalon, Hypothalamus und limbischem System, insbesondere dem Hippocampus (Heller 1979; Beckman u. Stanton 1982) unter Beteiligung u.a. von Noradrenalin, das zu Beginn eines „hibernation bout" vermindert zu sein scheint (Lyman et al. 1982, S. 291), Serotonin und Azetylcholin (Raths u. Kulzer 1976; Lyman et al. 1982; Beckman u. Stanton 1982; Popova et al. 1985). Die gleiche summarische Feststellung hinsichtlich Anatomie (Whitlock 1982) und Neurotransmission (Post u. Ballenger 1984) kann für die Depression gelten, aber gleichzeitig auch für viele andere Funktionskreise, wodurch sie nur begrenzten Erkenntniswert hat. Über die Bedeutung der einzelnen Transmittersysteme besteht in der Hibernationsforschung ähnliche Unklarheit wie in der Depressionsforschung (Post u. Ballenger 1984; Lyman et al. 1982).

Erblichkeit

Sowohl die Fähigkeit zu hibernieren wie die Gefährdung, depressiv zu werden, sind vererbt. Beide Anlagen variieren in ihrer Penetranz. Es gibt winterschlafende Spezies, die obligat, und solche, die fakultativ hibernieren. Auch intraspezifisch ist die Bereitschaft zu WSZ unterschiedlich stark ausgeprägt. Aus einer Gruppe Syrischer Goldhamster ließen sich zwei Untergruppen mit hoher und geringer Winterschlafneigung züchten (Chaffee 1966). Ungeachtet der Penetranz ihrer Anlage sind WSZ, so wie die meisten komplexen, genetisch programmierten Funktionen, nicht nur peristatisch beeinflußbar, sondern werden ohne adäquate Umgebungsfaktoren auch gar nicht realisiert.

Geschlechtsunterschiede

Frauen erkranken häufiger an Depressionen als Männer. Das Geschlechterverhältnis beträgt etwa 2:1. Neuere Untersuchungen legen jedoch nahe, dies nur noch für die nichtbipolaren Depressionen anzunehmen. Bei bipolaren Depressionen scheint die Relation zur Parität zu tendieren (Weissman u. Klerman 1985). Indes haben die bipolar depressiven Frauen sowohl häufigere wie häufiger schwere depressive Phasen als bipolare Männer, die wiederum mehr manische Phasen aufweisen (Angst 1978). Geschlechtsunterschiede der Winterschlafbereitschaft sind nur von wenigen Spezies bekannt (Ziesel-Pengelley et al. 1979; Kayser 1961; Schwarzbären – Kayser 1961; Goldhamster – Jansky et al. 1981a). In allen Fällen sind es die weiblichen Tiere, die häufiger oder länger hibernieren.

Beeinflussende Faktoren

Depressionen und WSZ haben eine gewisse Beharrungstendenz. Sie werden gegen Störungen von außen verteidigt (Lange: geringe Ansprechbarkeit), lassen sich bei genügender Reizintensität aber doch modifizieren, verhindern, induzieren oder beenden (Lange: große Anregbarkeit). Die wesentlichen äußeren Steuerungsfaktoren der WSZ sind Photoperiode, Umgebungstemperatur und Nahrungsangebot. Im allgemeinen müssen die Tage kurz, die Temperatur niedrig und das Nahrungsangebot knapp sein, um die konstitutionelle Winterschlafbereitschaft zu aktivieren.

Bei Depressiven wurde die Wirkung niedriger Temperaturen m. W. bisher nicht untersucht; immerhin ist bekannt, daß Kälte Euphorie auslösen kann; Heinroth hat in seinem 1818 erschienenen Lehrbuch die Kälte (im übrigen auch schon den Schlafentzug) als Antidepressivum empfohlen.

Reduktion der Nahrungsmenge (bis zu 3 Wochen Nulldiät) ist in Rußland an Tausenden psychiatrischer Patienten aller Diagnosen aus therapeutischen Gründen durchgeführt worden. Es werden Erfolgsraten bis zu 80% berichtet (Boehme 1977). Mir selbst sind 3 Patientinnen bekannt, die ihre Depression wiederholt durch Fasten erfolgreich bekämpft haben.

Es soll nicht übersehen werden, daß die Wirkung des Nahrungsentzuges (und einer Temperaturerniedrigung) auf WSZ und Depression ungleiche Wirkungen hat, nämlich die einen befördert und die andere hindert. Veränderungen der Photoperiode hingegen wirken gleichsinnig. Verkürzung der Lichtzeit hat phasenprovozierende (Rosenthal et al. 1984), Verlängerung therapeutische Wirkung (Lewy et al. 1982; Rosenthal et al. 1984, 1985a, b, 1986; Kripke 1981; Kripke et al. 1983; Wirz-Justice et al. 1986). Dies gilt vorerst nur für Winterdepressive. Wie z. B. Sommerdepressive auf Licht reagieren, ist unbekannt. Die Lichttherapie nichtsaisonal Depressiver war bislang ohne wesentlichen Effekt (Kripke 1985; eigene, unveröff. Befunde).

Melatonin. Licht hat einen sofortigen blockierenden Effekt auf die Melatoninsekretion (Lewy et al. 1980), die ansonsten (auch bei Blinden) tagesperiodisch organisiert ist und nachts die höchsten Werte aufweist (Lewy 1984). Beim gesunden Menschen zeigt sich die Suppression erst bei Intensitäten von 2000 Lux, bei

Depressiven (auch im Intervall) hingegen schon bei signifikant niedrigeren Lichtstärken um 500 Lux (Lewy et al. 1985), was im Hinblick auf die noch größere Lichtempfindlichkeit der meisten Tierspezies als Atavismus angesehen werden kann. Die nächtliche Melatoninsekretion Depressiver scheint nicht das Ausmaß zu erreichen wie die Gesunder (Beck-Friis et al. 1984, 1985a, b; Nair et al. 1984; Claustrat et al. 1984; Brown et al. 1985). Oral oder intravenös gegeben, führte das Hormon bei Depressiven zu einer Verstärkung der Symptomatik und zu einem Absinken der Mundtemperatur (bislang eine Studie: Carman et al. 1976), bei Gesunden zu Müdigkeit (Wurtman u. Lieberman 1985). Nach Lichttherapie appliziert, beeinträchtigte es deren Erfolg nur teilweise (Rosenthal et al. 1985b). β-Blocker, die die Lichtwirkung auf die Epiphyse imitieren, wirken weniger stark therapeutisch als Licht selbst (Rosenthal et al. 1985b). Dies spricht eher für eine Nebenrolle des Melatonins bei der Lichtwirkung und in der Pathophysiologie auch der Winterdepression.

Bei wenigen winterschlafenden Spezies konnten WSZ durch Melatonin induziert werden (Lynch et al. 1978; Vanecek et al. 1984). Andererseits kommt es während der Hibernation zu einer Reduktion der Melatoninsekretion (Vanecek et al. 1984).

Hibernation trigger. Seit 1952 sind Extrakte aus dem Blut oder dem Gehirn winter- oder sommerschlafender Tiere auf ihre Wirkung bei euthermen Hibernatoren und Nicht-Hibernatoren untersucht worden (Kalter u. Folk 1979; Swan 1981). Es wurden Verminderungen der metabolischen Aktivität und Hypothermie („Antabolon") und Erhöhung der Winterschlafbereitschaft („hibernation trigger") beobachtet. Die Natur der verantwortlichen Substanzen ist weitgehend ungeklärt; Beziehungen zu den schlafinduzierenden und anderen Neuropeptiden (DSIP, Bombesin) und den Endorphinen werden diskutiert. Für die Beteiligung von Opioiden an der Regulation der WSZ sprechen die Verkürzung der Bout-Dauer nach Gabe von Opioidantagonisten (Beckman u. Llados-Eckman 1985) und die Beobachtung, daß winterschlafende, im Gegensatz zu euthermen Hibernatoren keine körperliche Morphinabhängigkeit entwickeln (Beckman et al. 1981) — obschon die Hirngängigkeit des Morphins während der Hypothermie nicht beeinträchtigt ist (Beckman u. Llados-Eckman 1986) —, und daß die Entwicklung der Abhängigkeit im euthermen Zustand saisonalen Schwankungen unterliegt (Beckman et al. 1982). Manisch-depressive Patienten zeigen nach Beendigung eines längerdauernden Morphingebrauchs (oder nach Gabe von Morphinantagonisten) im Gegensatz zu chronisch Schizophrenen zwar körperliche Entzugssymptome, entwickeln aber praktisch nie ein süchtiges Verhalten i. S. psychischer Abhängigkeit (Schrappe 1977).

Ein aus dem Blut winterschlafender Murmeltiere gewonnenes Protein rief z. B. bei Rhesusaffen nach i. v. Injektion Lethargie, Hypothermie, Bradykardie und Aphagie hervor, was sich durch die Opiatantagonisten Naloxon und Naltrexon verhindern ließ (Oeltgen et al. 1982). Die Infusion von — allerdings sehr geringen Mengen — Eigenblut, welches während des WS abgenommen worden war, hatte bei Streifenhörnchen und Murmeltieren hingegen keine Wirkungen (Galster 1978). Es gibt mehrere Übersichten zu diesem Thema (Dawe 1978; Kalter u. Folk 1979; Lyman et al. 1982). Vergleichbare Untersuchungen an Depressiven sind m. W. bisher nicht durchgeführt worden.

Psychopharmaka. In bislang 3 Studien ließen sich WSZ durch Imipramin (Feierman et al. 1978; Zvolsky et al. 1980) oder Lithium (Zvolsky et al. 1980; Giedke u. Pohl 1985) verkürzen oder verhindern. Versuchstiere waren Streifenhörnchen (Feierman), Syrische (Zvolsky) und Türkische Hamster (Giedke u. Pohl 1985). Elektrokrampfbehandlung hatte offenbar keine Wirkung auf die (nachfolgende?) WS-Bereitschaft (Feierman et al. 1978).

Wesentliche Unterschiede: Körpertemperatur und Schlaf

Selbst wenn es sich bei den erwähnten Punkten um mehr als oberflächliche Ähnlichkeiten zwischen WSZ und Depression handeln sollte, so fehlt doch in den beiden wesentlichen, die WSZ eigentlich konstituierenden Faktoren, nämlich Hypothermie und Schlaf, jede Entsprechung auf seiten der Depression.

Schlaf

Der Schlaf des depressiv Kranken ist in der Regel durch ein Zuwenig statt durch ein Zuviel gekennzeichnet (Gillin et al. 1984); und selbst die relativ wenigen Patienten mit der „atypischen" Hypersomnie, die sich vor allem unter den jungen bipolaren Depressiven (Michaelis 1965; Detre et al. 1972; Kupfer et al. 1972; Taub et al. 1978; Hawkins et al. 1985) und den Winterdepressiven (Rosenthal et al. 1984; Wirz-Justice et al. 1986) finden, weisen die allen Depressiven gemeinsame Reduktion des SWS auf, dessen Anteil am Gesamtschlaf beim Übergang in die WSZ ja gerade vermehrt ist.

Hypotherme Zustände

Auch hypotherme Zustände sind bei Depressiven nie beschrieben worden. Es gibt einige ältere Berichte über leichte Erniedrigungen der Körpertemperatur bei Melancholie [referiert bei Haase (1883) und Ziehen (1894); ferner Arnold (1955), Elithorn et al. (1966)]. Dabei muß die Möglichkeit in Betracht gezogen werden, daß sie sich als Folge verminderter motorischer Aktivität einstellte, wie sich deutlich bei einem Patienten mit unipolarer 48-h-Psychose zeigte (Emrich et al. 1979).

Neuere Arbeiten finden eher leichte Temperaturerhöhungen (Wehr et al. 1980; Pflug et al. 1981; Avery et al. 1982; v. Zerssen et al. 1985) oder keine Unterschiede zu Gesunden (Caroff et al. 1981; Schiele 1985). Menninger von Lerchenthal (1930) sah zu Beginn der Phase erhöhte Werte, die sich über Monate hinweg normalisierten und z. T. subnormal wurden. Im Gegensatz zu den älteren Arbeiten wie dieser, berücksichtigen die neueren durchweg nicht, inwieweit physiologische Meßwerte eine Funktion des Zeitpunktes innerhalb der depressiven Phase sind. — In allen Fällen handelte es sich um geringe Normabweichungen. In keinem Fall kann von Hyper- oder Hypothermie gesprochen werden. Mir ist nur eine neuere Untersuchung der Stoffwechselaktivität Depressiver bekannt (Caroff et al. 1981); es fand sich darin kein Unterschied zu den Werten einer Kontrollgruppe Gesunder. In der älteren Literatur ist sowohl von einer Reduktion des Metabolismus Depressiver die Rede (Lange 1928) als auch von Reduktion oder Steigerung (Wuth 1928). (Siehe Addendum.)

Primäre und sekundäre Symptome der Depression

Nach der Diskussion dieser beiden kritischen Punkte (Schlaf und Körpertemperatur) hat es nun den Anschein, als ob von einer Parallelität zwischen WSZ und Depression keine Rede mehr sein könne. Bei alledem ist jedoch zu berücksichtigen, daß ein Organismus, der einer Bedrohung seiner Homöostase ausgesetzt ist, sofort mit gegenregulatorischen Anstrengungen reagiert. Die Symptomatik einer Erkrankung stellt immer eine Kombination aus den primären Wirkungen der Noxe und solchen Folgereaktionen dar. Gesetzt den Fall, die Depression entspräche einer Tendenz, in einen winterschlafähnlichen Zustand abzugleiten, dann wäre anzunehmen, daß der Organismus versucht, dieser für ihn deletären Neigung zu widerstehen, und zwar — wenn wir innerhalb der Modellvorstellung bleiben — durch ähnliche Mechanismen, durch die Winterschläfer ihre hypotherme Phase beenden.

Dies geschieht innerhalb von Stunden durch eine intensive Steigerung der metabolischen Wärmeproduktion in dem bei Winterschläfern besonders gut ausgebildeten braunen Fettgewebe (der „Winterschlafdrüse", brown adipose tissue: BAT), das sich zwischen den Schulterblättern, in den Achseln und Leisten und um Thymus, Herz, Aorta und Nieren findet. Es ist β-adrenerg, sympathisch innerviert. Durch eine Entkoppelung der oxydativen Phosphorylierung kommt es zu zitterfreier Thermogenese. Dabei sind außer dem BAT selbst noch andere, von ihm hormonal beeinflußte Organe beteiligt (Stephan 1983; Heldmeier u. Buchberger 1985; Heldmeier et al. 1985). BAT enthält Steroidhormone, deren Bedeutung noch unklar ist; möglicherweise stellen sie (u. a.) das immunsuppressive Prinzip, das im BAT gefunden wurde, dar (Lyman et al. 1982, S. 199). Bei Streßreaktionen unterliegt BAT ähnlichen morphologischen Veränderungen wie die Nebennierenrinde (Selye u. Timiras 1949; Stephan 1983). Bei manchen Arten ist zur Wiedererwärmung zusätzlich die mit Muskelzittern (Kältezittern) verbundene Wärmeproduktion von Bedeutung (Lyman et al. 1982). Die Wiedererwärmung geht mit Erhöhung von Sauerstoffaufnahme, Muskelspannung, Puls- und Atemfrequenz, Blutdruck und peripherem Gefäßwiderstand einher. Es kommt zu einer Ausschüttung von Kortisol, Katecholaminen, Schilddrüsenhormonen und Glukagon (Raths u. Kulzer 1976; Lyman et al. 1982).

Braunes Fettgewebe findet sich auch bei nichtwinterschlafenden Arten, insbesondere bei kleinen Tieren. Beim menschlichen Neugeborenen ist seine Funktion nachgewiesen (Hensel 1981). Auch beim erwachsenen Menschen ist es vorhanden (Merklin 1974; Stephan 1983) und kann in benigner Weise tumorös entarten („Hibernome" — Enzinger u. Weiss 1983). Bei Phäochromozytom, chronischer Hypoxämie und Kälteadaptation kann es sich aus weißem Fettgewebe entwickeln (Nechad 1978; Cannon et al. 1978). Ob es für die Kälteadaptation eine nennenswerte Rolle spielt, ist umstritten (LeBlanc 1978; Cannon et al. 1978; Hensel 1981).

Die hormonellen und physiologischen Veränderungen während depressiver Phasen sind vielgestaltig und uneinheitlich. Insgesamt scheint jedoch eher ein der Cannonschen (1929/1975) Fight/flight- bzw. den Selyeschen (1981) Alarm- und Widerstandsreaktionen entsprechendes Verhalten vorzuliegen, als das lange Zeit betonte parasympathikotone Reaktionsmuster (vgl. Czernik 1982). In der Mehrzahl der entsprechenden Studien zeigen Depressive mehr oder weniger stark ausgeprägte Erhöhungen von Puls- und Atemfrequenz, des Blutdrucks, der Muskelspannung, der

Lidschlagfrequenz, der Blutzuckerkonzentration (Giedke 1983; Giedke et al. 1986) sowie der Urin- und Plasmawerte von Kortisol. Die Befunde hinsichtlich des Noradrenalins (NA) sind widersprüchlich. In einigen Untersuchungen sind deutliche Erhöhungen in Blut und Liquor gefunden worden (Post et al. 1984; Roy et al. 1985; Kraemer 1985) — wobei eingeschränkt werden muß, daß wegen methodischer Schwierigkeiten aus der Messung von NA-Metaboliten in Blut, Liquor und Urin nur wenig Information über den zentralen Metabolismus des NA zu erhalten ist (Linnoila et al. 1986). All das spricht für eine aktive Auseinandersetzung des Organismus — aber womit?

Nach der Winterschlafhypothese ist die Gefahr, die bekämpft wird, die Tendenz, in einen lethargischen, winterschlafähnlichen Zustand abzugleiten. Sie stellt den Stressor dar, auf den reagiert wird; und die Reaktion kann durch jeden zusätzlichen Stressor verstärkt werden. Die depressive Schlafstörung ist in diesem Zusammenhang als Resultat aktiver Inhibition v. a. des SWS anzusehen. Nachdem alle WSZ über den Schlaf und insbesondere den SWS eingeleitet werden, müssen Schlaf und SWS auch das Ziel besonderer Abwehrmaßnahmen sein. Dazu paßt, daß die Störung des SWS neben der depressiven Verstimmtheit das verläßlichste Symptom der Erkrankung ist und daß Schlafentzug therapeutisch wirkt (Gillin 1983), Schlaftherapie („Heilschlaf") hingegen nicht (Finke u. Schulte 1979). Demzufolge sollte die Vermeidung v. a. von SWS die Depression bessern. Zur Zeit hat es jedoch den Anschein, als ob der Reduktion von REM-Schlaf größere Bedeutung zukommt (Vogel 1975; Goetze u. Tölle 1981).

[Ein überzeugender selektiver Entzug von SWS (Vogel et al. 1975) ist bei Depressiven bisher nicht durchgeführt worden, dürfte auch schwierig sein, weil eine starke Tendenz besteht, SWS-Verluste auszugleichen — notfalls durch Stadium 2; entsprechend hat REM-Entzug Zunahme von Stadium 1 zur Folge (Agnew et al. 1967).]

Gegen die Hypothese könnte auch eingewendet werden, daß es offenbar nie zu einem Versagen der hier postulierten Abwehrmechanismen mit der Folge hypothermer, schlafähnlicher Zustände kommt. Jedoch: Abgesehen davon, daß sich auch WSZ recht leicht verhindern lassen, wenn nur die Umstände entsprechend gewählt werden — unter den Bedingungen des zivilisierten Lebens würde wahrscheinlich kein einziges winterschlafendes Tier in die Hibernation gehen —, ist darauf zu erwidern, daß die Hypothese nur eine Neigung zu winterschlafähnlicher Lethargie postuliert und nichts über deren Ausmaß aussagt. In diesem Zusammenhang sind Überlegungen interessant, die im Hinblick auf den winterruhenden Bären die Hypothermie als Kardinalzeichen winterschlafähnlicher Zustände in Frage stellen. Mit ihrer bescheidenen Hypothermie von zuweilen nur 3°C zeigen diese Tiere ähnlich tiefgreifende saisonale Umstellungen ihres Stoffwechsels wie kleinere Organismen, deren Tb sich dem Gefrierpunkt nähern kann. „Ein winterruhender Bär ist mit Sicherheit mehr als einfach ein schläfriger, hungriger Bär" (Lyman et al. 1982, S. 26).

Zusammengefaßt ergibt sich das depressive Syndrom also als Resultat zweier entgegengesetzter Tendenzen, einerseits einen lethargischen Zustand einzunehmen; andererseits sich dagegen zu wehren (Lange: frustrane Reparationsbestrebungen). Das z. T. bunte Bild, v. a. bei leichten Depressionsformen, erklärt sich aus dieser dynamischen Auseinandersetzung bei individueller Verschiedenheit von Anlage, Umweltfaktoren und Abwehrkraft. Man muß sich darüber im klaren sein, daß eine

Argumentation mit zwei oppositionellen Prinzipen immer die Chance bietet, alles und jedes mühelos zu erklären. Das ist eine Gefahr, der auch die Winterschlafhypothese ausgesetzt ist, stellt sie aber als solche nicht in Frage.

Welche Antwort ist nach dieser Übersicht auf die eingangs gestellte Frage zu geben? Gibt es Parallelen zwischen WSZ und Depressionen? Bestehen sie nur auf einer zufälligen, oberflächlichen Ebene oder kann man von Konvergenzen oder gar Homologien sprechen?

In einer Diskussion des Homologiekonzeptes und seiner Anwendbarkeit auf das Verhalten zeigt Beer (1984), daß die Kriterien für Verhaltenshomologie schwächer sind als die für morphologische Homologie, v. a. wegen des Fehlens fester Strukturen und ihrer fossilen Zwischenformen. Das morphologische Homologiekriterium der gleichen Stellung im Strukturgefüge (principle of connections) habe in der vergleichenden Ethologie kein Äquivalent. Verhaltenshomologie könne allenfalls dann angenommen werden, wenn sich viele Einzelfaktoren zu einem überzeugenden Gesamteindruck fügten. Zu achten sei auf Übereinstimmung in der Form der Bewegungen, der Sequenz der Bewegungsabläufe, im Repertoire von Einzelelementen, in der genetischen Determiniertheit und der ontogenetischen Entwicklung der in Frage stehenden Verhaltensmuster sowie auf die Existenz von Zwischenformen bei verwandten Arten und auf Hinweise für phylogenetische Verwandtschaft der in Frage stehenden Spezies.

Weil aber dieses Vorgehen logisch schlecht fundiert sei, berechtigten seine Ergebnisse nicht zu weitreichenden Schlußfolgerungen, insbesondere dann, wenn der Vergleich nicht nahe verwandte Arten betreffe.

Angesichts solcher Schwierigkeiten wird man sich in dieser Frage nicht vorzeitig festlegen. Dies um so mehr, als Homologie ein relativer Begriff ist, wie sich z.B. gerade im Falle der verschiedenen WSZ zeigt, die je nach Bezugssystem als homolog oder konvergent angesehen werden können. Meiner Meinung nach lassen die aufgezeigten Parallelen zwischen WSZ und Depression, v.a. in der zeitlichen Organisation und in der Beziehung zum SWS eine gemeinsame physiologische Basis nicht ausgeschlossen erscheinen.

Folgerungen

Lange nannte seine Überlegungen „nur Spekulationen ohne wirklichen Wert“. Diese Zurückhaltung scheint übertrieben. Eine Hypothese ist so viel wert wie sie erklärt und wie sie neue Fragen anregt. Die Winterschlafhypothese gibt Anlaß, eine Reihe neuer Fragen oder bekannter Fragen neu zu stellen. Zum Beispiel: Welche Kriterien lassen sich außer dem EEG für den SWS finden? Welche Beziehung besteht zwischen der Schlafdauer und der Amplitude der täglichen (oder nächtlichen) Körpertemperaturkurve? Lassen sich regelhafte Schwankungen innerhalb depressiver Phasen („Minizyklen“) über das bisher Bekannte hinaus belegen? Gibt es humorale depressiogene Faktoren (Transfusionsversuche)? Bei Depressiven wird gelegentlich eine Dissoziation zwischen erhöhten Kortisolwerten und normalen ACTH-Werten beobachtet (Linkowski et al. 1985; Krishnan et al. 1985; Gold et al. 1986), die Anlaß gab, extrahypophysäre Regulationsmechanismen anzunehmen (Krishnan et al. 1985). Tatsächlich wurde eine nervöse Regulation der diurnalen NNR-Sekretion gefunden (Ottenweller u. Meier 1982). Falls sich das sympathisch innervierte, steroidhaltige, braune Fettgewebe bei Depressiven in nennenswertem Umfang nachweisen lassen sollte, wäre es ein Kandidat für extrahypophysäre, extraadrenale Kortikoidproduktion.

In Streßsituationen reagiert der Organismus u. a. mit vermehrter NA-Sekretion und verzögert auch mit einer Verminderung der Zahl oder der Empfindlichkeit postsynaptischer β-Rezeptoren (β-down-Regulation) (Anisman 1984). Ähnliche Wirkungen haben viele Antidepressiva (Frazee et al. 1985). So gesehen, imitieren oder unterstützen Antidepressiva die Streßreaktion des Organismus, weshalb sie wohl auch Sportlern bei extremen Trainingsbelastungen mit Erfolg gegeben wurden.

Nach der WS-Hypothese ist der Zustand leichter physiologischer Erregung, in dem sich viele Depressive auch schon ohne Behandlung befinden, ein rudimentäres „arousal". Je besser dies dem Patienten aus eigener Kraft gelingt, desto besser sollte seine Prognose sein (Prädiktorstudien). Tatsächlich scheinen pathologische Kortisol- und DST-Werte (Arana et al. 1985) und Erhöhung der Puls- und Atemfrequenz (Giedke et al. 1986) eine günstige Kurzzeitprognose anzuzeigen. Welches sind die physiologischen Bedingungen der ungleichen Geschlechtsverteilung und der Chronifizierung der WSZ? Werfen sie Licht auf die gleichen Phänomene i. R. der Depression?

Solche, und v. a. auch pharmakologische Untersuchungen an Winterschläfern könnten Aufschluß für den Wert der WSZ als Tiermodelle der Depression geben. Soweit sich jetzt beurteilen läßt, ist das Winterschlafmodell anderen Tiermodellen (Willner 1984; Bond 1984; Henn et al. 1985; Keehn 1986) in seiner „face-validity" nicht unterlegen und hat den Vorteil natürlichen Vorkommens.

Literatur

Adam K (1980) Sleep as a restorative process and a theory to explain why. Prog Brain Res 53: 289–305

Agnew H (1967) Comparison of stage four and 1-REM sleep deprivation. Percept Mot Skills 24: 851–858

Angst J (1978) The course of affective disorders. II. Typology of bipolar manic-depressive illness. Arch Psychiatr Nervenkr 226: 65–73

Angst J (1980) Verlauf unipolar depressiver, bipolar manisch-depressiver und schizo-affektiver Erkrankungen und Psychosen. Fortschr Neurol Psychiatr 48: 3–30

Angst J, Dobler-Mikola A (1984) The Zurich Study. II. The continuum from normal to pathological depressive mood swings. Eur Arch Psychiat Neurol Sci 234: 21–29

Angst J, Grof P, Hippius H, Pöldinger W, Varga E, Weis P, Wyss F (1969) Verlaufsgesetzlichkeiten depressiver Syndrome. In: Hippius H, Selbach H (Hrsg) Das depressive Syndrom. Urban & Schwarzenberg, München, S 93–100

Anisman H (1984) Vulnerability to depression: contribution of stress. In: Post R, Ballenger J (eds) The neurobiology of mood disorders. Williams & Wilkins, Baltimore, pp 407–431

Arana G, Baldessarini R, Ornsteen M (1985) The dexamethasone suppression test for diagnosis and prognosis in psychiatry. Arch Gen Psychiatry 42: 1193–1204

Arnold O (1955) Untersuchungen über das manisch-depressive Krankheitsgeschehen. Wien Z Nervenheilkd 11: 117–164

Aschoff J (1981) Annual rhythms in man. In: Aschoff J (ed) Biological rhythms. Plenum, New York (Handbook of behavioral neurobiology, Vol 4, pp 475–487)

Avery D, Wildschiodtz G, Rafaelsen O (1982) Nocturnal temperature in affective disorder. J Affect Disord 4: 61–71

Beck-Friis J, Rosen D von, Kjellman B, Ljunggren J, Wetterberg L (1984) Melatonin in relation to body measures, sex, age, season, and the use of drugs in patients with major affective disorders and healthy subjects. Psychoneuroendocrinology 9:261–277

Beck-Friis J, Kjellman B, Aperia B, Unden F, Rosen D von, Ljunggren J, Wetterberg L (1985a) Serum melatonin in relation to clinical variables in patients with major depressive disorder and a hypothesis of a low melatonin syndrome. Acta Psychiatr Scand 71:319–330

Beck-Friis J, Ljunggren J, Thoren M, Rosen D von, Kjellman B, Wetterberg L (1985b) Melatonin, cortisol and ACTH in patients with major depressive disorder and healthy humans with special reference to the outcome of the dexamethasone suppression test. Psychoneuroendocrinology 10:173–186

Beckman A, Llados-Eckman C, Stanton T, Adler M (1981) Physical dependence on morphine fails to develop during the hibernating state. Science 212:1527–1529

Beckman A, Stanton T (1982) Properties of the CNS during the state of hibernation. In: Beckman A (ed) The neural basis of behavior. MTP Press, Lancaster, pp 19–45

Beckman A, Llados-Eckman C, Stanton T, Adler M (1982) Seasonal variation of morphine physical dependence. Life Sci 30:147–153

Beckman A, Llados-Eckman C (1985) Antagonism of brain opioid peptide action reduces hibernation bout duration. Brain Res 328:201–205

Beckman A, Llados-Eckman C (1986) Morphine distribution following infusion into lateral ventricle during hibernation and euthermia. Brain Res Bull 16:289–297

Beer C (1984) Homology, analogy, and ethology. Hum Dev 27:297–308

Bente D, Berner P, Hippius H (1980) Diskussionsbemerkungen. In: Heimann H, Giedke H (Hrsg) Neue Perspektiven in der Depressionsforschung. Huber, Bern, S 199–200

Boehme D (1977) Preplanned fasting in the treatment of mental disease: Survey of current soviet literature. Schizophr Bull 3:288–296

Bond N (ed) (1984) Animal models in psychopathology. Academic Press, Sydney

Brebbia D, Altshuler K (1969) Stage related patterns and nightly trends of energy exchange during sleep. In: Kline N, Laska E (eds) Computers and electronic devices in psychiatry. Grune & Stratton, New York, pp 319–335

Brown R, Kocsis J, Caroff S, Amsterdam J, Winokur A, Stokes P, Frazer A (1985) Differences in nocturnal melatonin secretion between melancholic depressed patients and control subjects. Am J Psychiatry 142:811–816

Butschke H (1976) Untersuchungen zur Tages- und Jahresperiodik bei Siebenschläfern (Glis glis L.). Dissertation, Göttingen

Cannon B, Nedergaard J, Romert L, Sundin U, Svartengren J (1978) The biochemical mechanism of thermogenesis in brown adipose tissue. In: Wang L, Hudson J (eds) Strategies in cold: Natural torpidity and thermogenesis. Academic Press, New York, pp 567–594

Cannon W (1929) Bodily changes in pain, hunger, fear, and rage. Appleton, New York. Deutsche Ausgabe (1975) Wut, Hunger, Angst und Schmerz. Urban & Schwarzenberg, München

Carman J, Post R, Buswell R, Goodwin F (1976) Negative effects of melatonin on depression. Am J Psychiatry 133:1181–1186

Caroff S, Koenig R, Winokur A, Amsterdam J, Puglia C (1981) Acute metabolic response to cold exposure in unipolar and bipolar II patients. Biol Psychiatry 16:919–929

Chaffee R (1966) On experimental selection for superhibernating and non-hibernating lines of Syrian hamsters. J Theoret Biol 12:151–154

Claustrat B, Chazot G, Brun J, Jordan D, Sassolas G (1984) A chronobiological study of melatonin and cortisol secretion in depressed subjects: Plasma melatonin, a biochemical marker in depression. Biol Psychiatry 19:1215–1228

Czernik A (1982) Zur Psychophysiologie und Neuroendokrinologie von Depressionen. Springer, Berlin Heidelberg New York

Dawe A (1973) Autopharmacology of hibernation. In: Schönbaum E, Lomax P (eds) The pharmacology of thermoregulation. Karger, Basel, pp 359–363

Dawe A (1978) Hibernation trigger research updated. In: Wang L, Hudson J (eds) Strategies in cold: Natural torpidity and thermogenesis. Academic Press, New York, pp 541–563

Detre T, Himmelhoch J, Swartzburg M, Anderson C, Byck R, Kupfer D (1972) Hypersomnia and manic-depressive disease. Am J Psychiatry 128:1303–1305

Ditfurth H von (1960) Die endogene Depression als Folge der Störung einer vegetativen Beziehung zur Umwelt. Karger, Basel (Bibliotheca Psychiatrica et Neurologica)

Eastwood M, Whitton J, Kramer P, Peter A (1985) Infradian rhythms. Arch Gen Psychiatry 42:295–299

Eisentraut M (1956) Der Winterschlaf mit seinen ökologischen und physiologischen Begleiterscheinungen. VEB Fischer, Jena

Elithorn A, Bridges P, Lobban M, Tredre B (1966) Observations on some diurnal rhythms in depressive illness. Br Med J II:1620–1623

Emrich H, Lund R, Zerssen D von (1979) Vegetative Funktionen und körperliche Aktivität in der endogenen Depression. Arch Psychiatr Nervenkr 227:227–240

Engel G (1962) Physiological development in health and disease. Saunders, Philadelphia. Deutsche Ausgabe (1970) Psychisches Verhalten in Gesundheit und Krankheit. Huber, Bern

Enzinger F, Weiss S (1983) Soft tissue tumors. Mosby, St. Louis, pp 234–241

Ewald G (1944) Lehrbuch der Neurologie und Psychiatrie. J. F. Lehmann, München S 356

Feierman J, Pengelley E, Mandell A, Knapp S (1978) Hibernation as a biological model for manic-depressive illness: Pilot studies. J Therm Biol 3:100

Finke J, Schulte W (1979) Schlafstörungen, 2. Aufl. Thieme, Stuttgart

Frank R (1954) The organized adaptive aspect of the depression – elation response. In: Hoch P, Zubin J (eds) Depression, Grune & Stratton, New York, pp 51–65

Frazee W, Ohnmacht C, Malick J (1985) Antidepressants. Ann Rep Med Chem 20:31–40

French A (1978) Energetic constraints on the annual cycle of behavior in the pocket mouse, Perognathus longimembris. J Therm Biol 3:100

Galster W (1978) Failure to initiate hibernation with blood from the hibernating arctic ground squirrel, Citellus undulatus, and eastern woodchuck, Marmota monax. J Therm Biol 3:93

Giedke H (1983) Zur Psychophysiologie von Depression und Manie. In: Saletu B, Berner P (Hrsg) Zyklothymie. Excerpta Medica, Amsterdam, S 29–39

Giedke H, Pohl H (1985) Lithium suppresses hibernation in the Turkish hamster. Experientia 41:1391–1392

Giedke H, Axmann D, Gaertner H, Rein W, Rötzer-Zimmer F (1986) Psychophysiological predictors of antidepressant therapy response? Pharmacopsychiatry 19:259–261

Gillberg M, Akerstedt T (1982) Body temperature and sleep at different times of day. Sleep 5:378–388

Gillin J (1983) The sleep therapies of depression. Prog Neuropsychopharmacol Biol Psychiatry 7:351–364

Gillin J, Sitaram N, Wehr T et al. (1984) Sleep and affective illness. In: Post R, Ballenger J (eds) Neurobiology of mood disorders. Williams & Wilkins, Baltimore pp 157–189

Goetze U, Tölle R (1981) Antidepressive Wirkung des partiellen Schlafentzuges während der 1. Hälfte der Nacht. Psychiatr Clin (Basel) 14:129–149

Gold P, Calabrese J, Kling M et al. (1986) Abnormal ACTH and cortisol responses to ovine corticotropin releasing factor in patients with primary affective disorder. Prog Neuropsychopharmacol Biol Psychiatry 10:57–65

Goodwin F, Jamison K (1984) The natural course of manic-depressive illness. In: Post R, Ballenger J (eds) Neurobiology of mood disorders. Williams & Wilkins, Baltimore, pp 20–37

Gwinner E (1981) Circannual systems. In: Aschoff J (ed) Biological rhythms. Plenum, New York (Handbook of behavioral neurobiology, Vol 4, pp 391–410)

Haase (1883) Einige Beobachtungen über die Temperatur bei periodischen Geisteskranken, Allg Z Psychiatr 39:49–78

Halberg F, Lagoguey M, Reinberg A (1983) Human circannual rhythms over a broad spectrum. Intern J Chronobiol 8:225–268

Hall D, Bartke A, Goldman B (1982) Role of testis in regulating the duration of hibernation in the Turkish hamster, Mesocricetus brandti. Biol Reprod 27:802–810

Hawkins D, Taub J, Castle R van de (1985) Extended sleep (hypersomnia) in young depressed patients. Am J Psychiatry 142:905–910

Heinroth C (1818) Lehrbuch der Störungen des Seelenlebens. Vogel, Leipzig

Heldmaier G, Böckler H, Buchberger A, Lynch G, Puchalski W, Steinlechner S, Wisinger H (1985) Seasonal acclimation and thermogenesis. In: Gilles R (ed) Circulation, respiration, and metabolism. Springer, Berlin Heidelberg New York Tokyo

Heldmaier G, Buchberger A (1985) Sources of heat during nonshivering thermogenesis in Djungarian hamsters: A dominant role of brown adipose tissue during cold adaptation. J Comp Physiol [Br] 156:237–245

Heller H, Glotzbach S (1977) Thermoregulation during sleep and hibernation. Int Rev Physiol 15:147–188
Heller H, Walker J, Florant G, Glotzbach S, Berger R (1978) Sleep and hibernation: Electrophysiological and thermoregulatory homologies. In: Wang L, Hudson J (eds) Strategies in cold: Natural torpidity and thermogenesis. Academic Press, New York, pp 223–265
Heller H (1979) Hibernation: Neural aspects. Ann Rev Physiol 41:305–321
Hellpach W (1950) Geopsyche, 6. Aufl. Enke, Stuttgart
Henn F, Johnson J, Edwards E, Anderson D (1985) Melancholia in rodents: Neurobiology and pharmabiology. Psychopharmacol Bull 21:443–446
Hensel H (1981) Thermoreception and temperature regulation. Academic Press, London
Hippius H (1980) Diskussionsbemerkung. In: Heimann H, Giedke H (Hrsg) Neue Perspektiven in der Depressionsforschung. Huber, Bern, S 200
Huba G, Lawlor W, Stallone F, Fieve R (1976) The use of autocorrelation analysis in the longitudinal study of mood patterns in depressed patients. Br J Psychiatry 128:146–155
Hudson J (1978) Shallow, daily torpor: A thermoregulatory adaptation. J Therm Biol 3:87
Hudson J, Wang L (1979) Hibernation: Endocrinologic aspects. Ann Rev Physiol 41:287–303
Jansky L, Kahlerova Z, Nedoma J (1981a) Seasonal rhythmicity of hibernation as affected by light and sexual activity. Cryobiology 18:84–85
Jansky L, Kahlerova Z, Nedoma J, Andrews J (1981b) Humoral control of hibernation in golden hamsters. In: Musacchia X, Jansky L (eds) Survival in the cold — hibernation and other adaptations. Elsevier, North Holland, New York, pp 13–32
Jonas A (1968) A theory of depression based on paleophysiological principles suggested. Am J Psychiatry 125:267–268
Kalter V, Folk G jr (1979) Humoral induction of mammalian hibernation. Comp Biochem Physiol [A] 63:7–13
Kayser C (1961) The physiology of natural hibernation. Pergamon Press, Oxford
Keehn J (1986) Animal models for psychiatry. Routledge & Kegan Paul, London
Kendler K, Heath A, Martin N, Eaves L (1986) Symptoms of anxiety and depression in a volunteer twin population. Arch Gen Psychiatry 43:213–221
Klempel K (1974) Ein Fall manisch-melancholischer Turbulenz und seine modellhafte Deutung. Psychiatria clin 7:149–158
Kraemer G (1985) The primate social environment, brain neurochemical changes and psychopathology. TINS 8:339–340
Kraepelin E (1903) Psychiatrie, 7. Aufl, Bd 1. Barth, Leipzig
Kretschmer E (1963) Medizinische Psychologie, 12. Aufl. Thieme, Stuttgart
Kripke D (1981) Photoperiodic mechanisms for depression and its treatment. In: Perris C. Struwe G, Jansson B (eds) Biological psychiatry. Elsevier, Amsterdam, pp 1249–1252
Kripke D, Risch S, Janowsky D (1983) Bright white light alleviates depression. Psychiatry Res 10:105–112
Kripke D (1985) Phototherapy of non-seasonal affective disorder. IV. World Congress Biol Psychiat, Philadelphia, Abstr 415.7, p 328
Krishnan K, Carroll B, Manepalli A, Ritchie J, Nemeroff C (1985) Physiology of human HPA regulation in depression. IV. World Congress Biol Psychiat, Philadelphia, Abstr 304.3
Kupfer D, Himmelhoch J, Swartzburg M, Anderson C, Byck R, Detre T (1972) Hypersomnia in manic-depressive disease. Dis Nerv Syst 33:720–724
Lange J (1928) Die endogenen und reaktiven Gemütserkrankungen und die manisch-depressive Konstitution. In: Bumke O (Hrsg) Handbuch der Geisteskrankheiten, Vol IV/II. Springer, Berlin, S 1–231
LeBlanc J (1978) Adaptation of man to cold. In: Wang L, Hudson J (eds) Strategies in cold: Natural torpidity and thermogenesis. Academic Press, New York, pp 695–715
Lewy A, Wehr T, Goodwin F (1980) Light suppresses melatonin secretion in humans. Science 210:1267–1269
Lewy A, Kern H, Rosenthal N, Wehr T (1982) Bright artificial light treatment of a manic-depressive patient with a seasonal mood cycle. Am J Psychiatry 139:1496–1498
Lewy A (1984) Human melatonin secretion (II): A marker for the circadian system and the effects of light. In: Post R, Ballenger J (eds) The neurobiology of mood disorders. Williams & Wilkins, Baltimore, pp 215–226
Lewy A, Nurnberger J, Wehr T, Pack D, Becker L, Powell R, Newsome D (1985) Supersensitivity to light: Possible trait marker for manic-depressive illness. Am J Psychiatry 142:725–727

Linkowski P, Mendlewicz J, Leclercq R et al. (1985) The 24-hour profile of adrenocorticotropin and cortisol in major depressive illness. J Clin Endocrinol Metab 61: 429–438
Linnoila M, Guthrie S, Lane E, Karoum F, Rudorfer M, Potter W (1986) Clinical studies on norepinephrine metabolism: How to interpret the numbers. Psychiatry Res 17: 229–239
Lungershausen E (1965) Über akut beginnende cyclothyme Depressionen. Arch Psychiatr Nervenkr 206: 718–726
Lyman C (1978) Natural torpidity, problems and perspectives. In: Wang L, Hudson J (eds): Strategies in cold: Natural torpidity and thermogenesis. Academic Press, New York, pp 9–19
Lyman C, Willis J, Malan A, Wang L (1982) Hibernation and torpor in mammals and birds. Academic Press, New York
Lynch G, White S, Grundel R, Berger M (1978) Effects of photoperiod, melatonin administration and thyroid block on spontaneous daily torpor and temperature regulation in the white-footed mouse, Peromyscus leucopus. J Comp Physiol 125: 157–163
Lynch G, Bunin J, Schneider J (1980) The effect of constant light and dark on the circadian nature of daily torpor in Peromyscus leucopus. J. Interdiscipl Cycle Res 11: 85–93
Mayr E (1979) Evolution und die Vielfalt des Lebens. Springer, Berlin Heidelberg New York, S 246
Menninger von Lerchenthal E (1930) Eine Körpertemperaturkurve bei Melancholie. Z Neurol Ges Psychiatr 125: 20–30
Menninger-Lerchenthal E (1960) Periodizität in der Psychopathologie. Maudrich, Wien
Merklin R (1974) Growth and distribution of human fetal brown fat. Anat Rec 178: 637–645
Michaelis R (1965) Zur Typologie der Hypersomnien. Fortschr Neurol Psychiatr 33: 587–599
Mrosovsky N (1978) Circannual cycles in hibernators. In: Wang L, Hudson J (eds) Strategies in cold: Natural torpidity and thermogenesis. Academic Press, New York, pp 21–65
Musacchia X, Deavers D (1981) The regulation of carbohydrate metabolism in hibernators. In: Musacchia X, Jansky L (eds) Survival in the cold — hibernation and other adaptations. Elsevier, North Holland, New York, pp 55–75
Nair N, Hariharasubramanian N, Pilapil C (1984) Circadian rhythm of plasma melatonin in endogenous depression. Prog Neuropsychopharmacol Biol Psychiatry 8: 715–718
Nechad M (1978) Ultrastructural demonstration of a unilocular multilocular transformation of adipocytes in developing hamster interscapular adipose tissue. Possible role of the sympathetic innervation. J Therm Biol 3: 97
Nelson T (1971) Student mood during a full academic year. J Psychosom Res 15: 113–122
Oeltgen P, Walsh J, Hamann S, Randall D, Spurrier W, Myers R (1982) Hibernation „trigger": Opioid-like inhibitory action on brain function of the monkey. Pharmacol Biochem Behav 17: 1271–1274
Oswald I (1980) Sleep as a restorative process: Human clues. Prog Brain Res 53: 279–288
Ottenweller J, Meier A (1982) Adrenal innervation may be an extrapituitary mechanism able to regulate adrenocortical rhythmicity in rats. Endocrinology 111: 1334–1338
Paterson R (1975) Seasonal reduction of slow-wave sleep at an antarctic coastal station. Lancet II: 468–469
Pengelley E, Aloia R, Barnes B, Whitson D (1979) Differential temporal behavior between males and females in the hibernating ground squirrel, Citellus lateralis. Comp Biochem Physiol [A] 64: 593–596
Pflug B, Johnsson A, Tveito Ekse A (1981) Manic-depressive states and daily temperature. Acta Psychiatr Scand 63: 277–289
Pohl H (1981) Temporal structure of hibernation behaviour of the Turkish hamster, Mesocricetus brandti, under controlled laboratory conditions. Acta Univ Carolinae-Biologica 1979: 177–180
Pollitt J (1965) Suggestions for a physiological classification of depression. Br J Psychiatry 111: 489–495
Popova N, Kudryavtseva N (1985) Inhibitory effect of serotonin on arousal from hibernation. Biogenic Amines 2: 203–210
Post R, Ballenger J (eds) (1984) The neurobiology of mood disorders. Williams & Wilkins, Baltimore
Post R, Jimerson D, Ballenger J, Lake C, Uhde T, Goodwin F (1984) Cerebrospinal fluid norepinephrine and its metabolites in manic-depressive illness. In: Post R, Ballenger J (eds) Neurobiology of mood disorders. Williams & Wilkins, Baltimore, pp 539–553
Raths P, Kulzer E (1976) Physiology of hibernation and related lethargic states in mammals and birds. Zoolog. Forschungsinstitut und Museum Alexander Koenig, Bonn

Richter C (1978) Evidence for the existence of a yearly clock in surgically and self-blinded chipmunks. Proc Natl Acad Sci USA 7:3517–3521
Rosenthal N, Lewy A, Wehr T, Kern H, Goodwin F (1983a) Seasonal cycling in a bipolar patient. Psychiatry Res 8:25–31
Rosenthal N, Sack D, Wehr T (1983b) Seasonal variation in affective disorders. In: Wehr T, Goodwin F (eds) Circadian rhythms in psychiatry. Boxwood Press, Pacific Grove, pp 185–201
Rosenthal N, Sack D, Gillin J et al. (1984) Seasonal affective disorder. Arch Gen Psychiatry 41:72–80
Rosenthal N, Sack D, Carpenter C, Parry B, Mendelson W, Wehr T (1985a) Antidepressant effects of light in seasonal affective disorder. Am J Psychiatry 142:163–170
Rosenthal N, Sack D, James S, Parry B, Jacobsen F, Carpenter C, Wehr T (1985b) Seasonal affective disorder (SAD) and photoherapy. IV. World Congress of Biological Psychiatry, Philadelphia. Abstract 415.3, p 327
Rosenthal N, Carpenter C, Fames S, Parry B, Rogers S, Wehr T (1986) Seasonal affective disorder in children and adolescents. Am J Psychiatry 143:356–358
Roy A, Pickar D, Linnoila M, Potter W (1985) Plasma norepinephrine level in affective disorders. Arch Gen Psychiatry 42:1181–1185
Sakai F, Meyer J, Karacan I, Derman S, Yamamoto M (1980) Normal human sleep: Regional cerebral hemodynamics. Ann Neurol 7:471–478
Schiele H (1985) Tagesperiodische (Querschnitts-)Untersuchung an mono- und bipolar depressiven Patienten und gesunden Kontrollpersonen. Med. Dissertation, Tübingen
Schrappe O (1978) Abhängigkeit — Symptom oder Krankheit? In: Keup W (Hrsg) Sucht als Symptom. Thieme, Stuttgart, S 29–37
Selye H, Timiras P (1949) Participation of „brown fat“ tissue in the alarm reaction. Nature 164:745–746
Selye H (1981) Geschichte und Grundzüge des Stresskonzepts. In: Nitsch J (Hrsg) Stress. Huber, Bern, S 163–187
Senay E (1973) General systems theory and depression. In: Scott J, Senay E (eds) Separation and depression. American Assoc Advancem Science, Washington, D.C., pp 237–245
Slater E (1938) Zur Periodik des manisch-depressiven Irreseins. Z Neurol 162:794–801
Stephan J (1983) Die endogene Depression als phylogenetisches Relikt des Winterschlafs? Med. Dissertation, Tübingen
Strumwasser F (1960) Some physiological principles governing hibernation in Citellus beecheyi. Bull Mus Comp Zool 124:285–320
Swan H (1981) Neuroendocrine aspects of hibernation. In: Musacchia X, Jansky L (eds) Survival in the cold — hibernation and other adaptations. Elsevier, North Holland, New York, pp 121–138
Taub J, Hawkins D, Castle R van de (1978) Electrographic analysis of the sleep cycle in young depressed patients. Biol Psychol 7:203–214
Twente JW, Twente JA (1965) Regulation of hibernating periods by temperature. Proc Natl Acad Sci USA, 54:1058–1061
Vanecek J, Jansky L, Illnerova H, Hoffmann K (1984) Pineal melatonin in hibernating and aroused golden hamsters (Mesocricetus auratus). Comp Biochem Physiol [A] 77:759–762
Vogel G (1975) A review of REM sleep deprivation. Arch Gen Psychiatry 32:749–761
Vogel G, Thurmond A, Gibbons P, Sloan K, Boyd M, Walker M (1975) REM sleep reduction effects on depression syndromes. Arch Gen Psychiatry 32:765–777
Waldmann H (1969) Zirkadianer Phasenwechsel bei der manisch-depressiven Krankheit. Fortschr Neurol Psychiatr 37:383–396
Waldmann H (1972) Die Tagesschwankung in der Depression als rhythmisches Phänomen. Fortschr Neurol Psychiatr 40:83–104
Walker J, Berger R (1980) Sleep as an adaptation for energy conservation functionally related to hibernation and shallow torpor. Prog Brain Res 53:255–305
Walker J, Haskell E, Berger R, Heller H (1980) Hibernation and circannual rhythms of sleep. Physiol Zool 53:8–11
Walker J, Walker L, Palca J, Berger R (1981) Nightly torpor in the ringed-neck dove: An extension of sleep. Cryobiology 18:92
Wang L (1978) Energetic and field aspects of mammalian torpor: The Richardson's ground squirrel. J Therm Biol 3:87
Webb W (1979) Theories of sleep functions and some clinical implications. In: Drucker-Colin R, Shkurovich M, Sterman M (eds) The functions of sleep. Academic Press, New York, pp 19–35

Wehr T, Muscettola G, Goodwin F (1980) Urinary 3-methoxy-4-hydroxy-phenylgycol circadian rhythm. Arch Gen Psychiatry 37:257–263

Wehr T, Goodwin F, Wirz-Justice A, Breitmaier J, Craig C (1982) 48-hour sleep-wake cycles in manic-depressive illness. Arch Gen Psychiatry 39:559–565

Weissman M, Klerman G (1985) Gender and depression. TINS 8:416–420

Weitzman E, de Graaf A, Sassin J, Hansen T, Godtlibsen O, Perlow M, Hellman L (1975) Seasonal patterns of sleep stages and secretion of cortisol and growth hormone during 24 hour periods in northern Norway. Acta Endocrinol 78:65–76

Whitlock F (1982) Symptomatic affective disorders. Academic Press, New York

Willner P (1984) The validity of animal models of depression. Psychopharmacology 83:1–16

Wirz-Justice A, Wever R, Aschoff J (1984) Seasonality of freerunning circadian rhythms in man. Naturwissenschaften 71:316–319

Wirz-Justice A, Bucheli C, Graw P, Kielholz P, Fisch H, Woggon B (1986) Light treatment of seasonal affective disorder in Switzerland. Acta Psychiat Scand 74:193–204

Wurtman R, Lieberman H (1985) Melatonin secretion as a mediator of circadian variations in sleep and sleepiness. J Pineal Res 2:301–303

Wuth O (1928) Körpergewicht. Endokrines System. Stoffwechsel. In: Bumke O (Hrsg) Handbuch der Geisteskrankheiten, Vol III/III. Springer, Berlin, S 154–217

Zerssen D von, Dirlich G, Fischler M (1983) Influence of an abnormal time routine and therapeutic measures on 48-hour cycles of affective disorders: chronobiological considerations. In: Wehr T, Goodwin F (eds) Circadian rhythms in psychiatry. Boxwood Press, Pacific Grove, pp 109–127

Zerrsen D von, Barthelmes H, Dirlich G, Doerr P, Emrich H, Lindern L von, Lund R, Pirke K (1985) Circadian rhythms in endogenous depression. Psychiatry Res 16:51–63

Ziehen T (1894) Tagesschwankungen der Körpertemperatur bei funktionellen Psychosen. Allg Z Psychiatr 50:1042–1062

Zvolsky P, Jansky L, Vyskocilova J, Grof P (1981) Effects of psychotropic drugs on hamster hibernation — pilot study. Prog Neuropsychopharmacol Biol Psychiatry 5:599–602

Addendum nach Drucklegung

Vereinzelt sind beim Menschen endogene, vorübergehende Hypothermien bis 33 °C beobachtet worden. Zum Teil traten sie als Akzentuierung des tageszeitlichen Temperaturminimums auf (Hoffman u. Pobirs 1942; Shapiro et al. 1969, Fall 1). Bei einem Patienten rezidivierten die regelmäßig im Winter sich einstellenden Zustände über 10 Jahre (Hines u. Bannick 1934), bei einem anderen über 4 Jahre in etwa 9monatigen Abständen (Shapiro et al. 1969, Fall 2) – ein Intervall, welches im Bereich freilaufender jahresperiodischer Phänomene liegt (Gwinner 1986). In keinem Fall wird über eine depressive Verstimmung dieser Patienten berichtet. Den Hinweis auf diese Beobachtungen verdanke ich N. Mrosovsky. Übersichten über solche „Anapyrexien“ finden sich bei Mrosovsky (1970) und Cabanac u. Brinnel (1987).

Literatur

Cabanac M, Brinnel H (1987) The pathology of human temperature regulation: Thermiatrics. Experientia 43: 19–27

Gwinner E (1986) Circannual rhythms. Springer, Berlin

Hines E, Bannick E (1934) Intermittent hypothermia with disabling hyperhidrosis: Report of a case with successful treatment. Proc Staff Meet, Mayo Clin 9: 705–708

Hoffman A, Pobirs F (1942) Intermittent hypothermia with disabling hyperhidrosis. J Am Med Ass 120: 445–447

Mrosovsky N (1970) Regulatory extremes in hibernators and hibernation-like symptoms in man. J Psychosom Res 14: 239–246.

Shapiro W, Williams G, Plum F (1969) Spontaneous recurrent hypo thernmia accompanying agenesis of the corpus callosum. Brain 92: 423–46

Schlaf-Wach-Funktionen im höheren Lebensalter

R. Spiegel

Einleitung

Als Teil des Alterns, das der Mensch in Form körperlicher, geistiger, familiärer und weiterer sozialer Wandlungen erlebt, nehmen viele Individuen auch Veränderungen ihres Schlafs wahr. Sie schlafen weniger tief als in jüngeren Jahren, wachen häufiger und für längere Zeiten auf und sind am Morgen oft zu früherer Stunde wach, ohne sofort wieder einzuschlafen. Diese subjektiv empfundenen Veränderungen lassen sich durch objektive Aufzeichnungen des Schlafs, genannt Schlafpolygraphie, bestätigen, auch wenn im Einzelfall Diskrepanzen zwischen den subjektiven Angaben und objektiven Registrierungsergebnissen bestehen können. Im ersten Teil des vorliegenden Artikels findet sich eine kurze Zusammenfassung der Resultate von Schlafuntersuchungen deskriptiver Art an älteren Personen.

Es stellen sich sodann Fragen nach der Bedeutung der objektiven Veränderungen des Schlafs mit dem Alter: Worauf sind sie zurückzuführen? Mit welchen anderen Merkmalen hängen sie zusammen? Was haben sie für Folgen? — Die noch recht unvollständigen Teilantworten auf solche Fragen sind im zweiten Teil des Artikels zusammengefaßt. Außerdem verfügen wir über erste eigene Ergebnisse zur möglichen prognostischen Bedeutung von Schlafmerkmalen, die ebenfalls im zweiten Teil dargestellt werden.

Üblicherweise finden polygraphische Schlafuntersuchungen in der Nacht statt; Aufzeichnungen über 24h oder über mehrere Tag-Nacht-Zyklen bilden, besonders bei Altersprobanden, die Ausnahme. Entsprechend dürftig sind die Kenntnisse über Schlaf-Wach-Funktionen im eigentlichen Sinn, d. h. über korrelative oder gar kausale Beziehungen zwischen der Wach- und der Schlafaktivität im höheren Alter. Wir haben vor kurzem eine vergleichende Untersuchung an hospitalisierten Patienten mit seniler Demenz und nichtdementen Alterspatienten durchgeführt, die zur Frage der Tag-Nacht-Verteilung von Wachen und Schlafen einige Ergebnisse beiträgt. Die wichtigsten Resultate dieser Studie werden auf S. 83 ff. des Artikels zusammengefaßt und diskutiert.

Veränderungen des Schlafs beim Menschen im höheren Lebensalter

Vielfach wird angenommen, daß ältere Menschen — als Folge geringerer körperlicher und geistiger Aktivität — weniger Schlaf als jüngere brauchen. Diese Meinung läßt sich anhand heute vorliegender empirischer Daten nicht stützen: Weder sprechen Umfragen an großen, teilweise repräsentativen Stichproben der Bevölkerung für eine

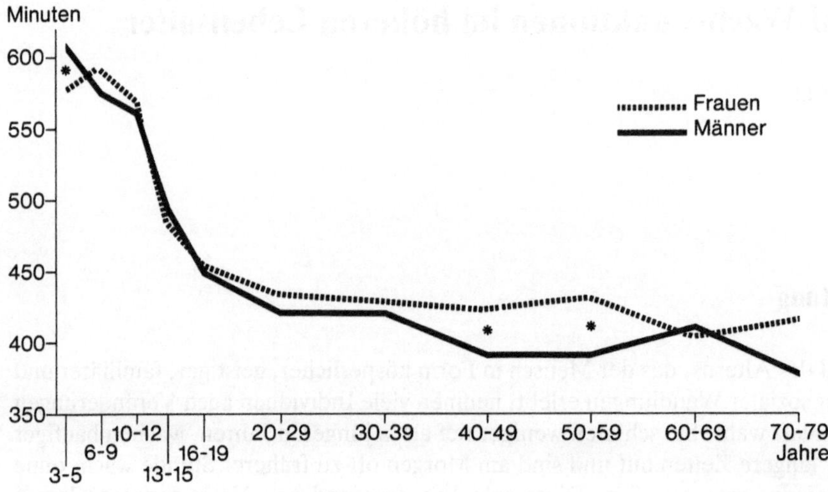

Abb. 1. Lebensalter und Schlafdauer: Nach der Adoleszenz ändert sich die durchschnittliche Schlafdauer nur noch wenig. Männer schlafen im mittleren Alter signifikant kürzer als Frauen. (Nach Spiegel 1981, S. 90)

allgemeine Abnahme der von den Befragten geschätzten Schlafzeiten mit zunehmendem Alter (Miles u. Dement 1980), noch dauert der mit polygraphischen Methoden aufgezeichnete Schlaf im hohen Alter wesentlich kürzer als im mittleren Erwachsenenalter (Abb. 1).

Was sich ändert, ist die *subjektive und objektive Qualität des Schlafs.* Viele ältere Menschen schlafen subjektiv weniger tief, wachen häufiger auf und fühlen sich am Morgen weniger erholt. Objektiv bestehen Veränderungen im Schlafmuster: Die sog. Tiefschlafstadien, vor allem das Stadium 4, nehmen anteilsmäßig ab, und Schlafunterbrechungen nehmen an Zahl und Dauer zu, was eine geringere „Schlafeffizienz" zur Folge hat (Abb. 2). Ältere Personen verbringen durchschnittlich mehr Zeit im Bett, um die gleiche Netto-Schlafdauer zu erreichen wie jüngere. Auf Abb. 2 ist zu erkennen, daß die Streuungen zwischen den untersuchten Personen altersabhängig größer werden und daß der Mittelwert die höheren Altersgruppen weniger gut repräsentiert. Bezogen auf die Schlafdauer und -effizienz heißt das, daß auch ein Teil der älteren und alten Personen pro Nacht 8 und mehr Stunden schläft.

Kulturelle Faktoren, die die Schlafgewohnheiten, insbesondere die Verteilung des Schlafs auf die Nacht und auf den Tag beeinflussen, sind zwar wichtig, werden hier aber nicht besprochen. Andererseits ist zu erwähnen, daß das *Schlafmuster von Männern und Frauen* im höheren Alter deutliche Unterschiede zeigt: Die für den Altersschlaf typischen Merkmale — Abnahme des Stadiums 4, häufigere und längere Schlafunterbrechungen — finden sich bei Männern früher und stärker ausgeprägt (Abb. 3). Männer haben durchschnittlich ein um 10 Jahre älteres Schlafmuster, dagegen klagen Frauen, gemäß Statistiken aus mehreren Ländern, häufiger als Männer über gestörten Schlaf. Frauen erwiesen sich in mehreren Studien als recht genaue Beobachter ihres eigenen Schlafs: Ihre Angaben stimmten besser mit objektiven Registrierungsergebnissen überein als jene von Männern (Berry u. Webb

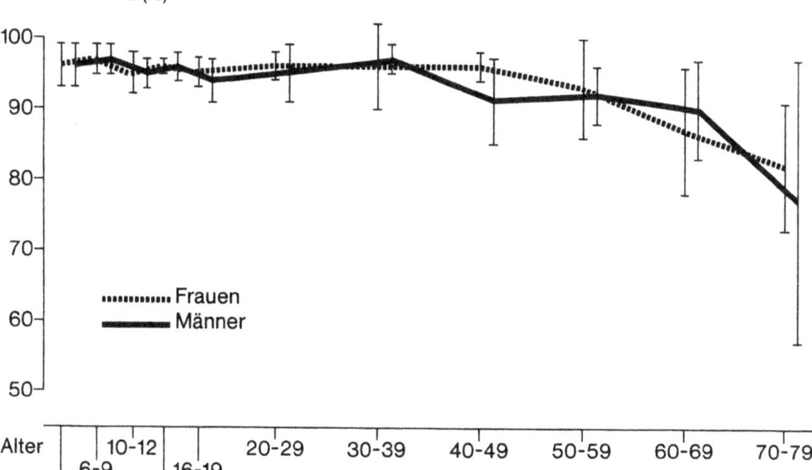

Abb. 2. Lebensalter und Schlafeffizienz: Der prozentuale Anteil der Schlafdauer an der im Bett verbrachten Zeit nimmt durchschnittlich mit dem Alter stetig ab. In den höheren Altersgruppen nimmt die Streuung stark zu, die interindividuellen Unterschiede werden größer. (Nach Spiegel 1981, S. 93)

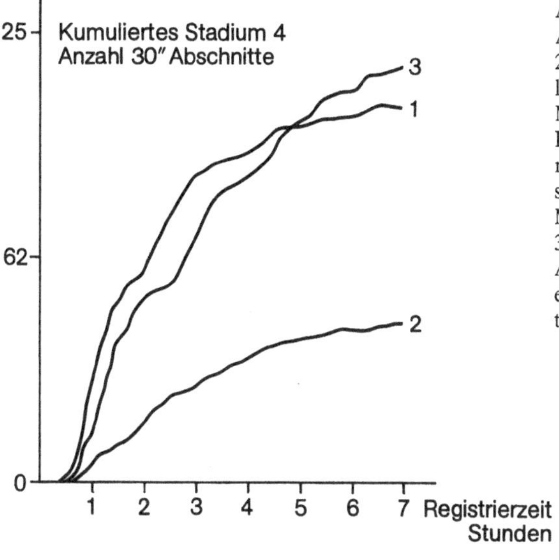

Abb. 3. Abnahme des Stadium-4-Anteils bei älteren Männern: Kurve 2 stellt die durchschnittliche kumulative Dauer des Stadiums 4 von 34 Männern, Alter 60–70 Jahre, als Funktion der nächtlichen Registrierungszeit dar. Kurve 1 zeigt die entsprechenden Werte von 40 jungen Männern, Alter 20–30 Jahre, Kurve 3 die Werte von 23 älteren Frauen, Alter 53–70 Jahre. Eigene Daten, erhoben nach 1–2 Nächten Adaptation an das Schlaflabor

1983). Dieses Auseinanderklaffen von subjektiv-klinischen und objektiven Daten, vorwiegend bei Männern, ist sozialpsychologisch interessant, läßt aber auch Fragen nach der Bedeutung der objektiv, d. h. polygraphisch festgehaltenen Schlafmerkmale aufkommen.

Zur Bedeutung der Schlafveränderungen im höheren Alter

Die im vorangehenden Abschnitt erwähnten objektiven Veränderungen des Schlafs mit dem Alter — Abnahme des Tiefschlafstadiums 4, Zunahme von Schlafunterbrechungen, geringere Schlafeffizienz — haben sich in europäischen, amerikanischen, japanischen und afrikanischen Studien bestätigt. Damit stellt sich die Frage nach der funktionellen Bedeutung dieser Veränderungen — nach ihrem Ursprung, nach ihrem Zusammenhang mit anderen Merkmalen des alternden Individuums, nach ihrer prognostischen Bedeutung.

Auf welche Faktoren die Veränderungen des polygraphischen Schlafmusters zurückzuführen sind, ist weitgehend unbekannt. Die vor allem bei Männern feststellbare Abnahme des Tiefschlafstadiums 4 ist in erster Linie ein *EEG-Amplitudenphänomen,* d. h. es handelt sich weniger um eine zahlenmäßige Abnahme der für das Stadium 4 charakteristischen langsamen δ-Wellen, als vielmehr um eine Reduktion der Amplitude dieser Wellen (Feinberg et al. 1983). Da die Tiefschlafstadien 3 und 4 nach einem Amplitudenkriterium bewertet werden, können Schlafabschnitte, die zwar δ-Wellen, aber nicht solche mit ausreichender Amplitude aufweisen, nicht als Stadium 3 bzw. 4 eingestuft werden (Webb u. Dreblow 1982). Verschiedentlich wurde über Faktoren spekuliert, die zu einer Abnahme der δ-Amplitude führen sollen (Übersicht bei Spiegel et al. 1986), gut begründete Hypothesen oder gar gesicherte Befunde fehlen aber.

Die *Zunahme der Schlafunterbrechungen* an Zahl und Dauer könnte eine direkte Folge der Abnahme des Stadium-4-Anteils bzw. der EEG-Amplitudenabnahme sein. Die Schlaftiefe, d. h. die Fähigkeit, trotz störenden Reizen weiterzuschlafen, ist eine Funktion der Amplitude der im Schlaf auftretenden EEG-Wellen (Williams et al. 1964): nimmt die Amplitude ab, wie es für ältere Personen charakteristisch ist, so nimmt die Störbarkeit des Schlafes zu (Zepelin et al. 1984). Für eine direkte, negative Beziehung zwischen Stadium-4-Anteilen und der Störbarkeit des Schlafs sprechen auch die negativen statistischen Zusammenhänge, die bei gesunden älteren Probanden zwischen den Tiefschlafanteilen und den Schlafunterbrechungen sowie dem Stadium-1-Anteil bestehen (Spiegel 1981, S. 170–173).

Die Zunahme von Schlafunterbrechungen im höheren Alter kann ferner Folge von subklinischen oder klinisch manifesten *Störungen der Herz-Kreislauf- und Atmungstätigkeiten* sein, die mit dem Alter häufiger werden. Anoxische Zustände des Gehirns, hervorgerufen durch kardiovaskuläre Störungen, können im Sinne von Notfallreaktionen zum Aufwachen aus dem Schlaf führen, und auch Schmerzzustände verschiedener Art und Genese sowie nächtlicher Juckreiz tragen zum Aufwachen oder zur Verlängerung einmal eingetretener Wachphasen bei (Spiegel u. Azcona 1985). Ein in den letzten Jahren intensiv untersuchtes Syndrom, die Schlafapnoe, welche vor allem hypertone und übergewichtige Männer im mittleren und höheren Alter betrifft, äußert sich im Schlafpolygramm ebenfalls durch eine Vielzahl von Wachphasen (Übersicht bei Parkes, 1985, Kap. 7).

Während also mehrere Faktoren für die mit dem Alter abnehmende Schlafeffizienz verantwortlich gemacht werden können, besteht über die funktionellen — medizinischen und psychologischen — Korrelate und Konsequenzen der altersabhängigen Schlafveränderungen kein klares Bild. In unserer Untersuchung an gesunden älteren Versuchspersonen (23 Frauen, 34 Männer, Alter 53–70 Jahre) wurden über 2000 Korrelationen zwischen polygraphischen Schlafmerkmalen einerseits und medizinischen sowie psychologischen Meßgrößen andererseits mit dem Ziel berechnet, Hypothesen über die funktionelle Bedeutung der für ältere Personen typischen Schlafmerkmale zu bilden (vgl. Spiegel 1981, Kap. 8). Das Ergebnis dieser Bemühungen war weitgehend negativ:

- Schlafdauer: Mit keinem der medizinischen (Blutdruck, Gewicht, Vorkommen spezifischer Krankheiten) und psychologischen (Intelligenz- und Persönlichkeitstests, Lebenszufriedenheit) Parameter bestanden signifikante Zusammenhänge.
- Tiefschlaf (Stadien 3 und 4): Es bestanden keine nennenswerten statistischen Korrelationen mit den medizinischen und psychologischen Meßgrößen. Frauen hatten in allen untersuchten Nächten signifikant bis hochsignifikant mehr Stadium-4-Schlaf (Abb. 3).
- REM-Schlaf: Eine negative Korrelation mit einem Intelligenztest (Raven Farbige Matrizen) fand sich bei den Männern, aber nicht bei den Frauen. Eine positive Korrelation mit dem Neurotizismusscore bestand bei den Frauen, nicht aber bei den Männern. Vermutlich handelte es sich bei diesen schwachen, aber statistisch signifikanten Zusammenhängen um Zufallsbefunde.
- Stadium 2: Positive Korrelationen mit dem Wechsler-Intelligenztest ergaben sich bei den Männern, aber nicht bei den Frauen.

Weitere Merkmale – die zum Einschlafen benötigte Zeit (Schlaflatenz), die Zeit bis zur ersten REM-Phase (REM-Latenz), Schlafunterbrechungen — zeigten mit den medizinischen und psychologischen Meßgrößen ebenfalls keine konstanten, d.h. über mehrere Untersuchungsnächte bestätigten Zusammenhänge.

Kritisch ist unseren negativen Resultaten beizufügen, daß sie von einer nach medizinischen, psychologischen und sozialen Kriterien positiv ausgelesenen Stichprobe stammen und deshalb nicht vorbehaltlos auf die Gesamtbevölkerung älterer Individuen verallgemeinert werden können. Unterstützung erhalten sie aber dadurch, daß weder vorangehende noch nachfolgende Studien anderer Autoren für relevante und reproduzierbare Zusammenhänge zwischen polygraphischen Schlafmerkmalen und medizinischen bzw. psychologischen Parametern *in der Normalbevölkerung* sprechen (Berry u. Webb 1984, 1985).

Aus der bereits genannten, im Jahr 1976 begonnenen Langzeitstudie liegen inzwischen medizinische und psychologische Folgedaten vor, die es gestatten, erste Aussagen über die mögliche *prognostische Bedeutung* von polygraphischen Schlafmerkmalen bei älteren Personen zu machen. Da es nicht sinnvoll wäre, sämtliche untersuchten Schlafmerkmale (n = 26) mit allen medizinischen und psychologischen Folgedaten (>150) in Beziehung zu setzen, wurde eine Maßzahl berechnet, die „erfolgreiches Altern" charakterisieren soll und in die 11 unseres Erachtens wichtige medizinische und psychologische Merkmale eingingen (Spiegel et al. 1986). Beispiele für diese Merkmale sind: Abnahme bzw. Zunahme medizinisch relevanter Diagnosen, Veränderungen des körperlichen Allgemeinzustandes, relevante Veränderungen des psychischen Zustandes, relevante Veränderungen des Medikamentenkonsums, Veränderungen des Blutdrucks bei zuvor Hyper- und Normotonen, Veränderungen in den MPI- (Maudsley-Personality-Inventory-) und HAWIE- (Wechsler-Intelligenztest-)Testscores – alle Veränderungen basierend auf Vergleichen zwischen der Ausgangsuntersuchung und einer Untersuchung 5 Jahre nach Studienbeginn. Positive bzw. erwünschte Veränderungen wurden mit −1 Punkt, unerwünschte Veränderungen mit +1 Punkt bewertet; anschließend wurde die Summe aus diesen Scores errechnet. Die so gebildete Maßzahl für „erfolgreiches Altern" kann theoretisch zwischen −11 und +11 liegen. Sie wurde dann mit einigen der wichtigsten polygraphischen Schlafmerkmale, die bei Studienbeginn 1976/77 erhoben worden waren, in Beziehung gesetzt. Hohe — positive oder negative — Korrelationen würden nach diesem Verfahren für enge Zusammenhänge zwischen den Schlafmerkmalen zu Beginn der Studie und den Veränderungen nach 5 Jahren, also für eine prognostische Bedeutung dieser Merkmale, sprechen.

Wie in Tabelle 1 zu sehen ist, waren die statistischen Zusammenhänge numerisch niedrig und außerdem für Frauen und Männer unterschiedlich, so daß von einem Zusammenhang zwischen den 1976/77 festgestellten Merkmalen des Schlafs und der nachfolgenden medizinischen bzw. psychologischen Entwicklung nicht gesprochen werden kann. Eine Beobachtungsspanne von 5 Jahren ist selbstverständlich zu kurz, um über die hier interessierenden möglichen Zusammenhänge Endgültiges auszusagen, doch sprechen diese ersten Resultate nicht für eine prognostische Bedeutung von polygraphischen Schlafmerkmalen in der untersuchten Probandenstichprobe. Da wir mit dem Großteil der Probanden noch in Kontakt stehen, werden wir voraussichtlich bald über 10jährige Folgedaten berichten können.

Zusammenfassend ist für die vorausgegangenen Abschnitte festzuhalten, daß die funktionelle Bedeutung der im höheren Alter feststellbaren objektiven Schlafveränderungen, mit Ausnahme der abnehmenden Schlaftiefe, zur Zeit unbekannt ist. Allenfalls läßt sich postulieren, daß gestörter Schlaf, der bekanntlich viele Ursachen haben kann, prognostisch eher ungünstig ist. Für eine solche globale Aussage sprechen die von Kripke et al. (1983) gefundenen statistischen Zusammenhänge zwischen Schlafmittelkonsum und Mortalität und möglicherweise auch die in unserer

Tabelle 1. *Korrelationen zwischen „erfolgreichem Altern" und polygraphischen Schlafdaten.* (Korrelationen mit negativem Vorzeichen stehen für positive Zusammenhänge, z. B. zwischen dem Stadium-2-Anteil und erfolgreichem Altern, da numerisch negative Veränderungsscores klinisch positive Veränderungen über 5 Jahre anzeigen)

Summiertes Veränderungsscore korreliert mit	Männer (n = 34)	Frauen (n = 23)
Schlafdauer	− 0,21	− 0,33 (n.s.)
Stadium 2	− 0,33 ($p < 0,05$)	0,06
Tiefschlaf (Stadien 3 und 4)	0,28	− 0,17
REM-Schlaf	0,05	− 0,16
REM-Latenz	0,08	0,35 ($p \sim 0,05$)
Schlafunterbrechungen	0,10	0,24

Langzeituntersuchung ermittelten Zusammenhänge zwischen Schlafdauer und „erfolgreichem Altern“ (Tabelle 1). Keinesfalls darf aber von korrelativen Zusammenhängen solcher Art auf kausale Beziehungen geschlossen werden, da es zahlreiche medizinische und psychologische Faktoren gibt, die gestörten Schlaf und damit auch die Einnahme von Schlafmitteln und schließlich ein weniger erfolgreiches Altern bedingen können, ohne daß ein direkter Zusammenhang zwischen dem objektiven Schlafverhalten und dem weiteren klinischen Verlauf zu bestehen braucht.

24-h-Schlafuntersuchungen bei hospitalisierten geriatrischen Patienten: Vergleiche zwischen Dementen und Nichtdementen[1]

Im Jahre 1985 haben wir eine Serie von Untersuchungen abgeschlossen, die den Schlaf schwer dementer, hospitalisierter Alterspatienten zum Gegenstand hatten (Allen et. al. 1987). In diese Studien wurden 44 Personen, 30 demente und 14 nichtdemente, aus verschiedenen medizinischen Gründen hospitalisierte Patienten einbezogen. Ihr Alter lag zwischen 63 und 96 Jahren, das Durchschnittsalter betrug 81 Jahre. Die nichtdemente Kontrollgruppe umfaßte je 7 Frauen und Männer, von den Dementen waren 17 Frauen und 13 Männer. 16 Demente litten unter wahrscheinlicher SDAT, 8 unter Multiinfarktdemenz, 5 unter gemischten Formen und 1 Patient unter einer nicht näher charakterisierten Form der Demenz. Die mittlere Hospitalisierungsdauer der dementen Patienten betrug 3 Jahre, jene der nichtdementen 3–4 Monate.

Mit jedem Patienten wurde eine kontinuierliche polygraphische Schlafregistrierung über 72h durchgeführt, was — besonders im Fall der schwerer dementen Patienten — einen hohen pflegerischen Aufwand erforderte. Die wichtigsten Ergebnisse lassen sich wie folgt zusammenfassen:

1. Die dementen Patienten schliefen „nachts“, d.h. in der Zeit von 19 bis 7 Uhr, signifikant weniger lang als die nichtdementen Patienten (knapp über 6h gegenüber annähernd 8h, ein Unterschied, der auf geringere Stadium-2-Anteile (durchschnittlich >1 h weniger, $p<0{,}001$) und geringere Anteile des REM-Schlafs (durchschnittlich 45 min weniger, $p<0{,}001$) zurückzuführen war (Abb. 4).
2. Zwischen den drei Demenzuntergruppen bestanden hinsichtlich der polygraphischen Schlafmerkmale in der Nacht keine signifikanten Unterschiede.
3. Tagsüber, d.h. von 7 bis 19 Uhr, schliefen die dementen Patienten etwas länger als die nichtdementen, doch war dieser Unterschied nur für die Tiefschlafstadien 3 und 4 signifikant ($p<0{,}01$).
4. Obwohl die Patienten auch tagsüber beliebig lang schlafen konnten, betrug die Schlafdauer von 7 bis 19 Uhr bei den Dementen durchschnittlich weniger als 70min, bei den Nicht-Dementen weniger als 50min. In diesen Zahlen sind die Stadium-1-Abschnitte, d.h. ein Übergangsstadium zwischen Wachen und Schlafen, eingeschlossen.

Trotz den etwas längeren Schlafzeiten tagsüber verbrachten die dementen Patien-

[1] Mit Unterstützung des Schweizerischen Nationalfonds, Kredit Nr. 3.858.–0.81

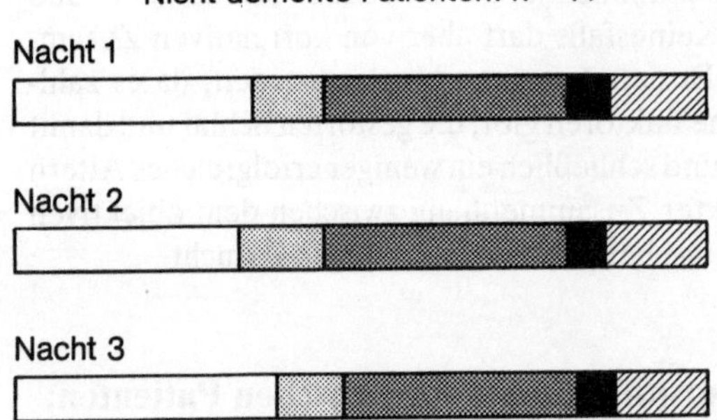

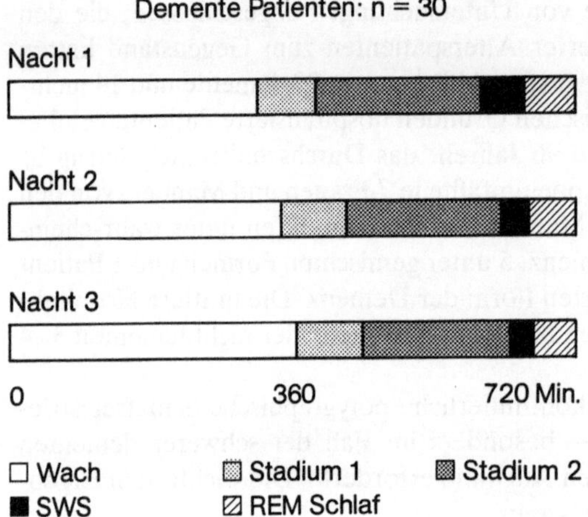

Abb. 4. Wachzeit und Anteil der Schlafstadien bei dementen (n = 30) und nichtdementen (n = 14) Alterspatienten: Signifikante Unterschiede bestanden beim Stadium 2, REM-Schlaf und bei der gesamten Schlafdauer in allen 3 Nächten (19 bis 7 Uhr). Die dementen Patienten schliefen durchschnittlich fast 2 h weniger als die Kontrollfälle. (Nach Allen et al., in Vorbereitung)

ten durchschnittlich einen größeren Anteil des 24-h-Zyklus wach; in allen polygraphischen Merkmalen bestanden aber deutliche Überlappungen von Dementen und Nicht-Dementen. *Eine pathognomonische Bedeutung kann den untersuchten polygraphischen Schlafmerkmalen also nicht zugesprochen werden.* Ebenso wenig fanden sich zwischen den Demenzuntergruppen statistisch zuverlässige Unterschiede in den polygraphischen Schlafmerkmalen.

Die Bewertung der Schlafaufzeichnungen, die von Hand und nach Standardkriterien (Rechtschaffen u. Kales 1968) erfolgte, war besonders im Falle der dementen Patienten nicht immer einfach, da beispielsweise einige für das Stadium 2 charakteristische Merkmale (Spindeln und K-Komplexe) fehlten oder nur schlecht zu erkennen waren und da die Unterscheidung von Wachen und Stadium 1 oft willkürlich zu treffen war. Auch aus diesem Grund war eine Betrachtung des *Verhaltens* der Patienten bei Tag und bei Nacht von Interesse. Die Verhaltensbeobachtungen wurden von den hinter einem Sichtfenster ständig anwesenden EEG-Technikern nach einheitlichen Kriterien durchgeführt und alle 30 min mit Hilfe eines 10-Punkte-Schlüssels festgehalten. Die 10-Punkte-Skala wurde später in die folgende 4-Punkte-Bewertung umgewandelt: 1 = schläft, 2 = unsicher, ob wach oder schlafend, 3 = wach

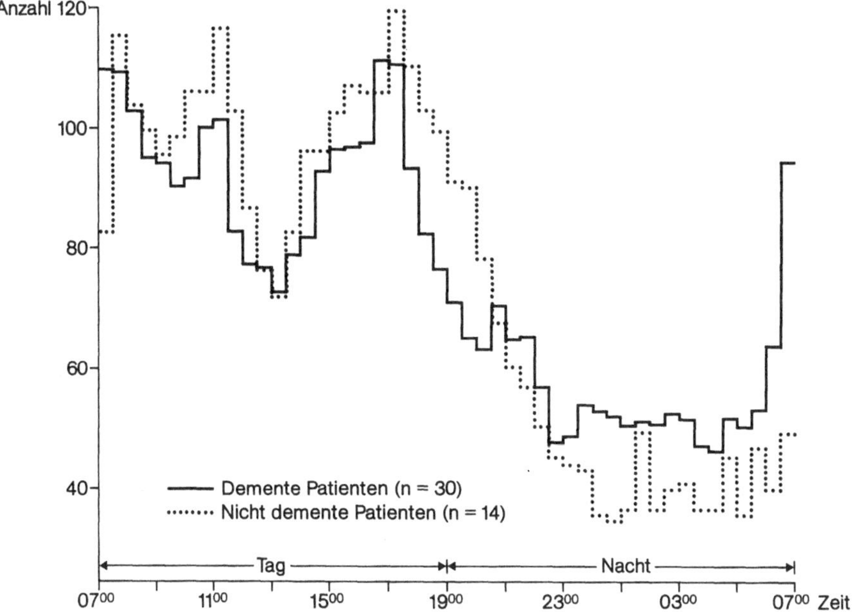

Abb. 5. 24-h-Verhaltensprofile von dementen (n = 30) und Kontrollpatienten (n = 14): Hohe Scores bedeuten viel Aktivität, niedrige Werte Schlaf in der Mehrzahl der Fälle. Das allgemeine Muster ist in beiden Patientengruppen ähnlich, doch zeigen die nichtdementen Fälle mehr Aktivität tagsüber und mehr Schlaf nachts. (Nach Allen et al., in Vorbereitung)

und ruhig, 4 = wach und aktiv. Ein Vergleich der so gewonnenen Verhaltensscores mit der polygraphisch bestimmten Wachzeit ergab eine hohe Übereinstimmung: rs = 0,71 (p<0,001) am Tag und rs = 0,75 (p<0,001) in der Nacht.

Ein Vergleich der Tag-Nacht-Verhaltensprofile bei Dementen und Nicht-Dementen ist in Abb. 5 zu sehen. Es handelt sich um gemittelte Kurven. d. h. um die Durchschnitte von zwei aufeinanderfolgenden 24-h-Profilen der beiden Patientengruppen. Die Unterschiede zwischen der Nachtzeit mit sehr wenig Verhaltensaktivität und der Tageszeit mit viel Aktivität sind sowohl bei den Dementen als bei den Nicht-Dementen klar zu sehen. Besonders auffallend sind die Aktivitätsspitzen am frühen Morgen, ca. um 11 Uhr sowie am frühen Abend, d. h. zu den Zeiten, da die Patienten ihre Mahlzeiten erhielten, gewaschen und umgekleidet wurden. Nach dem Mittagessen findet sich eine deutliche Abnahme der Aktivität: diese entspricht dem Mittagsschlaf, der von einer Großzahl der Patienten gepflegt wurde.

Ist aus dieser Darstellung also eine klare Trennung von Nacht und Tag und eine recht genaue Strukturierung der Tagesaktivität für demente *und* nichtdemente Patienten ersichtlich, so sind doch auch Unterschiede zwischen den beiden Patientengruppen augenfällig: Die Aktivitätsspitzen der Nicht-Dementen am Tag sind breiter und höher, das Aktivitätstal in der Nacht tiefer. Die auch in den polygraphischen Aufzeichnungen zum Ausdruck gekommene schärfere Trennung von Tag und Nacht bei den Nicht-Dementen bestätigt sich hier in der auf Verhaltensbeobachtungen basierenden graphischen Darstellung. Demgegenüber fanden sich in unseren Ergebnissen kaum Hinweise auf die in der Literatur gelegentlich erwähnte *Tag-Nacht-Umkehr bei dementen Patienten:* Nur 3 von den 30 untersuchten Dementen wiesen ungefähr gleich viel Schlaf tagsüber wie in der Nacht auf, eine eigentliche Tag-Nacht-Umkehr gab es in keinem einzigen Fall. Alle 14 Nicht-Dementen schliefen nachts deutlich mehr als tagsüber.

Diese mit den einfachen Mitteln einer standardisierten Verhaltensbeobachtung gewonnenen Resultate könnten für das Verständnis der Schlaf-Wach-Funktionen dementer Patienten interessant und auch von praktisch-klinischer Bedeutung sein. Die Patienten wurden einzeln in einem separaten Spitalzimmer untersucht, waren keinen Störungen durch andere Patienten ausgesetzt, unterstanden im übrigen aber der Spitalroutine und dem Tageslicht. Nur eine Minderzahl wurde mit Psychopharmaka behandelt, eigentliche Schlafmittel erhielten nur 2 Patienten aus der Dementengruppe. Tag-Nacht-Umkehr der Schlaf- und Wachaktivität fand sich, trotz deutlich verändertem Schlafmuster im Polygramm und zahlreichen Schlafunterbrechungen, in keinem einzigen Fall, tendenziell mehr Schlaf tagsüber als nachts in nur 3 Fällen. Dies sind überraschende Befunde, die darauf hinweisen, daß die Hell-Dunkel-Periodik des natürlichen Tages und die Spitalroutine ausreichten, um den gewohnten Wach-Schlaf-Rhythmus in seinen Grundzügen auch bei schwer dementen Patienten aufrechtzuerhalten.

Wie aber kommt es dann zur oft genannten Tag-Nacht-Umkehr bei der Demenz? Wir vermuten folgendes: Unter Spitalbedingungen leben diese Patienten meist in Mehrbettzimmern, sind also Störungen durch andere Patienten und durch das Nachtpersonal ausgesetzt. Ihr ohnehin fragiler und häufig durch Wach- und Dösephasen unterbrochener Schlaf wird somit von außen zusätzlich gestört. Die Patienten wachen auf, versuchen sich zu orientieren, was ihnen als Folge ihrer fortgeschrittenen Demenz nicht gelingt, sie werden unruhig und — im halb oder ganz abgedunkelten Zimmer — ängstlich; möglicherweise beginnen sie zu schreien. Andere Patienten wachen auf, die Unruhe droht sich auszubreiten, und das Nachtpersonal nimmt, oft gegen die eigene Überzeugung, zu sedierenden Medikamenten Zuflucht. Je später in der Nacht sich die Unruhephasen ereignen, desto länger kann das verabreichte Sedativum in den Tag hinein nachwirken; der Patient döst oder schläft auch tagsüber, und die sog. Tag-Nacht-Umkehr ist durch das Zusammenwirken mehrerer Faktoren in kurzer Zeit erreicht: durch den Altersschlaf mit seinen häufigeren Unterbrechungen durch Störungen von außen, durch Unruhe und Agitation als Folge der Desorientiertheit in Raum und Zeit, durch Nachwirkungen von sedierenden Medikamenten und Schlaf tagsüber, durch fehlende Schlafbereitschaft abends und nachts als Folge des Schlafes tagsüber.

Mit dem hier schematisch dargestellten Entstehungsverlauf der Tag-Nacht-Umkehr von Wachen und Schlafen bei Dementen soll eine Hypothese illustriert werden: daß nämlich diese Umkehr nicht so sehr Ausdruck einer endogen gestörten Wach-Schlaf-Funktion oder -regulation, sondern Folge der Demenz, d.h. der Amnesie, der Desorientiertheit in Raum und Zeit sowie der Bedingungen ist, unter denen diese Patienten normalerweise im Spital leben.

Da vorläufig keine Mittel zur Verfügung stehen, um die tiefgreifenden kognitiven Störungen der fortgeschrittenen Demenz auch nur symptomatisch zu beeinflussen, sind nach Möglichkeit pflegerische Konsequenzen im Umgang mit solchen Patienten zu ziehen. Zunächst wäre zu überlegen, ob es im gegebenen Fall günstig ist, mehrere zeitlich und örtlich desorientierte Patienten mit notorisch leicht störbarem Schlaf im gleichen Zimmer unterzubringen. In solche Überlegungen ist — neben den Ärzten — nach Möglichkeit auch das Nachtpflegepersonal einzubeziehen. Allgemein ist zu verhindern, daß sedierende Medikamente mit langer biologischer Halbwertszeit, wenn überhaupt, noch nach Mitternacht verabreicht werden und so in den folgenden Tag hineinwirken können. Zu erwägen ist im Einzelfall die Verabreichung schlaffördernder Medikamente am frühen Abend, so daß der Schlaf möglichst in der ersten Hälfte der Nacht gegen Störungen abgeschirmt wird und die Nachwirkungen am folgenden Tag gering sind. Einige hierbei leitende pharmakokinetische und -dynamische Überlegungen sind im Artikel von U. Klotz (in diesem Band, S. 145) und bei Spiegel (1983) dargestellt. Schließlich ist zu überlegen, welche Patienten tagsüber — evtl. mit pharmakologischer Unterstützung — so zu aktivieren sind, daß die Schlafbereitschaft am Abend und in der Nacht ohne zusätzliche Dämpfung zunimmt. Da hier noch wenig verallgemeinerbare Erfahrungen vorliegen, ist im Einzelfall nach Versuch und Irrtum zu verfahren. Nützlich dürfte aber auf jeden Fall die Erkenntnis sein, daß sich die Verteilung von Schlaf und Wachen bei dementen Patienten qualitativ nicht grundsätzlich vom Verlauf bei nichtdementen Alterspatienten unterscheidet.

Schlußbemerkungen

Das Schlaf-Wach-Verhalten unterliegt beim Menschen während des ganzen Lebens einem qualitativen und quantitativen Wandel. Typisch für das Neugeborene und den Säugling ist ein „polyzyklisches", zwischen Tag und Nacht kaum unterscheidendes Schlafmuster und eine Schlafdauer von weit über 12h pro 24-h-Zyklus. Im Laufe der ersten 5 Lebensjahre entwickelt sich normalerweise ein „monozyklisches" Schlafmuster, mit einem langdauernden Wachabschnitt am Tag und einem zunehmend kürzeren, nicht unterbrochenen Schlafabschnitt in der Nacht. Bis zum Erwachsenenalter reduziert sich die durchschnittliche Dauer des nächtlichen Schlafs in den meisten Fällen auf 6–9h und ändert sich dann bis ans Lebensende nur mehr wenig. Im mittleren und höheren Alter nehmen Schlaftiefe und -konstanz ab; viele ältere Personen machen sich, begünstigt durch Änderungen in ihren Lebensumständen, ein Nickerchen tagsüber zur Gewohnheit. Im hohen Alter sind wiederholte Nickerchen am Tage nicht ungewöhnlich, besonders dann nicht, wenn der ältere Mensch von außen, aus welchen Gründen auch immer, wenig zu Aktivität und Aufmerksamkeit angeregt wird.

Der Schlaf dementer Alterspatienten zeigt von diesem tendenziell polyzyklischen Schlafmuster keine grundsätzlichen Abweichungen, doch kann es bei fortschreitender Demenz zu längeren nächtlichen Unruhephasen kommen, und die Möglichkeiten der Patienten, tagsüber mit der Umgebung in anregenden und produktiven Kontakt zu treten, schränken sich durch die Krankheit zunehmend ein. Andererseits ist nach unseren Ergebnissen eine eigentliche Umkehr des Tag-Nacht-Zyklus von Schlafen und Wachen auch bei schweren Demenzen selten.

Mit dieser Darstellung ist angedeutet, wie vielfältig das Zusammenspiel endogener, im Individuum selbst wirksamer, und exogener, von außen an das Individuum herantretender Faktoren ist, die ein vermeintlich so einfaches und ursprüngliches Geschehen wie die Abfolge von Schlaf und Wachen beim Menschen beeinflussen. Als Schlafforscher haben wir die Gewohnheit, von Funktionen, Zyklen, Rhythmen, Schlafstadien etc. zu sprechen, die objektiv, reproduzierbar und graphisch darstellbar sind und damit wissenschaftliche Dignität beanspruchen. Demgegenüber zeigen gängige polygraphische Schlafmerkmale (Schlafdauer, Dauer einzelner Schlafstadien, NREM-REM-Zyklen) mit vielen klinisch bedeutsamen Merkmalen (dem subjektiven Schlaferleben, testpsychologischen und medizinischen Parametern) weder quer- noch längsschnittmäßig ein beeindruckendes Maß an Übereinstimmung (s. S. 80 ff.). Auch in anderen Anwendungen, z.B. in der Diagnostik von Demenzen (s. S. 83 f.), von Altersdepressionen (Kupfer et al. 1986) oder von Schlaflosigkeit im höheren Alter (Spiegel 1981), sind polygraphische Schlafuntersuchungen nur von begrenztem Nutzen. Worin also besteht der Wert solcher Studien in einem klinischen Kontext?

Nach meiner persönlichen Meinung sollten wir es vermeiden, von polygraphischen Schlaf-Wach-Untersuchungen Ergebnisse und ganz besonders Erklärungen für klinische Phänomene zu erwarten, die solche Untersuchungen aufgrund ihrer Natur gar nicht hervorbringen können. Diese Technik erzeugt elektrische Abbildungen physiologischer Korrelate der Wach- und Schlafzustände, die ihrerseits vielfach determiniert sind. Gewisse Abbildungsmuster werden, entsprechend einer Konvention, zu „Schlafstadien" zusammengefaßt, und es besteht dann die Neigung, den Schlafstadien bestimmte physiologische und psychologische Funktionen zuzuordnen. Solche Zuordnungen sind bisher im klinischen Bereich, mit wenigen Ausnahmen, nicht oder nur mit geringer Spezifität gelungen, was angesichts der vielfachen Determiniertheit klinischer Phänomene und des rein deskriptiven Charakters der Schlafpolygraphie auch nicht erstaunlich ist.

Andererseits liegt der Wert polygraphischer Schlafuntersuchungen gerade in ihrem beschreibenden Charakter, in der Möglichkeit, den Ablauf des Schlafs ohne wesentliche Störung des Vorgangs selbst zu dokumentieren (und in der Folge mit anderen empirischen Daten in Beziehung zu setzen), ferner in der Chance, pathologische Funktionsabweichungen zu erfassen, die ausschließlich oder vorwiegend im Schlaf vorkommen (sog. Parasomnien, Schlafapnoe u. a., vgl. Parkes 1985) und gravierende gesundheitliche Folgen haben können. Schließlich können solche Untersuchungen — wiederum dank ihrem beschreibenden Charakter — dazu dienen, vorgefaßte Meinungen und Klischees (beispielsweise zum „reduzierten Schlafbedürfnis" im hohen Alter, zur Tag-Nacht-Umkehr bei Demenz) zu korrigieren und damit eine bessere klinische Praxis zu entwickeln.

Literatur

Allen SR, Stähelin HB, Seiler WO, Spiegel R (1987) Seventy-two hour polygraphic and behavioral recordings of wakefulness and sleep in a hospital geriatric unit: Comparison between demented and nondemented patients. Sleep 10: 143–159

Berry DTR, Webb WB (1983) State measures and sleep stages. Psychol Rep 52: 807–812

Berry DTR, Webb WB (1984) Interrelations of trait personality and sleep structure variables: Further negative results. Percept Mot Skills 59: 611–611

Berry DTR, Webb, WB (1985) Sleep and cognitive functions in normal older adults. J. Gerontol 40:331–335

Feinberg I, Fein G, Floyd TC, Aminoff MJ (1983) Delta (0.5–3 Hz) EEG waveforms during sleep in young and elderly normal subjects. In: Chase MH, Weitzman ED (eds) Sleep disorders: Basic and clinical research. Spectrum, New York, pp 449–462

Kripke DF, Ancoli-Israel S, Mason W, Messin S (1983) Sleep related mortality and morbidity in the aged. In: Chase MH, Weitzman ED (eds) Sleep disorders: Basic and clinical research. Spectrum, New York, pp 415–429

Kupfer DJ, Reynolds CF, Grochocinski J, Ulrich RF, McEachran A (1986) Aspects of short REM latency in affective states: A revisit. Psychiatry Res 17:49–59

Miles LE, Dement WC (1980) Sleep and aging. Sleep 2:119–220

Parkes JD (1985) Sleep and its disorders. Saunders, Philadelphia

Rechtschaffen A, Kales A (eds) (1968) A Manual of Standardized Terminology, Techniques and Scoring System for Sleep Stages of Human Subjects. Public Health Service, US Government Printing Office, Washington DC

Spiegel R (1981) Sleep and sleeplessness in advanced age. New York, Spectrum

Spiegel R (1983) Psychopharmakotherapie bei Schlafstörungen. In: Langer G, Heimann H (Hrsg) Psychopharmaka — Grundlagen und Therapie. Springer, Wien, S 515–529

Spiegel R, Azcona A (1985) Sleep and its disorders. In: Pathy MSJ (ed) Principles and practice of geriatric medicine. Wiley, Chichester, pp 197–207

Spiegel R, Köberle S, Allen SR (1986) Significance of slow wave sleep: Considerations from a clinical viewpoint. Sleep 9:66–79

Webb WB, Dreblow LM (1982) A modified method for scoring slow wave sleep of older subjects. Sleep 5:195–199

Williams HL, Hammack JT, Daly RL, Dement WC, Lubin A (1964) Response to auditory stimulation, sleep loss and the EEG stages of sleep. Electroencephalogr Clin Neurophysiol 16:269–279

Zepelin H, McDonald CS, Zammit GK (1984) Effects of age on auditory awakening thresholds. J. Gerontol 39:294–300

Narkolepsien und Schlaf-Apnoe-Syndrome

K. MEIER-EWERT

Die häufigsten Ursachen für vermehrte Tagesschläfrigkeit sind Schlaf-Apnoe-Syndrome und Narkolepsien.

Für die Narkolepsien schwanken die Schätzungen der Erkrankungshäufigkeit zwischen 0,025 (Seignalet 1986) und 0,6 % (Billiard 1987), für die Schlaf-Apnoe-Syndrome zwischen 1–10 % der Bevölkerung (Krieger 1986). Etwa 1/10 aller Narkolepsiepatienten entwickelt zusätzlich ein Schlaf-Apnoe-Syndrom. Bei diesen Kranken kann die Tagesschläfrigkeit extreme Ausprägung erreichen (Abb. 1).

Die klinische Diagnose einer Narkolepsie wird gestellt, wenn ein Patient folgende Symptome bietet:

1. imperative Einschlafattacken, die über einen Zeitraum von mindestens 6 Monaten kontinuierlich auftreten,
2. mindestens drei charakteristische Attacken von affektivem Tonusverlust, die durch Emotionen ausgelöst wurden.

Die übrigen Kardinalsymptome (Tabelle 1) sind zur Diagnose nicht zwingend erforderlich.

Das pathognomonische Symptom der Narkolepsien ist also die kataplektische Attacke, deren klinische Spielbreite von einem diskreten, fast unmerklichen Erschlaffen der Mundwinkel bis zum tonuslosen Hinstürzen reicht. Auslösende Emotionen (Tabelle 2) gehen häufig mit einer Steigerung des Selbstwertgefühls einher oder enthalten eine offene bzw. gehemmte Aggression. Andererseits gibt es Emotionen, welche niemals kataplektische Attacken auslösen (Tabelle 3).

Die klinische Narkolepsiediagnose bedarf der Bestätigung durch diagnostische Laboruntersuchungen (Tabelle 4).

Als pathophysiologisches Charakteristikum der Narkolepsien gilt ein erhöhter „REM-Druck". Er führt dazu, daß der Patient — wie ein Neugeborener — direkt aus dem Wachzustand in REM-Schlaf überwechselt und die normale NREM-Vorphase überspringt. Außer dieser zeitlichen Vorverschiebung des REM-Schlafs löst offenbar der erhöhte REM-Druck auch eine Frequenzerhöhung der phasischen REM-Elemente in den ersten REM-Perioden der Nacht aus (Meier-Ewert et al. 1984 a). Der Frequenzanstieg des Gesunden für rasche Augenbewegungen und phasische REM-„twitches" kehrt sich beim Narkolepsiepatienten um, bei ihm sinkt die Frequenz von der ersten zur zweiten REM-Periode ab.

Als weiteres Charakteristikum der Narkolepsien gilt ein vermehrtes Auftreten von schwer klassifizierbaren intermediären Schlafstadien („intermediate sleep"). Diese Zwischenschlafstadien werden auf eine Schrankenstörung zwischen den physiologischen Zuständen NREM-Schlaf, REM-Schlaf und Wachzustand zurückgeführt (Broughton et al. 1986).

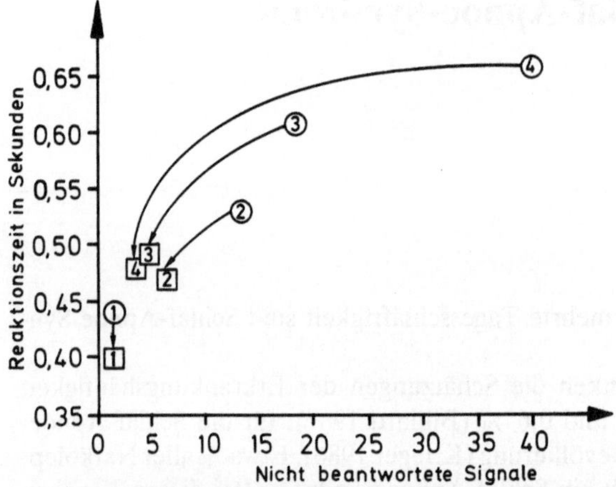

Abb. 1. Vigilanzbefunde bei Narkolepsiepatienten vor und nach Behandlung. Die Abbildung zeigt Teilergebnisse des Daueraufmerksamkeitstests nach Quatember und Maly (Wiener Testsystem). Bei allen vier Patientengruppen bessern sich Reaktionszeit und Anzahl der nicht beantworteten Signale (Maß der Unaufmerksamkeit). Die relative Besserung ist am größten bei den 8 Narkolepsiepatienten, die zusätzlich ein Schlaf-Apnoe-Syndrom entwickelt hatten. Narkolepsiepatienten ohne behandlungsbedürftige Kataplexien zeigen ein besseres Ausgangsniveau als Narkolepsiepatienten mit behandlungsbedürftigen Kataplexien. Für die Patientengruppen gilt, je schlechter die Ausgangslage, um so größer die relative Besserung. Die gesunde Vergleichsgruppe zeigt bezüglich der Reaktionszeit einen Lerneffekt, der sich in den testüblichen Grenzen bewegt. Unbehandelte Narkolepsiepatienten ließen diesen Lerneffekt vermissen

Offenbar verhält es sich jedoch nicht so, daß die Komponenten von REM- und NREM-Schlaf an den zeitlichen Trennlinien zwischen den beiden Schlaftypen in den jeweils anderen Schlaftyp „diffundieren". Dann wäre nämlich zu erwarten, daß etwa die Frequenz phasischer REM-Komponenten in dem an REM-Perioden grenzenden NREM-Schlaf bei Narkolepsiepatienten höher wäre als bei Gesunden. Es ließ sich jedoch zeigen, daß der Quotient zwischen den Frequenzen dreier phasischer REM-Komponenten im REM-Schlaf versus angrenzenden NREM-Schlaf bei Narkolepsie-

Tabelle 1. Kardinalsymptome der Narkolepsien

NREM-REM-Schlafattacken
Kataplektische Anfälle
Hypnagoge Halluzinationen
Schlaflähmung
Automatisches Verhalten
Gestörter Nachtschlaf

patienten und Gesunden gleich groß ist (Geisler et al. 1987). Narkolepsiepatienten weisen also an den zeitlichen Grenzen zwischen REM- und NREM-Schlaf keine vermehrte „Diffusion" auf. In der gleichen Untersuchung ergaben sich Hinweise dafür, daß Narkolepsiepatienten eine spezifische Schwellenerniedrigung zwischen Wachzustand und REM-Schlaf eigen ist (Geisler et al. 1987). Für diese Annahme spricht der Befund, daß die REM-Perioden von Narkolepsiepatienten 3mal mehr Strecken von Wachzustand enthalten als jene gesunder Vergleichspersonen. Die vermehrte Monotonieempfindlichkeit von Narkolepsiepatienten läßt sich nach unseren Erfahrungen gut quantifizieren mit einem Daueraufmerksamkeitstest nach Quatember und Maly (Wiener Test-System, Dr. G. Schuhfried). Sie zeigt sich in einem kontinuierlichen Ansteigen von Fehlerzahl und Reaktionszeit innerhalb der Testdauer von 30 min (Meier-Ewert u. Wismans 1984).

Die gesunde Kontrollgruppe steigt weder in der Reaktionszeit noch in der Fehlerzahl an.

Mit diesem Test ließ sich zeigen, daß die Vigilanzleistungen von Patienten mit überwiegender REM-Symptomatik signifikant schlechter sind als diejenigen von Narkolepsiepatienten mit überwiegender NREM-Symptomatik (Meier-Ewert et al. 1984 b) (Abb. 1).

Tabelle 2. Typische Auslösesituationen von Kataplexien nach Befragung von 200 Narkolepsiepatienten. (Aus Meier-Ewert 1988)

- Wenn ein selbsterzählter Witz bei den Zuhörern gut ankommt
- Wenn man beim Fußballspiel ein Tor geschossen hat
- Wen man beim Skatspiel eine gute Karte ausspielen will
- Wenn der Fisch an der Angel angebissen hat
- Wenn der Kegler „alle neune" geworfen hat
- Wenn der Jäger das Reh im Visier hat und abdrücken will
- Wenn der Bauer sein Pferd schlagen will
- Wenn der Vater sein Kind bestrafen will
- Wenn man auf der Straße unverhofft einen Bekannten trifft
- Wenn dem Versicherungsagenten ein guter Abschluß gelungen ist
- Wenn man einen aufs Glatteis führen will
- Wenn man eine große Neuigkeit mitzuteilen hat
- Wenn man einem Hilfsbedürftigen auf der Straße hilft
- Wenn man sich geniert
- Wenn ein Höhergestellter etwas Falsches sagt

Tabelle 3. Affekte, die niemals kataplektische Attacken auslösen (in Anlehnung an J. Wilder 1935). (Aus Meier-Ewert 1982)

Schmerz	Scham
Trauer	Reue
Kummer	Ekel
Liebe	Unrast
Begeisterung	Demut
Erwartung	Sympathie
Sehnsucht	Verachtung

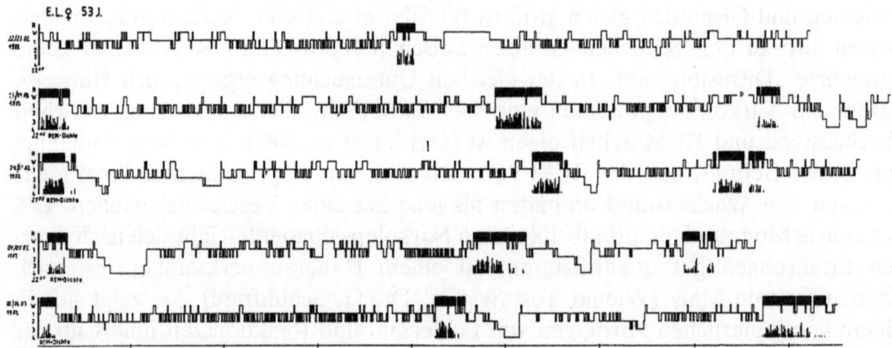

Abb. 2. Die Schlafprofile der unbehandelten Patienten (Profile 1–3) zeigen vermehrte Stadienwechsel, häufiges Erwachen und fast fehlenden Tiefschlaf sowie Sleep-onset-REM-Schlaf in den Nächten 2 und 3. Unter der morgendlichen Gabe von 80 mg Propranolol (Schlafprofile 4 und 5) ergibt sich keine verwertbare Besserung des Nachtschlafs. Die erhöhte Frequenz der Schlafstadienwechsel nimmt im letzten Schlafprofil eher noch zu. (Mit freundl. Genehmigung des Verlages Edition Medizin Weinheim; aus Meier-Ewert [1988])

Je nach Vorherrschen von NREM- oder REM-Symptomen unterscheiden wir zwei Kernformen der Narkolepsien: das Vollbild der Erkrankung mit Vorherrschen von Kataplexien und stärker ausgeprägten Vigilanzdefiziten (Typ REM-NREM), und das abortive Bild, bei dem die Kataplexien so selten auftreten, daß sie nicht behandlungsbedürftig sind (Typ NREM-REM).

Die extrem seltene monosymptomatische Randform mit isolierten Kataplexien hebt sich vom Vollbild der Erkrankung durch das völlige Fehlen von Vigilanzdefiziten ab (Hartse et al. 1980). Die Störung des Nachtschlafs umfaßt alle Aspekte (Tabelle 5). Sie zeigt eine hohe interindividuelle Variabilität und kann extreme Ausmaße erreichen (Abb. 2).

Zunehmende Frequenz der Schlafstadienwechsel, Verminderung der Tiefschlafstadien und häufigeres Erwachen sind physiologische Altersveränderungen, welche bei Narkolepsiepatienten verfrüht auftreten. Sleep-onset-REM ist dagegen beim

Tabelle 4. Diagnostische Laborbefunde bei Narkolepsiepatienten

1. Polysomnographie:
   Sleep onset REM
   Fragmentierte REM-Perioden
   Verminderter Tiefschlafanteil

2. Multipler Schlaf-Latenz-Test:
   Einschlaflatenz im Durchschnitt unter 10 min
   Mindestens zweimal sleep onset REM

3. Daueraufmerksamkeitstest (Quatember und Maly)
   Kontinuierliche Zunahme von Reaktionszeit und Fehlerzahl

4. Human leucocyte antigen DR2 (HLA DR2): positiv

Neugeborenen physiologisch und kann als Relikt oder als Funktionsstabilisierung auf einem primitiven Niveau verstanden werden.

Die Therapie der Narkolepsien hat drei Zielrichtungen zu verfolgen: (Tabelle 6).

Mit drei neuen Medikamenten konnten wir in den letzten Jahren eigene Erfahrungen sammeln:

1. Mit dem β-Blocker Propranolol als zentral angreifendem Stimulans führten wir eine Langzeitstudie bei 48 Narkolepsiepatienten durch, die bezüglich des Langzeiteffektes enttäuschend ausfiel (Meier-Ewert et al. 1983). Die akute Wirksamkeit war bei der Mehrzahl der Patienten jedoch günstig, und unter verschiedenen Medikamentenkombinationen bot stets die Propranololgruppe die besten Vigilanzleistungen.
2. Seit 1982 benutzten wir γ-Hydroxybuttersäure (Somsanit Sirup) als antikataplektisches Medikament bei etwa 30 Narkolepsiepatienten. γ-Hydroxybuttersäure bahnt den REM-Schlaf und vertieft den NREM-Schlaf. Das Medikament verhalf einigen Patienten zu weitgehender Symptomfreiheit und einem vorher nicht gekannten Wohlbefinden. (Nebenwirkungen sind in Tabelle 7 aufgeführt.)
3. Unter Behandlung mit Madopar (bis zu 3× 250 mg) wurden bei 13 Narkolepsiepatienten polysomnographische Kontrollen durchgeführt (Kendel et al. 1973). Das Mittel zeigte eine günstige Wirkung auf die Einschlafattacken. Dagegen war der Effekt auf kataplektische Attacken nur gering ausgeprägt. Der Nachtschlaf zeigte eine Abnahme der Tiefschlafstadien. Ein günstiger Effekt von L-Dopa auf periodische Beinbewegungen im Schlaf wurde kürzlich berichtet (Montplaisir et al. 1986).

Tabelle 5. Globale Störung des Nachtschlafs bei Narkolepsie

1. Verfrühtes Einschlafen
2. Verfrühtes Auftreten der ersten Traumphase (sleep onset REM)
3. Häufiges Erwachen
4. Vermehrter Wechsel der Schlafstadien
5. Verspätetes Auftreten von Tiefschlaf
6. Mangelnde Trennschärfe zwischen den Schlafstadien (intermediate sleep)

Tabelle 6. Therapie der Narkolepsien

NREM-Symptomatik	REM-Symptomatik	Konsolidierung des Nachtschlafs
Pemoline (Tradon)	Trizyklische Antidepressiva	γ-Hydroxybuttersäure
Propranolol (Dociton)	γ-Hydroxybuttersäure	(Somsanit Sirup)
Mazindol (Teronac)	Tranylcypromin (Parnate)	Triazolam (Halcion)
Fenetyllin (Captagon)	Serotonin re uptake blocker	L-Tryptophan (Kalma,
L-Ephedrin	(z. B. Zimelidine)	L-Tryptophan AS)
Amfetaminil (AN 1)		
Methylphenidate (Ritalin) (Btm)		

HLA und Narkolepsie

1984 wurde in Japan entdeckt, daß der HLA-Faktor DR2 Dw2 am kurzen Arm des Chromosoms 6 bei fast 100 % aller Narkolepsiepatienten nachweisbar ist (Juji et al. 1984).

Einzelne HLA-DR2-negative Narkolepsiepatienten (Mueller-Eckhardt et al. 1986) ändern nichts an der Bedeutung dieser bisher einmalig hohen Assoziation zwischen einem Krankheitsbild und einem spezifischen HLA-Faktor.

Der Faktor kommt in der deutschen Normalbevölkerung in einer Häufigkeit von ca. 25 % vor. Sein Vorhandensein beweist also nicht das Vorliegen einer Narkolepsie. Fehlt er jedoch bei einem Narkolepsiepatienten, muß die Diagnose überprüft werden.

Die Untersuchung des HLA-Faktors ist nützlich, um bei Familienangehörigen von Narkolepsiepatienten festzustellen, ob eine Prädisposition zur Narkolepsie vorliegt. Bei positivem Ausfall der Untersuchung sollten vorsichtshalber Schichtarbeit, Interkontinentalflüge und unregelmäßige Lebensweise vermieden werden.

Schlaf-Apnoe-Syndrom

Der klinische Verdacht auf ein Schlaf-Apnoe-Syndrom sützt sich auf wenige Symptome (Tabelle 8). Das polygraphische Substrat, welches die Diagnose beweist, kann in drei Formen auftreten, die obstruktive, die zentrale und die gemischte Apnoe. Die erstgenannte ist charakterisiert durch Sistieren des Luftstromes an Nase und Mund, bei gleichzeitigen frustranen Zwerchfellkontraktionen, deren Amplitude und Intensität gegen Ende der Apnoe zunehmen. Beim selteneren Gegenstück, der sog. zentralen oder Zwerchfellapnoe, versiegt der zentrale Atemantrieb und setzt dann spontan wieder ein. Es scheint, als ob der Patient zu atmen vergäße. Bei der gemischten Apnoe findet sich ein zentraler Beginn und ein obstruktives Ende. Alle drei Apnoeformen können beim gleichen Patienten vorkommen. Die Länge obstruktiver Apnoephasen verdoppelt oder verdreifacht sich gewöhnlich in den REM-

Tabelle 7. Potentielle Nebenwirkungen von γ-Hydroxybuttersäure

- Schlafwandeln
- Vermehrter Harndrang
- Unscharfsehen
- Schwindelsensationen
- Unruhiger und gestörter Schlaf bzw. Schlaflosigkeit
- Gewichtsverlust
- Libidoverlust
- Restless-leg-Syndrom
- Schmerzen im Unterleib
- Morgendliche Muskelschwäche der Beine mit Störung der Bewegungsinitiation
- Dysästhesien
- Traumähnliche Verwirrtheitszustände
- Schmerzhafte Schwellung der Brustdrüsen

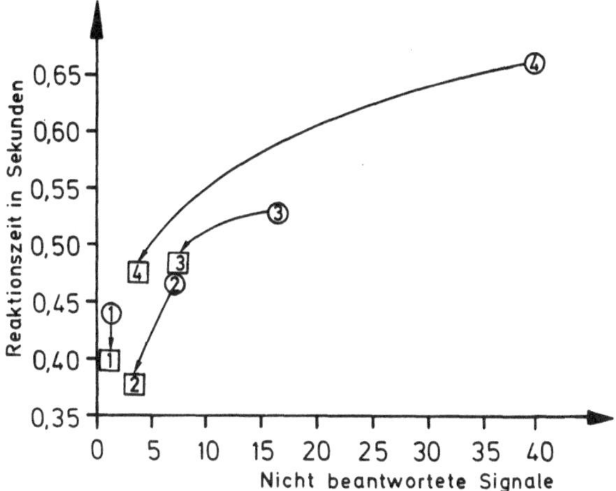

Abb. 3. Vigilanzbefunde bei Apnoepatienten vor und nach Behandlung. Die Abbildung zeigt Teilergebnisse des Daueraufmerksamkeitstests nach Quatember und Maly (Wiener Testsystem). Bei allen Patientengruppen bessern sich Reaktionszeit und Zahl der nicht beantworteten Signale (Maß der Unaufmerksamkeit). Die relative Besserung ist am größten bei den 8 Narkolepsiepatienten, welche zusätzlich ein Schlaf-Apnoe-Syndrom entwickelt hatten. Die Ausgangslage der Patienten mit zentralem Schlaf-Apnoe-Syndrom ist besser als die der Patienten mit obstruktiven Apnoesyndrom. Die gesunde Vergleichsgruppe zeigt bezüglich der Reaktionszeit einen Lerneffekt, der sich in den testüblichen Grenzen bewegt

Schlafperioden. Dies wird auf die REM-bedingte Tonusabnahme der Halsmuskulatur zurückgeführt.

Im klinischen Bild des sog. „zentralen Schlaf-Apnoe-Syndroms" spielt die Tagesschläfrigkeit meist eine geringere — manchmal sogar keine — Rolle. Dieser Unterschied manifestiert sich auch in den Vigilanzbefunden dieser beiden Patientengruppen. In Reaktionszeit und Fehlerzahl zeigen Patienten mit „zentralen" Apnoephasen bessere Werte als Kranke mit obstruktiver Apnoe (Abb. 3).

In vielen Fällen sind auch „zentrale" Apnoephasen peripher ausgelöst. So konnten wir bei einem 8jährigen Mädchen mit extremer Tonsillenhypertrophie und

Tabelle 8. Klinische Leitsymptome des obstruktiven Schlaf-Apnoe-Syndroms

- Vermehrte Tagesschläfrigkeit
- Starkes Schnarchen mit Atempausen
- Nachlassen der geistigen Leistungsfähigkeit
- Nächtliches Erwachen mit Erstickungsgefühl und Herzrasen
- Patient erwacht morgens zerschlagen und müde

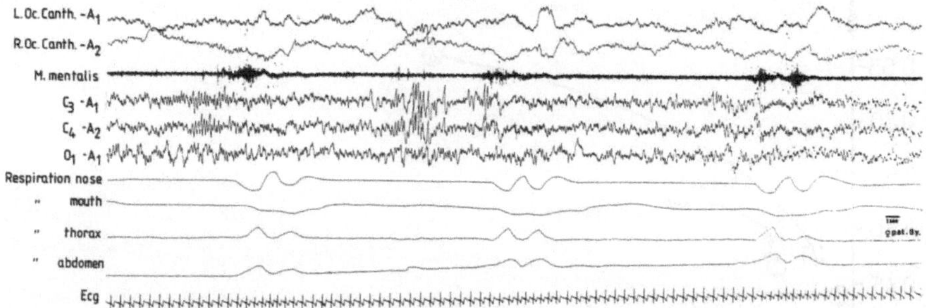

Abb. 4. Schlafpolygraphie eines 8jährigen Mädchens mit extremer Tonsillenhypertrophie. Bei der Pat. traten ausschließlich sog. „zentrale" Apnoephasen auf, in welchen sowohl der Luftaustausch an Nase und Mund als auch die aktiven Atemexkursionen an Thorax und Abdomen sistierten. Nach operativer Entfernung der hypertrophierten Tonsillen waren keine Apnoephasen mehr nachweisbar

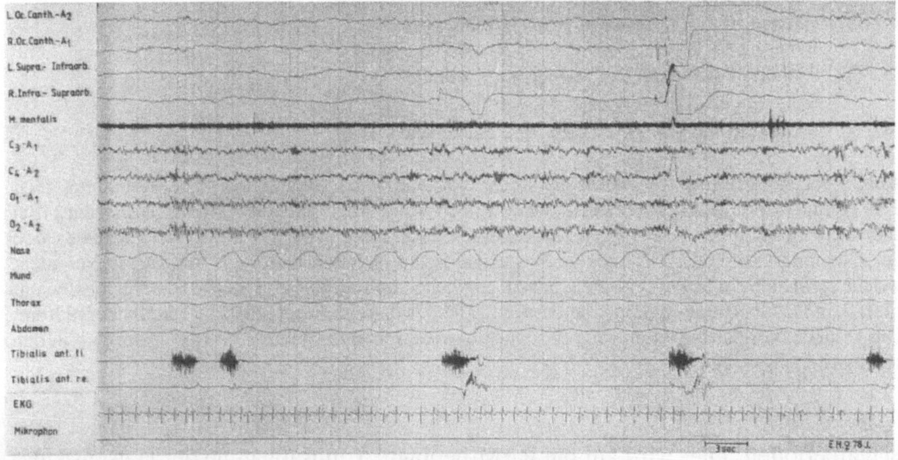

Abb. 5. Periodische Beinbewegungen im Schlaf einer 78jährigen schlafgestörten Patientin. Mit großer Regelmäßigkeit treten über Stunden tonische Kontraktionen des M. tibialis anterior auf. Die Intervalle bewegen sich stets zwischen 12 und 14 s. Die erste abgebildete Kontraktion ist gedoppelt. Der dritten geht ein K-Komplex voraus. Ansonsten wird das abgebildete NREM-Stadium II durch die Kontraktionen kaum beeinträchtigt

Schnarchen mit hochgradiger Atemnot und Erstickungsanfällen ausschließlich „zentrale" Apnoephasen registrieren (Abb. 4), die nach der Tonsillektomie verschwunden waren.

Vom Schnarchen bis zur extremen Schlafapnoe besteht ein Kontinuum mit zunehmender Behinderung der Sauerstoffsättigung des Blutes. Um diese Einheit des Krankheitsbildes zu betonen, schlug Lugaresi (1985) den Namen „heavy snorers disease" (HSD) vor. Diese Erkrankung umfaßt 4 Stadien:

Lugaresi-Stadium 0: Schnarchen, einige O_2-Abfälle im REM-Schlaf.
Lugaresi-Stadium I: Schnarchen mit verminderter Tagesvigilanz. Die Registrierung

der O_2-Sättigung des Hämoglobins zeigt eine Zickzack-Linie in weniger als 50 % der Polysomnographie.

Lugaresi-Stadium II: Schlaf-Apnoe-Syndrom mit Hypertonus und Rechtsherzschädigung. O_2-Registrierung: dauerndes Sägezahnmuster, bei dem jedoch nach der Apnoe die Ausgangswerte der Kurve wieder erreicht werden.

Lugaresi-Stadium III: Schlafapnoe mit chronischer alveolärer Hypoventilation und Zyanose. Die O_2-Kurve sinkt langsam ab und erreicht nach den REM-Phasen nicht mehr den Ausgangswert des Beginns der Nacht.

Bei starkem Schnarchen kann die Sauerstoffsättigung des Hämoglobins abfallen, ohne daß eine A- oder Hypopnoe registriert werden könnte.

Andererseits bleibt die O_2-Sättigung in sog. zentralen Apnoephasen nicht selten konstant. Zur Beurteilung der Schädlichkeit eignen sich daher die Registrierung der Sauerstoffsättigung des Hämoglobins und des partiellen O_2-Drucks des Gewebes als wesentliche Parameter. Die Ableitung einer der beiden kann mit einem 1-Kanal-Flachbettschreiber durchgeführt und als Screeningmethode auf Schlafapnoe benutzt werden.

Auch bei gesunden über 50jährigen Schnarchern kommen in REM-Schlaf einige obstruktive Apnoephasen vor, die nach Alkoholgenuß oder Schlafmitteleinnahme häufiger werden. Oft ist die Grenze zwischen physiologischem Auftreten von Apnoe und behandlungsbedürftigem Schlaf-Apnoe-Syndrom schwierig zu ziehen. Wesentliche Hilfe für die Entscheidung ist die Registrierung der O_2-Sättigung des Hämoglobins, die beim Gesunden nur schwerlich unter 90 % absinkt. Sobald typische Vigilanzdefizite nachweisbar werden, erscheint eine Therapie angebracht. Richtwerte wie 5 Apnoephasen pro Stunde im REM- und NREM-Schlaf (ursprüngliche Definition von Guilleminault) oder mehr als 100 Apnoephasen pro Nacht sind willkürlich und im Einzelfall oft nutzlos.

Zur Therapie der Schlaf-Apnoe-Syndrome werden mehrere Methoden benutzt (Tabelle 9).

Unumstritten ist der günstige Effekt von Gewichtsreduktion, Schlaf in Bauchlage und Vermeiden von Alkohol und Schlafmitteln. Bei den operativen Methoden scheint die richtige Selektion der Patienten ausschlaggebend für den Erfolg zu sein.

Tabelle 9. Therapie des obstruktiven Schlaf-Apnoe-Syndroms

Allgemein-maßnahmen	Mechanische Methoden	Medikamentös	Operative Beseitigung von Stenosen
Gewichtsreduktion	Esmarch-Prothese	Euphyllin	in der Nase
Schlaf in Bauchlage	Continuous positive airway pressure (CPAP)	Protryptiline	an den Gaumenbögen
Vermeiden von - Alkohol - Nikotin - Schlafmitteln - Schlaf in Höhen über 1000 m ü. NN	Expiratory positive airway pressure (EPAP)		am Kehlkopfdeckel Vorverlagerung der Mandibula Tracheotomie

Die bisher veröffentlichten Statistiken liegen bei einem Erfolgsquotienten von ca.50 %. Längerfristige Katamnesen fehlen.

Die prothetische Behandlung des Schlaf-Apnoe-Syndroms (Meier-Ewert et al. 1984 c) vermindert den Apnoe-Index um mehr als 50 % in knapp 60 % der Fälle. Die Anwendung der Methode ist dann sinnvoll, wenn sich die funktionelle Stenose der oberen Luftwege in Höhe des Zungengrundes findet. Continuous positive airway pressure (CPAP) ist eine außerordentlich effektive Methode, bei der bisher 5jährige Erfahrungen vorliegen. Die Compliance der nach Hause entlassenen Patienten liegt unter 50 %, da das Aufsetzen der Nasenmaske und das kontinuierliche Atmen gegen Druck als unangenehm empfunden werden kann.

Bei Vorliegen echter Stenosen der oberen Luftwege sind operative Maßnahmen indiziert. Sie können bei richtiger Indikationsstellung zur vollständigen Heilung des Patienten führen. Dies gilt insbesondere für Kinder mit extremen Tonsillenhypertrophien, wie wir in 2 eigenen Fällen beobachten konnten.

Bei engen Gaumenbögen, fleischigem Rachen und Verdickung der Uvula (Schnarcherzäpfchen) kann die Uvulopalatapharyngoplastik eine wesentliche Besserung bringen. Als Nebenwirkungen werden Schluckstörungen und Rhinolalie beschrieben, die teilweise bis zu 1 Jahr anhielten.

Motorische Phänomene bei Narkolepsie und Schlafapnoe

Zu den häufigsten Begleiterscheinungen bei Schlaf-Apnoe-Syndromen zählen die periodischen Bewegungen der Unterschenkel im Schlaf („nocturnal myoclonus") (Abb. 5) sowie der fragmentarische Myoklonus in NREM-Schlaf (Broughton et al. 1985; DeLisi 1932). Benutzt man die restriktive Definition von Coleman (1982), so ist die Diagnose periodische Bewegungen im Schlaf bei etwa 10 % aller Apnoepatienten zu stellen. Das Phänomen der periodischen tonischen Kontraktionen war jedoch bei mindestens 50 % unserer Apnoepatienten zu beobachten.

Die tonische Dorsalflexion der Großzehe kann den Patienten viele hundertmal pro Nacht im Schlaf stören, ohne daß sie von ihm selbst wahrgenommen werden muß. Die Weckreaktion kann gleichzeitig mit der tonischen Kontraktion des M. tibialis anterior auftreten, ihr vorangehen oder folgen. Von den periodischen Bewegungen im Schlaf zum „restless legs syndrome" existiert offenbar ein fließender Übergang. Die Tendenz zu beiden wird durch Schlaffragmentierung gefördert.

Zur Behandlung der periodischen Bewegungen im Schlaf sind Baclofen, Carbamazepin und L-Dopa benutzt worden. Wir konnten auch unter Gabe von γ-Hydroxybuttersäure eine Besserung für 1–2 h beobachten. Frequenz und Intensität der periodischen Bewegungen nehmen im REM-Schlaf ab.

Der sog. fragmentarische Myoklonus der Unterschenkelmuskulatur im NREM-Schlaf (Abb. 6) ist phänomenologisch identisch mit den phasischen Muskelkontraktionen des REM-Schlafs. Er tritt in allen Schlafstadien auf. Seine Intensität und Frequenz nehmen im REM-Schlaf zu. Die Frequenz der fragmentarischen motorischen Aktivität nimmt umgekehrt proportional zum partiellen O_2-Druck des Gewebes zu oder ab (Brosig u. Meier-Ewert 1986). Sie ließ sich durch Gabe von Alkohol erhöhen und durch nasale Applikation von O_2 vermindern.

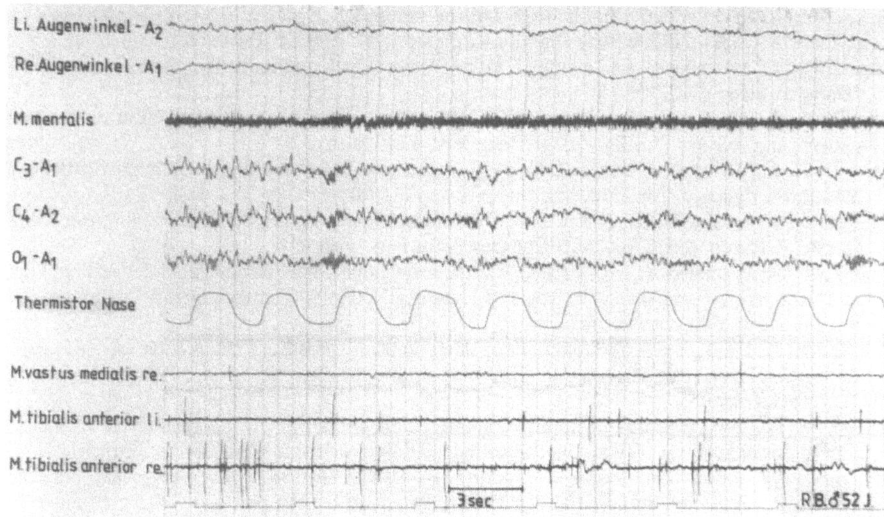

Abb. 6. Fragmentarische Myokloni im NREM-Schlaf bei einem 52jährigen Patienten. Die regellos ablaufenden phasischen Zuckungen sind polygraphisch nicht zu unterscheiden von den phasischen „twitches" des REM-Schlafs. DeLisi (1932) betrachtete diese Kontraktionen als ein physiologisches Phänomen. Es tritt aber offenbar gehäuft bei Schlafgestörten auf

Literatur

Billiard M (1987) Hypersomnias. Vortrag 4th Europ Congr EEG Clin Neurophysiol. Amsterdam

Brosig B, Meier-Ewert K (1986) Fragmentary myoclonus frequency correlates with tissue oxygenation. 8th Eur Congr Sleep Res, p 49, (abstract)

Broughton RJ, Tolentino MA, Krelina M (1985) Excessive fragmentary myoclonus in NREM sleep. A report of 38 cases. Electroencephalogr Clin Neurophysiol 61: 123–133

Broughton RJ, Valley V, Aguirre M, Roberts J, Suvalski W, Dunham W (1986) Excessive daytime sleepiness and the pathophysiology of narcolepsy-cataplexy. A laboratory perspective. Sleep 9 (1): 205–215

Coleman RM (1982) Periodic movement in sleep (nocturnal myoclonus) and restless legs syndrome. In: Guilleminault C (ed) Sleeping and waking disorders, indications and techniques. Addison-Wesley, Menlo Park, Calif., pp 265–295

DeLisi L (1932) Su di un fenomeno motorio constante del sonno normale: le mioclonie ipniche fisiologiche. Riv Patol Nerv Ment 39: 207–213

Geisler P, Meier-Ewert K, Matsubayashi K (1987) Rapid eye movements, muscle twitches and sawtooth waves in the sleep of narcoleptic patients and controls. Electroencephalogr Clin Neurophysiol (in press)

Hartse KM, Zorick FJ, Roth T, Sickelsteel JM (1980) Isolated Cataplexy. A familial study. Sleep Res 9: 206

Juji T, Satake M, Honda Y, Doi Y (1984) HLA antigens in Japanese patients with narcolepsy. All the patients were DR2 positive. Tissue Antigens 24: 316–319.

Kendel K, Rüther E, Beck U, Meier-Ewert K (1973) L-Dopa-Behandlung der Narkolepsie. Nervenarzt 44: 434–436

Krieger J (1986) Les syndromes d'apnées du sommeil de l'adulte (sleep apnea syndromes in adults). Bull Eur Physiopathol Respir 22: 147–189

Lugaresi E, Cirignotta F, Mondini S, Montagna P, Zucconi M (1985) Sleep related respiratory disorders Ital J Neurol Sci 6: 389–399

Meier-Ewert K, Schöpfer B, Rüther E (1975) Drei narkoleptische Syndrome. Nervenarzt 46: 624–635
Meier-Ewert K (1982) Das klinische Bild der Narkolepsie-Kataplexie. Psycho 8: 350–356
Meier-Ewert K, Matsubayashi K, Benter L (1983) Propranolol long-term treatment in narcolepsy-cataplexy. Sleep 8: 95–104
Meier-Ewert K, Geisler P, Matsubayashi K (1984 a) Phasic events of REM sleep in narcoleptic patients and controls. 7th Eur Congr Sleep Res, p 219 (abstract)
Meier-Ewert K, Wismans L, Benter L (1984 b) Narcolepsy patients with predominating cataplexy have lower vigilance. 7th Eur Congr Sleep Res, p 218 (abstract)
Meier-Ewert K, Schäfer M, Kloß W (1984 c) Treatment of Sleep Apnea by a Mandibula-profracting Device. 7. Europ. Sleep Res. Soc. Congress München (abstract)
Meier-Ewert K, Wismans L (1984) Vigilanzleistungen bei unbehandelten und behandelten Patienten mit Narkolepsie-Kataplexie. In: Kugler J, Leutner V (Hrsg) Vigilanz, ihre Bestimmung und Beeinflussung. Editiones Roche, Basel
Meier-Ewert K, Brosig B (1987) Treatment of sleep-apnea by prosthetic mandibular advancement. In: Wichert P von (ed) Sleep related disorders and internal diseases. Springer Berlin Heidelberg New York Tokyo
Meier-Ewert K (1988) Erkrankungen mit vermehrter Tagesschläfrigkeit. In: Neundörfer B, Schimrigk K, Soyka D (Hrsg) Praktische Neurologie. Edition Medizin, Weinheim (im Druck)
Montplaisir J, Godbout TR, Poirier G, Bédard MA (1986) Restless legs syndrome and periodic movements in sleep. Physiopathology and treatment with L-Dopa. Clin Neuropharmacol 9: 456–463
Mueller-Eckhardt G, Meier-Ewert K, Schendel DJ, Reinecker FB, Mueller-Eckhardt C (1986) HLA and narcolepsy in a German population. Tissue Antigen 28: 163–169
Rüther E, Meier-Ewert K, Gallitz A (1972) Zur Symptomatologie des narkoleptischen Syndroms. Nervenarzt 43: 640–643
Seignalet J (1986) HLA et narcolepsie. Pathol Biol 34: 741–746

Epilepsie und Schlaf

D. Schmidt

Der Schlaf-Wach-Rhythmus modifiziert in vielfältiger Weise sowohl bei experimentellen Epilepsiemodellen wie auch bei verschiedenen epileptischen Syndromen des Menschen die Anfallsauslösung. Schlaf kann einerseits das Auftreten von tonischen Anfällen oder (Schlaf-)Grand mal fördern. Schlaf hat andererseits auch antiepileptische Wirkungen wie an der Unterdrückung von Absencen im Schlaf und an der Anfallsauslösung durch Schlafentzug, z.B. von Impulsiv-Petit-mal, abzulesen ist. Daher ist es sinnvoll, die epileptischen und antiepileptischen Wirkungen des Schlafes differenziert für einzelne Schlafstadien und für die unterschiedlichen epileptischen Syndrome zu betrachten. Schließlich ist noch zu ergänzen, daß die Epilepsie, die Anfälle sowie die Antiepileptika, die Organisation des Schlafes bei Tier und Mensch ihrerseits beeinflussen.

Experimentelle Epilepsiemodelle

Aus pathophysiologischer Sicht sind die Beziehungen von Schlaf und Epilepsie charakterisiert durch das Zusammenwirken des 24-h-Schlaf-Wach-Rhythmus und des ultradianen 100-min-Zyklus des REM- und NREM-Schlafes auf epileptische Prozesse im Gehirn (Kellaway 1985; Kronauer et al. 1982). Hierbei ist vor allem der Einfluß von experimentellem Schlafentzug detailliert untersucht worden. Entzug von Rapid-Eye-Movement (REM-)Schlaf verringert die Krampfschwelle für tonisch-klonische Anfälle nach maximalem Elektroschock und verlängert die Dauer der tonischen Phase (Cohen u. Dement 1965). Aus ungeklärtem Grund reduziert Schlafentzug die Krampfschwelle bei Ratten erst mit einer Latenz von 24 h (Grahnstedt 1986). Klinisch führt dementsprechend Schlafentzug häufig nicht unmittelbar, sondern erst am darauffolgenden Tag zu einem Anfall (Mattson et al. 1965). Nach Entzug von REM-Schlaf und von Nicht-REM-Schlaf (NREM: langsamer Schlaf, Slow-wave-Schlaf) nimmt die Schwelle für Anfälle nach Kindling der Amygdala bei Katzen ab (Shouse u. Sterman 1982). Ob tierexperimentell die Zahl der dopaminergen Rezeptoren während Schlafentzug zunimmt (Wirz-Justice et al. 1981) oder abnimmt (Zwicker u. Calil 1986), ist noch kontrovers. Änderungen anderer Neurotransmitter, wie des inhibitorischen Neurotransmitters GABA, sind noch nicht ausreichend untersucht.

Fokale experimentelle Epilepsien

Großes Interesse hat der Einfluß von verschiedenen Schlafstadien auf das Auftreten und die zeitliche Modulation von interiktalen Spikes gefunden. Die Ergebnisse lassen sich vereinfacht so zusammenfassen, daß die fokale Spike-Aktivität kurz vor Eintritt des Schlafes oder zu Beginn des Schlafes rasch oder allmählich ihren Gipfel erreicht, um danach bei Eintritt in den REM-Schlaf rasch abzusinken (Kellaway 1985). Die Spike-Aktivität kann von Zyklus zu Zyklus einer Nacht variieren. Diese Variation weist auf übergeordnete Modulation mit zirkadianer Periodizität hin (Kellaway u. Frost 1983). Zur Erklärung wurde folgende Hypothese entwickelt: Während und vor dem NREM-Schlaf kommt es zu einer Disinhibition infolge verminderten noradrenergen Einflusses und zu vermehrten exzitatorischen synaptischen Einflüssen, die mit Spindelaktivität assoziiert sind (Hobson et al. 1974; Wyler 1974). Der Abfall der Spike-Aktivität im REM-Schlaf wird durch einen allmählichen Aufbau einer vermehrten tonischen Entladung der pontinen Riesenzellneurone und der Formatio reticularis des Mittelhirns erklärt. Die Ausnahme von der Regel, daß es nämlich während des REM-Schlafes zu vermehrter Spike-Aktivität kommt, wird z. T. erklärt durch die Vermischung von Slow-wave-Schlaf und REM-Schlaf (Kellaway 1985). Diese Befunde dürfen nicht darüber hinwegtäuschen, daß die Beziehung zwischen interiktalen Spikes und dem Auftreten klinischer Anfälle alles andere als klar ist. Fokale Anfälle können im Kortex oder im Hippocampus entstehen, zu einer Zeit, in der die Spike-Aktivität abnimmt oder gar nicht mehr ableitbar ist. Gotman (1984) stellte sogar die Hypothese auf, daß die interiktale Spike-Aktivität bei fokalen Epilepsien Ausdruck einer postiktalen Schädigung sein kann.

Generalisierte experimentelle Epilepsien

Als experimentelles Modell für das Studium von Schlaf und generalisierter Epilepsie gilt die penicillin-induzierte generalisierte Epilepsie bei Katzen (Prince u. Farrell 1969). Die Spike-and-Wave-Aktivität entsteht durch eine erhöhte kortikale Exzitabilität infolge gestörter thalamischer Impulse statt den normalerweise entstehenden Schlafspindeln Spike-and-Wave-Bursts zu generieren (Kostopoulos u. Gloor 1982). Die Spike-and-Wave-Aktivität nimmt bei generalisierten Epilepsien des Menschen im Schlaf zu und wird durch „Arousal“ vermindert (Guberman u. Gloor 1974). Bei über 90 % aller Patienten mit primär generalisierter Epilepsie treten Spike-and-Wave-Entladungen, wie nach dem Modell zu erwarten, während NREM-Schlafes mit Schlafspindeln auf. Selten, in etwa 10 %, kommt es zu einer Suppression der Spike-Wave-Aktivität während des NREM-Schlafes. Die zyklische Steigerung und Verringerung der Spike-and-Wave-Aktivität im Schlaf-Wach-Rhythmus wird analog zu der oben beschriebenen fokalen Spike-Aktivität erklärt (Tabelle 1).

Epilepsien und epileptische Syndrome des Menschen

Die klinischen Beziehungen zwischen Epilepsie und Schlaf sind seit dem Altertum studiert worden (Tabelle 2). Die Entwicklung bis zur Mitte der 70er Jahre ist von Janz (1974) ausführlich dargestellt worden. In den letzten 10 Jahren sind bei einer Reihe von Epilepsien und epileptischen Syndromen (Tabelle 3) Beziehungen zum Schlaf oder zum Schlaf-Wach-Rhythmus exakt untersucht worden.

Fokale Epilepsien

Benigne fokale Epilepsie des Kindesalters mit zentro-temporalen Spikes

Bei dieser keineswegs seltenen idiopathischen fokalen Epilepsie treten die Anfälle bei zwei Drittel aller Patienten ausschließlich während des Schlafes auf, sei es zur Nacht, häufig gegen Morgen, so daß Schlafableitungen zur Diagnosesicherung herangezogen werden. Bei etwa 25 % treten die Anfälle im Wachen auf (Lerman 1985). Es folgt zur Illustration eine kurze typische Schilderung.

Ein 5- bis 10jähriges Kind hat aus dem Schlaf oder aus dem Wachen für 1–2 min einen Anfall ohne Bewußtseinsstörung, kann nicht sprechen („speech arrest"). Speichel tropft aus dem Mundwinkel. Das Gesicht und der Mund sind verzogen oder zucken. Später befragt, gibt das Kind ein Taubheitsgefühl, ein Prickeln im Gesicht oder Arm zu Beginn des Anfalls an. Aus dem Schlaf heraus kann dieser einfache

Tabelle 1. Hypothesen zur pathophysiologischen Interaktion zwischen Schlaf und Epilepsie

NREM-Schlaf mit langsamen Rhythmen vom Thalamus, fördert interiktale Aktivität Während REM-Depression kommt es zu thalamischer Synchronisation und Reduktion der interhemisphärischen Impulse (Pompeiano 1969).
3/s-Spike-and-Wave-Entladungen stellen eine übersteigerte Reaktion kortikaler Neurone auf thalamo-kortikalen Bahnen dar, die normalerweise Schlafspindeln produzieren (Kostopoulos u. Gloor 1982).
Defizientes „Arousal" auf afferente Stimulation bei primären generalisierten Epilepsien; im leichten NREM-Schlaf treten epileptische Entladungen zusammen mit K-Komplexen auf, die von dem vorderen Anteil der supplementär-motorischen Region stammen. Bi-direktionelle Änderungen des Arousals sind möglich (Halász 1982; Niedermeyer 1982).

Tabelle 2. Epilepsie und Schlaf: historische Aspekte

Hippokrates (400 ad)	Epileptische Anfälle kommen im Schlaf vor
Herpin (1852)	19 % aller Anfälle treten nachts auf
Gowers (1885)	21 % aller Anfälle treten nachts auf, zu Beginn und gegen Ende des Schlafes; 5 % treten nur nach morgendlichem Aufwachen auf
Féré (1890)	65 % der Anfälle kommen zwischen 20.00 und 8.00 Uhr vor; Träume begünstigen das Auftreten von Anfällen; Ein- und Durchschlafstörungen werden bei Epilepsiepatienten beschrieben
Langdon-Down u. Brain (1929)	Diurnale, nächtliche und diffuse Anfälle; 24 % der diurnalen Anfälle treten nach dem Aufwachen auf
Gibbs et al. (1948)	Kurzzeit-EEG; Schlafaktivierung besonders bei temporalen komplexen partiellen Anfällen; epileptische K-Komplexe
Janz (1969)	Unterteilung der Grand-mal-Epilepsien in Aufwach-, Schlaf- und diffuse Epilepsien; psychopathologische Unterschiede zwischen Patienten mit Aufwach- und Schlaf-Grand-mal
Passouant et al. (1975)	Schlafpolygraphie, NREM-Schlaf wirkt konvulsiv für generalisierte Anfälle

fokale Anfall in einen tonisch-klonischen Anfall übergehen. Häufig werden die Eltern erst von dessen Geräuschen wach und finden das Kind noch zuckend und bewußtlos im Bett.

Im interiktalen EEG finden sich meist ein- oder beidseitige fokale zentro-temporale Spikes, die bei Müdigkeit und in allen Schlafstadien (auch im REM-Schlaf) zunehmen und generalisieren.

Bei 30 % der Patienten treten die Spikes nur im Schlaf auf (Blom u. Heijbel 1975). Daher ist bei unauffälligem Wach-EEG ein Schlaf-EEG durchzuführen. Neben den zentro-temporalen Spikes können diffuse Spike-Wave-Komplexe vorkommen, die

Tabelle 3. Internationale Klassifikation von Epilepsien und epileptischen Syndromen (Commission 1985)

1	Fokale (lokalisationsbezogene, lokale, partielle) Epilepsien und Syndrome
1.1	Idiopathisch, mit altersgebundenem Beginn
	Benigne Epilepsie des Kindesalters mit zentro-temporalen Spikes
	Epilepsie des Kindesalters mit okzipitalen Paroxysmen
1.2	Symptomatisch
2	Generalisierte Epilepsien und Syndrome
2.1	Idiopathisch, altersgebundener Beginn, in der Reihenfolge des Auftretens
	Benigne, familiäre Neugeborenenkrämpfe
	Benigne myoklonische Epilepsie des Kleinkindesalters
	Absence-Epilepsie des Kindesalters (Pyknolepsie)
	Juvenile Absencen-Epilepsie
	Juvenile myoklonische Epilepsie (Impulsiv-Petit-mal)
	Epilepsie mit Aufwach-Grand-mal
2.2	Idiopathisch und/oder symptomatisch, in der Reihenfolge des altersgebundenen Auftretens
	Blick-Nick-Salaam-Krämpfe (West-Syndrom)
	Lennox-Gastaut-Syndrom
	Epilepsie mit myoklonisch-astatischen Anfällen
	Epilepsie mit myoklonischen Absencen
2.3	Symptomatisch
2.3.1	Unspezifische Ätiologie
	Frühe myoklonische Enzephalopathie
2.3.2	Spezifische Syndrome
3	Epilepsien und Syndrome, bei denen nicht zwischen fokal und generalisiert unterschieden ist
3.1	Mit generalisierten und fokalen Anfällen
	Neugeborenenkrämpfe
	Schwere myoklonische Epilepsie des Kindesalters
	Epilepsie mit kontinuierlichen Spike-Waves im langsamen Schlaf
	Erworbene epileptische Aphasie (Landau-Kleffner-Syndrom)
3.2	Ohne eindeutige generalisierte oder fokale Merkmale
	Einige Patienten mit Schlaf-Grand-mal
4	Spezielle Syndrome
4.1	Gelegenheitsanfälle
	Fieberkrämpfe
	Anfall nach Auslösern wie Streß, hormonelle Änderungen, Medikamente, Alkohol oder Schlafentzug
4.2	Isolierte, offenbar unprovozierte epileptische Anfälle
4.3	Epilepsien mit spezifischen Anfallsauslösern
4.4	Chronische progrediente Epilepsia partialis continua des Kindesalters

ebenfalls im Schlaf aktiviert werden (Dalla Bernardina u. Beghini 1976). Bei dieser idiopathischen fokalen Epilepsie ist in 40 % eine Belastung mit Fieberkrämpfen, fokalen oder generalisierten Anfällen und fokalen oder generalisierten EEG-Veränderungen nachzuweisen. Die medikamentöse Behandlung mit Carbamazepin oder Phenytoin in niedrigen Dosen ist in der Regel erfolgreich (Schmidt 1984), aber auch unbehandelt verschwinden die Anfälle. Eine Indikation zur medikamentösen Behandlung sind häufige Anfälle oder Anfälle aus dem Wachen. Die Prognose ist gut, innerhalb weniger Jahre verliert sich die Epilepsie (Lerman 1985). Residuen bleiben nicht zurück, die psychische Entwicklung der Kinder ist ungestört.

Epilepsien mit komplexen fokalen Anfällen

Bei polygraphischer Ganznachtableitung stellte sich kürzlich heraus, daß bei etwa 40 % von 127 untersuchten Patienten komplexe fokale Anfälle im Schlaf vorkommen (Tabelle 4). Bei 32 von 50 Patienten einer anderen Untersuchung traten die komplexen fokalen Anfälle im NREM-Schlaf und bei 8 Patienten im REM-Schlaf auf, während die übrigen 10 Patienten sowohl im REM wie auch im NREM-Schlaf komplexe fokale Anfälle zeigten (Cadilhac 1982). Nach der polygraphischen Studie von Montplaisir et al. (1981) hingegen treten über 90 % der komplexen fokalen Anfälle im NREM-Schlaf auf. Die Bedingungen, unter denen REM-Schlaf, insgesamt selten, anfallsfördernd wirkt, sind nicht hinreichend bekannt.

Die interiktale Spike-Aktivität nimmt bei den meisten Patienten mit fokalen Epilepsien während des NREM-Schlafes im Vergleich zum Wachen zu (Tabelle 5). Der Einfluß des REM-Schlafes ist hingegen noch nicht schlüssig zu definieren (Montplaisir et al. 1981). Bei Tiefenableitungen beobachtet man im langsamen Schlaf eine Propagation des Spike-Fokus, im REM-Schlaf beschrieben Montplaisir et al. (1981) hingegen eine maximale Fokalisierung. Das Vorkommen fokaler Spikes in allen drei Stadien der Vigilanz (Wachen, NREM- und REM-Schlaf) wird sogar als ein elektroenzephalographisches Argument zur Operationsindikation angesehen, im Gegensatz zur ausschließlichen Aktivierung des Fokus im REM-Schlaf (Lieb et al. 1980).

Tabelle 4. Epilepsien und Schlaf-Wach-Rhythmus: Resultate polygraphischer Ganznachtableitung bei 320 Patienten (Nach Billiard 1982)

	Aufwach [%]	Schlaf [%]	Wach [%]	Schlaf und Wach [%]
Grand-mal-Epilepsien (n = 77)	16,8	28,5	36,3	18,1
Impulsiv-Petit-mal (n = 32)	81,2	6,2	6,2	6,2
Einfache fokale Anfälle (n = 29)	0	20,6	51,7	27,5
Komplexe fokale Anfälle (n = 127)	0	9,4	61,4	29,1

Epilepsien mit Schlaf-Grand-mal

1962 beschrieb Janz eine Verlaufsform von Grand-mal-Epilepsien, die er Schlaf-Grand-mal nannte, in der die Anfälle überwiegend während des Schlafes auftreten (Janz 1962, 1974). Die klinischen Beobachtungen wurden durch Kurz-EEG (Christian 1960) und Langzeit-EEG-Untersuchungen ergänzt (Billiard 1982), wonach 30 % von 77 Patienten mit Grand-mal-Epilepsie ausschließlich Schlaf-Grand-mal hatten (Tabelle 4). Schlaf-Grand-mal treten ausschließlich im NREM-Schlaf auf (Passouant et al. 1975; Baldy-Moulinier 1986). Selbst Epilepsien mit ausschließlich Schlaf-Grand-mal sind ätiologisch und nosologisch uneinheitlich und lassen sich in drei Untergruppen einteilen. Eine Gruppe von Patienten ohne neurologische Störungen mit Schlaf-Grand-mal, die meist selten auftreten (Young et al. 1985) und die auch auf Phenytoin oder Carbamazepin gut ansprechen, und dies selbst nach vielen Jahren inadäquater medikamentöser Therapie, ist abzugrenzen von Patienten, bei denen im Laufe der Epilepsie auch im Wachen Grand mal oder andere epileptische Anfälle hinzukommen. In 20 % kommen bei Patienten mit Schlaf-Grand-mal Grand mal aus dem Wachen hinzu, meist in den ersten 6 Jahren der Erkrankung (Bateson u. Gibberd 1974). Schließlich ist eine dritte Gruppe von Patienten mit Schlaf-Grand-mal und komplexen fokalen Anfällen zu erwähnen. Die Auffassung, daß Epilepsien mit Grand mal und komplexen fokalen Anfällen seltener anfallsfrei werden als Patienten mit ausschließlich komplexen fokalen Anfällen, ist kürzlich widerlegt worden (Schmidt et al. 1985). Der Verlauf der Epilepsie unter der medikamentösen Therapie wird von der Frequenz der Grand mal bestimmt. Patienten mit häufigen Grand mal vor der Behandlung werden seltener anfallsfrei.

Nächtliche paroxysmale Dystonie

Unter den Patienten mit Schlaf-Grand-mal findet man weiterhin eine kleine Gruppe mit sehr vielen Grand mal pro Nacht, und dies Nacht für Nacht. Dennoch stehen die Patienten morgens frisch, ohne postiktale Beschwerden auf. Nach Ganznachtableitungen handelt es sich dabei um Sekunden dauernde klonische Bewegungen des

Tabelle 5. Einfluß der verschiedenen Schlafstadien auf iktale EEG-Veränderungen bei unterschiedlichen epileptischen Anfällen oder Epilepsien. (Nach Baldy-Moulinier 1986.) (+ Zunahme, ++ starke Zunahme, – Abnahme, – – Verschwinden)

Epileptischer Anfall oder Epilepsie	Nicht REM	REM	Übergangsphasen
Epileptische Enzephalopathien	++	–	–
Petit-mal-Epilepsie	– –	+	++
Myoklonische Epilepsien	–	+	++
Grand mal	+	–	+
Einfache fokale Anfälle	+	+	–
Komplexe fokale Anfälle	+ (Generalisation)	++ (Fokalisation)	+

ganzen Körpers, gefolgt von einer längeren tonischen Phase. Die Anfälle treten bis zu 20mal pro Nacht auf, meist während des Überganges vom Stadium 3 und 4 zu 2. Selten treten aus dem Wachen generalisierte tonisch-klonische Anfälle oder kurze tonische Anfälle auf. Im EEG findet man weder im Wachen noch im Schlaf Auffälligkeiten. Carbamazepin ist das Mittel der ersten Wahl. Es handelt sich dabei um die nächtliche paroxysmale Dystonie, ein Syndrom, das erst in den letzten Jahren bekannt wurde. Ob es sich dabei um eine Epilepsie handelt oder um eine paroxysmale extrapyramidale Erkrankung, ist noch nicht schlüssig zu entscheiden (Lance 1977; Lugaresi u. Cirignotta 1981). Differentialdiagnostisch sind Pavor nocturnus, Dyskinesien und die paroxysmale kinesigene Dystonie abzugrenzen (Schmidt 1987).

Epilepsie mit kontinuierlichen Spike-Waves im langsamen Schlaf

Ein weiteres Syndrom mit generalisierten tonisch-klonischen oder fokalen Anfällen im Schlaf, das als Übergangsform zwischen den fokalen und den generalisierten Epilepsien einzuordnen ist und vom Schlaf-Grand-mal gut abgegrenzt werden kann, ist die Epilepsie mit kontinuierlichen Spike-Waves im langsamen Schlaf (Tabelle 6). Das Syndrom ist selten; kürzlich wurden die Daten der bisher bekannten 25 Patienten mit diesem Syndrom zusammengefaßt (Tassinari et al. 1985). Familiäres Vorkommen ist nicht beobachtet worden (Morikawa et al. 1985). Die nahezu kontinuierliche Spike-Wave-Aktivität über Monate und Jahre wird für die gestörte psychische Entwicklung der Kinder verantwortlich gemacht. Die medikamentöse Behandlung der Anfälle ist in der Regel rasch erfolgreich. Die Spike-Wave-Aktivität im EEG ist hingegen häufig nicht medikamentös zu beherrschen; Benzodiazepine und ACTH haben nur vorübergehende Wirkung (Tassinari et al. 1985).

Tabelle 6. Epilepsie mit kontinuierlicher Spike-Wave-Aktivität im langsamen Schlaf. (Nach Tassinari et al. 1985)

Synonym:	Elektrischer Status epilepticus während des Schlafes Subklinischer elektrischer Status während des Schlafes (Tassinari et al. 1977)
Anfälle:	„Atypische“ Absencen mit diffusen Slow-Spike-and-Waves, „typische Absencen“, seltene fokale oder generalisierte tonisch-klonische Anfälle aus dem Schlaf (keine tonischen Anfälle). Beginn: 4–5 Jahre (Bereich: 8 Monate bis 11,5 Jahre)
EEG:	Kontinuierlich (50–85 %) diffuse Slow-Spike-Waves während NREM-Schlaf über Monate bis Jahre; meist erst Beginn der Anfälle. Im REM-Schlaf verschwinden die Spike-Waves immer
Prognose:	Spontane Remission der Anfälle im Kindesalter (10–15 Jahre), Verhaltensstörungen und psychiatrische Auffälligkeiten (Autismus, Aggressivität, Hyperkinesen), Abnahme der Intelligenz, gestörte Sprachentwicklung, schlechteres Gedächtnis, auch bei Kindern, die vor den Anfällen unauffällig waren. Schlechte Prognose für die psychische Entwicklung, vermutlich abhängig von der Dauer und dem Ausmaß der Spike-Wave-Aktivität, trotz seltenen, gut behandelbaren Anfällen (Carbamazepin, Clobazam)
Differentialdiagnose:	Lennox-Gastaut-Syndrom, Landau-Kleffner-Syndrom

Generalisierte Epilepsien

Unter den generalisierten Epilepsien ist zwischen den in der Regel leicht diagnostizierbaren und gut behandelbaren primären (idiopathischen) generalisierten Epilepsien und den sekundären (symptomatischen) generalisierten Epilepsien mit statischen oder progredienten Enzephalopathien zu unterscheiden, wobei besonders letztere als progrediente Myoklonusepilepsien zahlreiche diagnostische und therapeutische Probleme bieten (Berkovic u. Andermann 1986).

Primäre (idiopathische) generalisierte Epilepsie

Aufwachen fördert Absencen bei der Absence-Epilepsie des Kindesalters (Pyknolepsie), wie auch bei der juvenilen Absence-Epilepsie (Loiseau 1985) (Tabelle 7).

Die juvenile myoklonische Epilepsie (Impulsiv-Petit-mal) ist charakterisiert durch erstmals von Herpin (1852) beschriebene kurze Anfälle bei freiem Bewußtsein mit bilateralen, arrhythmischen irregulären Myoklonien, vorwiegend der Arme. Die Ätiologie ist nicht bekannt. Neuerdings bemüht man sich um eine molekulargenetische Analyse der hereditären Faktoren. Die Anfälle treten meist nach morgendlichem Aufwachen auf (Tabelle 7). Die Patienten gehen häufig erst zum Arzt, wenn generalisierte tonisch-klonische Anfälle hinzukommen. Meist (in 94 %) handelt es sich um Aufwach-Grand-mal, denen häufig einige Impulsiv-Petit-mal unmittelbar vorausgehen (Wolf 1985). Polygraphische Ganznachtableitungen ergaben im NREM-Schlaf (Stadium 1) die höchste Zahl von Poly-Spike-Wave-Komplexen (Tabelle 5). Da Schlafentzug außerordentlich anfallsfördernd wirkt, besteht ein Gutteil der Behandlung darin, einen regelmäßigen Schlaf-Wach-Rhythmus einzuhalten. Das Medikament der ersten Wahl ist die Valproinsäure (Schmidt 1984). Die medikamentöse Therapie soll selbst bei langjähriger Anfallsfreiheit nicht abgesetzt werden, da die Rückfallquote 91 % beträgt (Janz et al. 1983).

Zur Differentialdiagnose gehören die harmlosen Einschlafzuckungen, die nur während des Einschlafens auftreten. Das EEG ist bei Patienten mit Einschlafzuckungen normal, und andere Anfälle treten nicht auf. Patienten mit myoklonischen Absencen zeigen auch Myoklonien im Gesicht (das bei Impulsiv-Petit-mal ausgespart bleibt), die mit regulären rhythmischen 3/s-Spike-Wave-Komplexen einhergehen. Zudem ist während der Absence eine Amnesie nachweisbar. Übergänge zwischen Impulsiv-Petit-mal und myoklonischen Absencen kommen aber offenbar vor (Wolf 1985). Die Unterscheidung von myoklonisch-astatischen Anfällen wird durch das frühere Erkrankungsalter und die psychische Retardierung erleichtert.

Epilepsie mit Aufwach-Grand-mal

Die Einteilung von Grand-mal-Epilepsien in solche mit vorwiegendem Auftreten der Grand mal nach dem Aufwachen ist nach historischen Vorläufern in der neuzeitlichen deutschen und französischen Literatur allgemein akzeptiert (Tabelle 7). Die Auslösung von Aufwach-Grand-mal durch Schlafentzug und brüskes Aufgewecktwerden

Tabelle 7. Anfälle und EEG-Befunde in Relation zum Schlaf-Wach-Rhythmus bei primären (idiopathischen) generalisierten Epilepsien

Syndrom	**Pyknolepsie (Absence-Epilepsie des Kindesalters)**
Diagnostische Kriterien	Epileptisches Syndrom des Schulalters mit Gipfel im 6.–7. Lebensjahr mit mindestens einmal täglich auftretenden Absencen bei vorher gesunden Kindern mit starker genetischer Prädisposition. Es kommt bei Mädchen häufiger vor als bei Jungen. Im EEG bilateral synchrone, symmetrische Spike-Waves, gewöhnlich um 3/s und normaler Grundaktivität. Während der Adoleszenz kommen häufig generalisierte tonisch-klonische Anfälle hinzu. Die Absencen können aufhören oder seltener einzige Anfallsform bleiben (Commission 1985). Loiseau (1985) ergänzt die Definition so, daß myoklonische Absencen nicht zur Absence-Epilepsie des Kindesalters gehören.
Anfälle	Kurze, tägliche Absencen, häufig nach dem Aufwachen und am Nachmittag; falls Grand mal (82–83 %) nach dem Aufwachen, 9 % im Schlaf, 8 % diffus verteilt (Wolf u. Inoue 1984).
EEG	Vermehrt im NREM-Schlaf, rhythmische 3–4/s Spike-and-Waves; irreguläre Poly-Spikes im NREM-1,2-Schlaf (Sato et al. 1973) meist im ersten Schlafzyklus.
Syndrom	**Epilepsie mit myoklonischen Absencen**
Diagnostische Kriterien	Epileptisches Syndrom mit Beginn um das 7. Lebensjahr mit mehrmals täglich auftretenden Absencen mit ausgeprägten bilateralen rhythmischen klonischen Zuckungen und zusätzlich tonischen Komponenten. Jungen sind häufiger betroffen. Die Zuckungen können vom Patienten wahrgenommen werden. Im EEG finden sich bilaterale, synchrone und symmetrische, rhythmische Spike-Waves von 3/s, wie bei der Pyknolepsie.
Anfälle	Die myoklonischen Absencen können im Schlafstadium 1 auftreten und den Patienten wecken. Im Stadium 1 sind Absencen seltener und gehen mit Spike-Wave-Komplexen einher. Hyperventilation, Aufwecken, Fotostimulation und Fernsehen können myoklonische Absencen auslösen (Lugaresi et al. 1973). Im Stadium 3 und 4 fehlen Absencen (Tassinari et al. 1985).
EEG	Im Stadium 1 und 2 treten Spike-Waves auf, während im langsamen Schlaf die Spike-Waves in der Regel verschwinden. 10/s schnelle Aktivität, wie sie beim Lennox-Gastaut-Syndrom vorkommt, fehlt (Tassinari et al. 1985).
Syndrom	**Juvenile Absencen-Epilepsie**
Diagnostische Kriterien	Epileptisches Syndrom mit Absencen, wie sie bei der Pyknolepsie vorkommen, aber mit Beginn in der Pubertät. Jungen und Mädchen sind gleich häufig betroffen. Absencen mit retropulsiven Bewegungen sind seltener als bei der Pyknolepsie. Die Anfallshäufigkeit ist geringer, die Absencen treten nicht wie bei der Pyknolepsie täglich auf, sondern sporadisch. Häufig kommen generalisierte, tonisch-klonische Anfälle vor. Häufiger als bei der Pyknolepsie Beginn mit generalisierten tonisch-klonischen Anfällen nach dem Aufwachen. Nicht selten sind Impulsiv-Petit-mal. Die Spike-Waves sind oft schneller als 3/s. Gutes Ansprechen auf die Therapie (Commission 1985).
Anfälle	Aufwachen und mehr noch Aufgewecktwerden löst Absencen aus. 80 % der Patienten weisen zusätzliche tonisch-klonische Anfälle auf, und zwar in 75 % Aufwach-Grand-mal, in 14 % Schlaf-Grand-mal und in 11 % diffuse Grand mal (Wolf u. Inoue 1984).

Tabelle 7. (Fortsetzung)

EEG	Schlafentzug löst Spike-Wave-Komplexe und Absencen aus. Im Schlaf kann sich die Morphologie der Spike-Waves ändern (Sato et al. 1973). Die Grundaktivität ist in der Regel normal. Bilateral synchrone, symmetrische, frontalakzentuierte 3–4/s-Komplexe sind charakteristisch. Die ersten Spike-Wave-Komplexe einer Serie sind häufig um 4/s und von zwei oder seltener von drei Spikes eingeleitet. Schlafentzug und Hyperventilation lösen Spike-Wave-Komplexe und Absencen aus. 7,5 % der Patienten sind fotosensibel im Vergleich zu 18 % bei der Pyknolepsie und 30,6 % bei Impulsiv-Petit-mal (Gosses 1984). In einer Untersuchung waren 5 min Hyperventilation zur Therapiekontrolle zuverlässiger als 6 h Langzeitableitung (Adams u. Lueders 1981).
Syndrom	**Impulsiv-Petit-mal-Epilepsie** (juvenile myoklonische Epilepsie)
Diagnostische Kriterien	Epileptisches Syndrom mit bilateralen, einzelnen, oder wiederholten, arrhythmischen, irregulären Myoklonien, vorwiegend in den Armen. Einige Patienten können plötzlich durch Zuckungen zu Boden fallen. Eine Bewußtseinsstörung ist nicht zu bemerken. Beginn der Epilepsie liegt in der Pubertät. Die Erkrankung kann vererbt werden. Jungen und Mädchen sind gleich häufig betroffen. Häufig kommen generalisierte, tonisch-klonische Anfälle hinzu, weniger häufig Absencen. Die Anfälle treten gewöhnlich kurz nach dem Aufwachen auf und werden durch Schlafentzug ausgelöst. Interiktal und iktal sind im EEG schnelle, generalisierte, oft irreguläre Spike-Waves und Poly-Spike-Waves zu sehen. Zwischen den EEG-Spikes und den Zuckungen existiert keine enge Korrelation. Häufig sind die Patienten fotosensibel. Auf Antiepileptika spricht die Epilepsie gut an (Commission 1985).
Anfälle	Impulsiv-Petit-mal treten meist nach morgendlichem Aufwecken auf (Janz u. Christian 1957). Bei 51 Manifestationsgipfeln von 33 Patienten: 21mal morgens, 10mal beim nächtlichen Aufwachen (meist Aufgewecktwerden), 6mal am Feierabend oder während des Schlafes, 3mal bei Schlafbeginn (Touchon 1982). Falls Grand mal vorkommen, handelt es sich nach sorgfältigen Ganznachtableitungen in 81,2 % um Aufwach-Grand-mal, 6,2 % Schlaf-Grand-mal und in 6,2 % diffuse Grand mal (Billiard 1982). Nach Tsuboi (1977) sind 89,5 % Aufwach-Grand-mal, 0,5 % Schlaf-Grand-mal und 2,5 % diffuse Grand mal. Schlafentzug, Gewecktwerden auch nach Mittagsschlaf löst Anfälle aus.
EEG	Poly-Spike-Wave-Komplexe nach nächtlichem Aufwachen, nach morgendlichem Aufwachen, Aufwecken bei Schlafbeginn, und NREM Stadium 1, Schlaf-Poly-Spike-Waves in abnehmender Häufigkeit (Touchon 1982). Aufgewecktwerden provoziert mehr Poly-Spike-Waves als spontanes Aufwachen, Aufgewecktwerden in REM-Schlaf zu Beginn der Nacht oder während NREM Stadium 2 gegen Ende der Nacht provoziert mehr Poly-Spike-Waves als während des REM-Schlafes gegen Ende der Nacht oder NREM Stadium 2 zu Beginn der Nacht. Nach ungestörter Nacht weniger Poly-Spike-Waves als nach mehrfach durch Aufwecken gestörter Nacht (Touchon 1982).
Syndrom	**Epilepsie mit Aufwach-Grand-mal**
Diagnostische Kriterien	Epileptisches Syndrom mit tonisch-klonischen Anfällen, die in über 90 % innerhalb der ersten 2 h nach dem Aufwachen auftreten oder in der Entspannungssituation am Ende des Arbeitstages (Feierabend-Grand-mal). Beginn in 70 % der Fälle in der 2. Lebensdekade. Fehlen symptoma-

Tabelle 7. (Fortsetzung)

	tischer Formen und eine hohe Hereditätsrate sprechen für die Zugehörigkeit zu idiopathischen generalisierten Epilepsien. Schlafentzug ist häufig Auslöser der Anfälle. Häufig Auftreten zusammen mit Impulsiv-Petit-mal oder Absencen. Im EEG in der Hälfte der Fälle Spike-Wave-Komplexe, in einem Drittel der Fälle Fotosensibilität. Grand mal wird als Überbegriff für generalisierte tonisch-klonische Anfälle mit und ohne fokale Einleitung gebraucht.
Anfälle	Generalisierte tonisch-klonische Anfälle ohne Aura, zu 90 % in den ersten 2 h nach dem Aufwachen (unabhängig von der Tageszeit) und/oder ausschließlich (13 %) am Feierabend. Schlafentzug, Alkohol, die Kombination beider sowie Gewecktwerden löst Anfälle aus. 10 % symptomatische Ätiologie (Loiseau 1964) 12,5 % Epilepsie in Familie. Übergang in Schlaf-Grand-mal in 17 %, in diffuse Grand mal in 6 %. In 45 % mit Absencen, in 27 % mit Impulsiv-Petit-mal assoziiert (Janz 1969; Wolf 1985). Anfallsauslöser in abnehmender Häufigkeit sind Nichteinnahme der Tabletten, Schlafentzug oder beides und kontinuierlicher Alkoholkonsum. Häufig treffen diese drei Auslöser zusammen: „Wer Alkohol trinkt, der feiert und läßt oft die Tabletten weg."
EEG	In 76 % der Fälle bilaterale Spike and Waves (Loiseau 1964), bei 5 % temporale steile Wellen, 17 % fotosensibel (Wolf 1985), kein Unterschied in der Schlaforganisation zu Schlaf-Grand-mal-Epilepsien. Bei fotosensiblen Patienten allerdings vermehrt langsamer Schlaf und instabile Schlaforganisation im Vergleich zu Patienten mit Schlaf-Grand-mal (Danninger 1982).

(David 1955; Wolf 1985) ist gut bekannt. Die Anfallsauslösung durch Alkoholkonsum wird auf eine Störung des Schlafes durch den Alkohol zurückgeführt (Baldy-Moulinier 1986). Christian (1960) untersuchte als erster die EEG-Befunde von Patienten mit Aufwach-Grand-mal. Er fand vermehrte langsame Wellen in 76 %, eine leichte Allgemeinveränderung in 63 % und generalisierte Spike-Wave-Aktivität in 41 %. Billiard (1982) fand bei Polygraphie häufig epileptische Entladungen bei Schlafbeginn und beim Aufwachen, sei es in der Nacht oder am Morgen. Unterschiede in der Schlaforganisation zwischen Aufwach- und Schlafepilepsien bestehen ausschließlich zwischen fotosensiblen Patienten mit Aufwachepilepsie und Patienten mit Schlafepilepsie (Danninger 1982). Zwischen unbehandelten und nicht fotosensiblen Patienten mit Aufwach- und Schlafepilepsien bestehen hingegen keine Unterschiede bei Ganznachtableitungen (Danninger 1982). Diese Untersuchungen zeigen nach Ansicht der Autoren (Danninger 1982; Wolf u. Röder 1982), daß die frühe Hypothese, daß sich Aufwachepilepsien von Schlafepilepsien in der Schlaforganisation spezifisch unterscheiden (Christian 1960; Janz 1962), nicht zu halten ist. Möglicherweise ist der Schlaf von Patienten mit Aufwachepilepsien ungewöhnlich instabil und durch äußere Einflüsse leicht störbar. Der Einfluß von Antiepileptika auf den Schlaf ist aufgrund der vorliegenden Daten noch nicht schlüssig zu belegen (Wolf et al. 1984). Niedermeyer (1984) sieht in der anfallsbegünstigenden Wirkung von Schlafentzug einen Hinweis für eine vermutlich genetisch bedingte Störung des Aufwachens, die er Dyshormie nennt. Für diese Annahme spricht die häufige Beobachtung von abnormen K-Komplexen nach Weckreiz bei Patienten mit Aufwachepilepsie.

Sekundäre (symptomatische) generalisierte Epilepsien; Blitz-Nick-Salaam-Krämpfe

Das charakteristische Hypsarrhythmie-EEG wird während des Schlafes verändert. Im REM-Schlaf nimmt die Hypsarrhythmie zunächst ab, im letzten Teil des REM-Schlafes wieder zu und erreicht das Maximum im NREM-Schlaf. Weniger als 3 % der Anfälle treten im Schlaf auf. Aufwachen aus dem Schlaf ist hingegen der Zeitraum maximaler Anfallshäufung, häufig treten dabei die Anfälle in Serien auf. Kinder mit BNS-Krämpfen haben weniger Gesamt- und weniger REM-Schlaf (Hrachovy et al. 1981). Bei Ansprechen auf die Therapie nimmt der REM-Schlaf zu. Aus der guten Korrelation von Anfallsreduktion und REM-Zunahme wurde auf eine funktionelle Verknüpfung geschlossen (Kellaway 1985).

Epilepsie mit myoklonisch-astatischen Anfällen des frühen Kindesalters und Lennox-Gastaut-Syndrom

Die Epilepsie mit myoklonisch astatischen Anfällen des frühen Kindesalters (Doose 1985) unterscheidet sich vom Lennox-Gastaut-Syndrom durch bedeutend häufigeres Auftreten bei Jungen als bei Mädchen, im Intervall-EEG oft stark ausgeprägte Rhythmen, hingegen nur selten fokale Veränderungen, häufig familiäre Epilepsiebelastung (Tabelle 8). Da aber auch schlechte Verläufe mit Entwicklung von Demenz sowie tonischen Anfällen vorkommen, ist eine Abgrenzung der schlecht verlaufenden Fälle vom Lennox-Gastaut-Syndrom nicht scharf (Karbowski 1985). Zudem enthielt die Beurteilung des Lennox-Gastaut-Syndroms auch — wenn auch selten — in etwa 7 % prognostisch günstige Fälle. Vigilanzminderung fördert Absencen. Langsamer Schlaf führt häufig zu meist kurzen tonischen Anfällen, die häufig gegen Ende der Nacht, oft erst beim Aufwachen auftreten.

Nachtschlaf von Patienten mit Epilepsie

Ob die Epilepsie den Schlaf stört, ist Thema vieler z. T. widersprüchlicher Untersuchungen, deren Resultate von nahezu normalem Schlaf bis zu erheblich gestörtem Schlaf reichen (Tabelle 9). Die Gründe für die unterschiedlichen Ergebnisse liegen in schwer vergleichbaren oder nicht angegebenen diagnostischen Kriterien für die Anfälle und die Epilepsie der Patienten, im Auftreten von Anfällen während des Schlafes, in der Behandlung der Patienten, in der Dauer der Erkrankung sowie der oft fehlenden Abgrenzung von postparoxysmalem Schlaf. Nach Grand mal kann der restliche Nachtschlaf gestört sein, die Klassifikation in Schlafstadien ist nicht mehr möglich. Bei komplexen fokalen Anfällen ist nachgewiesen, daß die interiktale Spike-Aktivität mit dem Ausmaß der Schlafstörung korreliert (Laverdière u. Montplaisir 1984). Bei zahlreichen nächtlichen spezifisch epileptischen Potentialen kann die Klassifikation von Schlafstadien bedeutend erschwert sein.

Kürzlich wurde über Patienten mit Hypersomnie berichtet, die polygraphisch nachweisbare Schlafstörungen und paroxysmale epileptische Potentiale im REM-

Tabelle 8. Diagnostische Kriterien zur Untersuchung der Epilepsie des frühen Kindesalters mit myoklonisch-astatischen Anfällen vom Lennox-Gastaut-Syndrom

	Epilepsie des frühen Kindesalter mit myoklonisch-astatischen Anfällen (Doose 1985)	Lennox-Gastaut-Syndrom (Beaumanoir 1985)
Synonyme:	Früher: zentroenzephales myoklonisch-astatisches Petit mal (Doose et al. 1970) Später: primär generalisierte myoklonisch-astatische Epilepsie (Gundel et al. 1981 a, b)	
Erkrankungsalter (Jahre):	2–5, knabenwendig (2:1)	3–5, gering knabenwendig
Vorerkrankung:	12 % gestörte psychische Entwicklung	60 % Enzephalopathie
Genetik:	37 % familiär	2,5–40 % Familienanamnese mit Epilepsie
Anfallsarten:	Myoklonische, astatische und myoklonisch-astatische Anfälle, myoklonische und atonische Absencen, tonisch-klonische Anfälle, tonische Anfälle im Schlaf nur bei ungünstigem Verlauf	tonisch-axiale Anfälle, atypische Absencen, atonische Absencen, fokale Anfälle, komplexe fokale Anfälle, häufig: Status epilepticus
EEG:	Initial 4–7/s-Rhythmen, irreguläre Spike-Waves und Polyspike-Waves, 2–3/s-Spike-Waves während Status, oft sehr irregulär, nur selten fokale Abnormitäten	Grundrhythmusverlangsamung Slow-Spike-Waves (3/s) diffus, frontal betont multifokale Abnormitäten Schlaf: „brush" neu 10/s-Rhythmen
Prognose:	In 50 % ungünstig mit Demenz, Grand mal und tonisch-axialen Anfällen im Schlaf, 50 % gut behandelbar mit Valproinsäure und Ethosuximid	Schwer behandelbar, schon zu Beginn verlangsamte psychische Entwicklung. Schlechte Prognose

Tabelle 9. Veränderungen der Schlaforganisation bei Patienten mit Epilepsie

- Verminderter REM-Schlaf häufig nach tonisch-klonischen Anfällen im Schlaf (Bowersox u. Drucker-Colin 1982), nicht aber nach einzelnen komplexen fokalen Anfällen, wohl aber nach mehreren komplexen fokalen Anfällen (Baldy-Moulinier 1982).
- Vermehrtes Aufwachen besonders bei Epilepsien mit einem Amygdala-Hippocampus-Fokus.
- Instabilität der Schlafstadien (häufig unklassifizierbare Epochen, vermehrter Wechsel zwischen Schlafstadien, erhöhte Variabilität der Dauer der einzelnen Schlafstadien).
- Zunahme der Dauer von NREM (Stadium 1–2).
- Abnahme der Dauer von NREM (Stadium 3–4) besonders bei Patienten mit einem neokortikalen Fokus.
- Reduzierte Dichte von Schlafspindeln und K-Komplexen.
- Zunahme der REM-Latenz.
- Zunahme Latenz bis Schlafbeginn.

Schlaf (Phase 2 und 3, mit vermehrtem Aufwachen und verminderter REM-Schlafzeit) aufweisen (Peled u. Lavie 1986). Eine Behandlung mit Phenobarbital und Clonazepam verbesserte die exzessive Tagesschläfrigkeit. Alpträume, Pavor nocturnus, Schlafwandeln, Bettnässen und Factatio capitis nocturna treten in NREM (Phase 3 und 4) auf. Sie sind unabhängig von der, bei wenigen Prozent in Koinzidenz auftretenden Epilepsie (Guilleminault u. Silvestri 1982).

Schlaf-EEG

Seit langem ist bekannt, daß die Ableitung eines EEG des schlafenden Patienten einen diagnostischen Zugewinn bringt, der etwa bei 30 % zusätzlicher paroxysmaler epileptischer Potentiale liegt (Tabelle 10). Ist der Schlaf nach Schlafentzug nicht ergiebig oder bestehen Hinweise auf eine Beziehung zwischen dem Auftreten von Anfällen und einzelnen Schlafstadien, so ist eine Gesamtableitung unter Videokontrolle zu empfehlen (Tabelle 11). Video-EEG-Ganznachtableitungen sind weiterhin zur Diagnose unklarer nächtlicher Anfälle wie Narkolepsie, Pavor nocturnus, Schlafwandeln, Enuresis nocturna, Schlaf-Apnoe-Syndrom, nächtlichen komplexen partiellen Anfällen und hysterischen Anfällen heranzuziehen. Die diagnostische Ausbeute ist im Leichtschlaf (NREM Phase 1 und 2) mit 94 % am größten. Zumeist ist schon im ersten Schlafzyklus die gewünschte Information zu erhalten. Nur selten, in 7 von 71 Fällen bzw. 2 von 88 Fällen, war die diagnostische Information erst im 2. oder 3. Zyklus zu erhalten (Declerck et al. 1982). Bei Aufwachepilepsie sind häufig auch im REM-Schlaf epileptische Potentiale nachzuweisen (Karbowski 1985).

Tabelle 10. Diagnostischer Zugewinn (Declerck et al. 1982)

	Schlaf nach Schlafentzug [%]	[n]	Ganznacht [%]	[n]
		235		50
Generalisierte Epilepsien	30,2	71	32	16
Fokale Epilepsien	37,4	88	26	13
		159		29

Tabelle 11. Indikationen für polygraphische Ganznachtableitungen

Diagnose von Epilepsien	Begründung
Benigne Epilepsie mit zentro-temporalen Spikes	Zunahme von Spikes im Schlaf
Absence-Epilepsie des Kindesalters (Pyknolepsie) Juvenile Absence-Epilepsie Epilepsie mit myoklonischen Absencen Epilepsie mit Aufwach-Grand-mal	Zunahme von meist 3/s-Spike-Wave-Komplexen im NREM-Schlaf Stadium 1
Lennox-Gastaut-Syndrom	Tonische Anfälle und schnelle 10/s-Aktivität im Schlaf

Literatur

Adams DJ, Lueders H (1981) Hyperventilation and six hour EEG recording in evaluation of absence seizures. Neurology 31: 1175–1177

Baldy-Moulinier M (1982) Temporal lobe epilepsy and sleep organization. In: Sterman MB, Shouse MN, Passouant P (eds) Sleep and epilepsy. Academic Press, New York, pp 347–359

Baldy-Moulinier M (1986) Inter-relationships between sleep and epilepsy. In: Pedley TA, Meldrum BS (eds) Recent advances in epilepsy, Vol 3. Churchill Livingstone, Edinburgh, pp 37–55

Bateson MC, Gibberd FB (1974) Nocturnal epilepsy. In: Harris P, Awksley CM (eds) Epilepsy. Churchill Livingstone, Edinburgh, pp 154–157

Beaumanoir A (1985) The Lennox-Gastaut syndrome. In: Roger J, Dravet C, Bureau M, Dreifuss FE, Wolf P (eds) Epileptic syndromes in infancy, childhood and adolescence. John Libbey Eurotext, London Paris, pp 89–99

Berkovic SF, Andermann F (1986) The progressive myoclonus epilepsies. In: Pedley TA, Meldrum BS (eds) Recent advances in epilepsy, Vol 3. Churchill Livingstone, Edinburgh, pp 157–187

Billiard M (1982) Epilepsies and the sleep-wake cycle. In: Sterman MB, Shouse MN, Passouant P (eds) Sleep and epilepsy. Academic Press, New York, pp 269–286

Blom S, Heijbel J (1975) Benign epilepsy of children with centrotemporal EEG foci. Discharge rate during sleep. Epilepsia 16: 133–140

Bowersox SS, Drucker-Colin RR (1982) Seizure modification by sleep deprivation: A possible protein synthesis mechanism. In: Sterman MB, Shouse MN, Passouant P (eds) Sleep and epilepsy. Academic Press, New York, pp 91–104

Cadilhac J (1982) Complex partial seizures and REM sleep. In: Sterman MB, Shouse MN, Passouant P (eds) Sleep and epilepsy. Academic Press, New York, pp 315–324

Christian W (1960) Bioelektrische Charakteristik tagesperiodisch gebundener Verlaufsformen epileptischer Erkrankungen. J Neurol 181: 413–444

Cohen HB, Dement WC (1965) Sleep: Changes in threshold to electroconvulsive shock in rats after deprivation of „paradoxical" phase. Science 150: 1318–1319

Commission on Classification and Terminology of the International League Against Epilepsy (1985) Proposal for classification of epilepsies and epileptic syndromes. Epilepsia 26: 268–278

Dalla Bernardina B, Beghini G (1976) Rolandic spikes in children with and without epilepsy (20 subjects polygraphically studied during sleep). Epilepsia 17: 161–167

Danninger T (1982) Polygraphische Untersuchungen des Schlafes unbehandelter Epilepsiepatienten. Thesis, Berlin

David J (1955) L-épilepsie du réveil. Thése, Lyon

Declerck AC, Wauquier A, Sijben-Kiggen R, Martens W (1982) A normative study of sleep in different forms of epilepsy. In: Sterman MB, Shouse MN, Passouant P (eds) Sleep and epilepsy. Academic Press, New York, pp 329–337

Doose H (1985) Myoclonic astatic epilepsy of early childhood. In: Roger J, Dravet C, Bureau M, Dreifuss FE, Wolf P (eds) Epileptic syndromes in infancy, childhood and adolescence. John Libbey, Eurotext, London New York, pp 78–88

Doose H, Gerken H, Leonhardt R, Völzke E, Völz C (1970) Centrencephalic myoclonic-astatic petit mal. Neuropädiatrie 2: 59–78

Féré C (1890) Les epilepsies et les epileptiques. Alcan, Paris

Gibbs EL, Fuster B, Gibbs FA (1948) Peculiar low temporal localization of sleep-induced seizure discharge of psychomotor type. Arch Neurol Psychiatry 60: 95–97

Gosses R (1984) Die Beziehung zur Fotosensibilität zu den verschiedenen epileptischen Syndromen. Thesis, Berlin

Gotman J (1984) Relationships between triggered seizures, spontaneous seizures, and interictal spiking in the kindling model of epilepsy. Exp Neurol 84: 259–273

Gowers WR (1885) Epilepsy and other chronic convulsive diseases. William Wood, New York

Grahnstedt S (1986) Sleep deprivation and kindled seizures. Exp Neurol 92: 248–260

Guberman A, Gloor P (1974) Cholinergic drug studies of generalized penicillin epilepsy in the cat. Brain Res 78: 203–222

Guilleminault C, Silvestri R (1982) Disorders of arousal and epilepsy during sleep. In: Sterman MB, Shouse MN, Passouant (eds) Sleep and epilepsy. Academic Press, New York, pp 513–531

Gundel A, Baier W, Doose H, Hoovey Z (1981 a) Spectral analysis of EEG in the late course of primary generalized myoclonic-astatic epilepsy. I: EEG and clinical data. Neuropediatrics 12: 62–74

Gundel A, Baier W, Doose H (1981 b) Spectral analysis of EEG in the late course of primary generalized myoclonic-astatic epilepsy. II: Cluster analysis of the power spectra. Neuropediatrics 12: 110–118

Halász P (1982) Generalized epilepsy with spike-wave pattern (GESW) and intermediate states of sleep. In: Sterman MB, Shouse MN, Passouant P (eds) Sleep and epilepsy. Academic Press, New York, pp 219–237

Herpin T (1852) Du prognostic et du traitement curatif de l'épilepsie. Baillière, Paris

Hobson JA, McCarley RW, Freedman R, Pivik RT (1974) Time course of discharge rate changes by cat pontine brain stem neurons during sleep cycle. J Neurophysiol 37: 1297–1309

Hrachovy RA, Frost JD Jr, Kellaway P (1981) Sleep characteristics in infantile spasms. Neurology 31: 688–694

Janz D (1962) The grand mal epilepsies and the sleep-waking cycle. Epilepsia 3: 69–109

Janz D (1969) Die Epilepsien. Spezielle Pathologie und Therapie. Thieme, Stuttgart

Janz D (1974) Epilepsy and the sleep waking cycle. In: Vinken PJ, Bruyn GW (eds) Handbook of neurology, Vol 15: The epilepsies. North Holland, Amsterdam, pp 457–490

Janz D, Christian W (1957) Impulsive petit mal. Dtsch Nervenheilkd 176: 346–386

Janz D, Kern A, Mössinger HJ, Puhlmann HU (1983) Rückfallprognose während und nach Reduktion der Medikamente bei Epilepsiebehandlung. In: Remschmidt H, Rentz R, Jungmann J (Hrsg) Epilepsie 1981. Verlauf und Prognose, neuropsychologische und psychologische Aspekte. Thieme, Stuttgart, S 17–24

Karbowski K (1985) Epileptische Anfälle. Springer, Berlin Heidelberg New York Tokyo

Kellaway P (1985) Sleep and epilepsy. Epilepsia 26 [Suppl 1]: S 15–S 30

Kellaway P, Frost JD Jr (1983) Biorhythmic modulation of epileptic events. In: Pedley TA, Meldrum BS (eds) Recent advances in epilepsy. Churchill Livingstone, New York, pp 139–154

Kostopoulos G, Gloor P (1982) A mechanism for spike-wave discharge in feline penicillin epilepsy and its relationship to spindle generation. In: Sterman MB, Shouse MN, Passouant P (eds) Sleep and epilepsy. Academic Press, New York, pp 11–27

Kronauer RE, Czeisler CA, Pilato SF, Moore-Ede MC, Weitzman ED (1982) Mathematical model of the human circadian system with two interacting oscillators. Am J Physiol 242: R 3–R 17

Lance JW (1977) Familial paroxysmal dystonic choreoathetoris and its differentiation from related syndromes. Ann Neurol 2: 285–293

Langdon-Down M, Brain WR (1929) Time of day in relation to convulsions in epilepsy. Lancet I: 1029–1032

Laverdière M, Montplaisir J (1984) Frequency of epileptic spike activity and sleep disturbance in temporal lobe epilepsy. Sleep Res 13: 177

Lerman P (1985) Benign partial epilepsy with centro-temporal spikes. In: Roger J, Dravet C, Bureau M, Dreifuss FE, Wolf P (eds) Epileptic syndromes in infancy, childhood and adolescence. John Libbey Eurotext, London Paris, pp 150–158

Lieb J, Joseph JP, Engel J, Walker J, Crandal R (1980) Sleep state and seizure foci related to depth spike activity in patients with temporal lobe epilepsy. Electroencephalogr Clin Neurophysiol 49: 538–557

Loiseau P (1964) Crises epileptiques survenant au réveil et épilepsie du réveil. Sud Med Chir 99: 11492–11502

Loiseau P (1985) Childhood absence epilepsy. In: Roger J, Dravet C, Bureau M, Dreifuss FE, Wolf P (eds) Epileptic syndromes in infancy, childhood and adolescence. John Libbey Eurotext, London Paris, pp 106–120

Lugaresi E, Cirignotta F (1981) Hypnogenic paroxysmal dystonia: Epileptic seizure or a new syndrome. Sleep 4: 129–138

Lugaresi E, Pazzaglia P, Franck L, Roger J, Bureau-Paillas M, Ambrosetto G, Tassinari CA (1973) Evolution and prognosis of primary generalized epilepsies of the petit mal absence. In: Lugaresi E, Pazzaglia P, Tassinari CA (eds) Evolution and prognosis of epilepsies. Aulo Gaggi, Bologna, pp 3–22

Mattson R, Pratt KL, Calverley JR (1965) Electroencephalograms of epileptics following sleep deprivation. Arch Neurol 13: 310–315

Montplaisir J, Laverdiére M, Saint-Hilaire JM, Walsh J, Bouvier G (1981) Sleep and temporal lobe epilepsy: A case study with depth electrodes. Neurology 31: 1352–1356

Morikawa T, Seino M, Osawa T, Yagi K (1985) Five children with continuous spike-wave discharges during sleep. In: Roger J, Dravet C, Bureau M, Dreifuss FE, Wolf P (eds) Epileptic syndromes in infancy, childhood and adolescence. John Libbey Eurotext, London Paris, pp 205–212

Niedermeyer E (1982) Petit mal, primary generalized epilepsy and sleep. In: Sterman MB, Shouse MN, Passouant P (eds) Sleep and epilepsy. Academic Press, New York, pp 191–207

Niedermeyer E (1984) Awakening epilepsy („Aufwach-Epilepsie") revisited 30 years later. In: Degen R, Niedermeyer E (eds) Epilepsy, sleep and sleep deprivation. Elsevier, Amsterdam, pp 85–96

Passouant P, Besset A, Carriére A, Billiard M (1975) Night sleep and genralized epilepsies. In: Koella WP, Levin P (eds) Sleep 1974. Karger, Bern, 185–196

Peled R, Lavie P (1986) Paroxysmal awakenings from sleep associated with excessive daytime somnolence: A form of nocturnal epilepsy. Neurology 36: 95–98

Pompeiano O (1969) Sleep mechanisms. In: Jasper HH, Ward AA, Pope A (eds) Basic mechanisms of the epilepsies. Little Brown, Boston, pp 453–473

Prince D, Farrell D (1969) „Centrencephalic" spike-wave discharges following parenteral penicillin injection in the cat. Neurology 19: 309–310

Sato S, Dreifuss FE, Penry JK (1973) The effect of sleep on spike-wave discharges in absence seizures. Neurology 23: 1335–1345

Schmidt D (1984) Behandlung der Epilepsien. Thieme, Stuttgart

Schmidt D (1987) Paroxysmale Choreoathetose. Tagung Bayrischer Nervenärzte. Springer, Berlin Heidelberg New York Tokyo

Schmidt D, Tsai J-J, Janz D (1985) Febrile seizures in patients with complex partial seizures. Acta Neurol Scand 72: 68–71

Shouse MN, Sterman MB (1982) Acute sleep deprivation reduced amygdala-kindled seizure thresholds in cats. Exp Neurol 78: 716–727

Tassinari CA, Dravet C, Roger J (1977) Encephalopathy related to electrical status epilepticus during slow sleep. Electroencephalogr Clin Neurophysiol 43: 529–530

Tassinari CA, Bureau M, Dravet C, Dalla Bernardina B, Roger J (1985) Epilepsy with continonus spikes and waves during slow sleep. In: Roger J, Dravet C, Bureau M, Dreifuss FE, Wolf P (eds) Epileptic syndromes in infancy, childhood and adolescence. John Libbey Eurotext, London Paris, pp. 194–204

Touchon J (1982) Effect of awakening on epileptic activity in primary generalized myoclonic epilepsy. In: Sterman MB, Shouse MN, Passouant P (eds) Sleep and epilepsy. Academic Press, New York, pp 239–248

Tsuboi T (1977) Primary generalized epilepsy with sporadic myoclonias of myoclonic petit mal type. Thieme, Stuttgart

Wirz-Justice A, Tobler I, Kafka MS, Naber D, Marangos PJ, Borbély AA, Wehr TA (1981) Sleep deprivation: Effects on circadian rhythms of rat brain neurotransmitter receptors. Psychiatry Res 5: 67–76

Wolf P (1985) Epilepsy with grand mal on awakening. In: Roger J, Dravet C, Bureau M, Dreifuss FE, Wolf P (eds) Epileptic syndromes in infancy, childhood and adolescence. John Libbey Eurotext, London Paris, pp 259–270

Wolf P, Inoue Y (1984) Therapeutic response of absence seizures in patients of an epilepsy clinic for adolescents and adults. J Neurol 231: 225–229

Wolf P, Röder UU (1982) Sleep patterns in untreated epileptic patients with seizures during sleep or after awakening. In: Sterman MB, Shouse MN, Passouant P (eds) Sleep and epilepsy. Academic Press, New York, pp 411–419

Wolf P, Röder-Wanner UU, Brede M (1984) Influence of therapeutic phenobarbital and phenytoin medication on the polygraphic sleep of patients with epilepsy. Epilepsia 25: 467–475

Wyler AR (1974) Epileptic neurons during sleep and wakefulness. Exp Neurol 42: 593–608

Young GB, Blume WT, Wells GA, Mertens WC, Eder S (1985) Differential aspects of sleep epilepsy. Can J Neurol Sci 12: 317–320

Zwicker AP, Calil HM (1986) The effects of REM sleep deprivation on striatal dopamine receptor sites. Pharmacol Biochem Behav 24: 809–812

Medikamentöse Therapie der Schlafstörungen

P. CLARENBACH, H. EBEL, B. BIRMANNS

Es ist nicht einfach, in diesem perfekten Programm ein paar wenige, noch nicht abgehandelte Schlafstörungen zu finden, um an ihnen — mehr pragmatisch als theoretisch — Überlegungen zum aktuellen Stand der Therapie anzustellen.

Überblickt man die Klassifikation der Schlafstörungen durch die Association of Sleep Disorders Centers (1979), steht die Besprechung der folgenden Krankheitsbilder noch aus:

- Die *Parasomnien*
- Die *Rhythmusstörungen*
- und die *Insomnien* und *Hypersomnien*
  bei internistischen oder neurologischen *Grunderkrankungen*
  in der *Menopause*
  bei *Medikamenten-* oder *Alkoholabusus*
  bei Nächtlichem *Myoklonus* und/oder *„Restless Legs“*
  bei *Erlebnisreaktionen* („transient psychophysiological“)

Parasomnien

Der *Somnambulismus,* das Schlafwandeln also, tritt in den Stadien 3 und 4 auf; wichtiger als eine medikamentöse Behandlung mit z.B. Imipramin (Tofranil), die ohnehin wenig Erfolg verspricht, ist der Schutz des Schlafwandlers vor Verletzungen.

Eine neue und seltene Dimension dieses Problems stellt die Ausübung von Gewalt während des Schlafwandelns dar: In den drei von Oswald und Evans (1985) berichteten Fällen wurden die Delinquenten freigesprochen.

Der *Pavor nocturnus,* der dem Schlafwandeln vorausgehen kann und ebenso familiär gehäuft ist, tritt ebenfalls während der Stadien 3 und 4 auf; zumindest bei Kindern ist vor einer medikamentösen Therapie das psychologische Umfeld zu klären; medikamentös wird Thioridazin (Melleretten) empfohlen. Nach Tassinari et al. (1972) zeigt das EEG während der Phase des Pavor nocturnus keine Paroxysmen, auch wenn in anderen Phasen des Nachtschlafes im Rahmen einer Epilepsie Paroxysmen zur Ableitung kommen, d.h., es besteht kein Zusammenhang mit der Epilepsie.

Die *Enuresis nocturna* tritt überwiegend in den Stadien 3 und 4 auf, meist unmittelbar vor dem REM-Schlaf; nach Ausschluß neurologischer Grunderkrankungen (Spina bifida, spinaler Prozeß) ist die psychologische Situation der Familie in die Überlegungen zur Ätiologie mit einzubeziehen. Scheint eine medikamentöse Therapie unumgänglich, kann ein Versuch mit Imipramin (Tofranil) gemacht werden.

Der *Bruxismus,* das nächtliche Zähneknirschen, ist eine pathologische Variante der sog. Leermastikation, die nach Koeck (1982) mit einer gewissen Periodik bis zu 25 % des Nachtschlafes einnimmt; es überwiegt das Auftreten im Stadium 2, das EEG zeigt keine Besonderheiten: ggf. sind kieferorthopädische Maßnahmen erforderlich, medikamentös wird Diazepam (Valium) empfohlen.

Nicht eingegangen sei bei dieser Besprechung der Parasomnien auf die Schlafepilepsie (s. Schmidt in diesem Band, S. 103) und die Alpträume.

Rhythmusstörungen

Die beiden wesentlichen Formen der erzwungenen Rhythmusstörung sind die Schichtarbeit und der „jet lag", d.h. die Umstellungsphase nach Wechsel der Zeitzone.

Bei der *Schichtarbeit* sind im wesentlichen zwei Formen zu unterscheiden:

- die reine Nachtarbeit z.B. der Nachtschwester:
  eine konstante Tag-Nacht-Umkehr, auf die sich alle endogenen Rhythmen einstellen würden, wenn auf die sozialen Kontakte am Tage verzichtet werden könnte.
- Wechsel von Früh-, Spät- und Nachtschicht:
  hier bleibt der Arbeitende in den normalen Rhythmus seiner Umwelt eingebunden, d.h., bei jedem Schichtwechsel kommt es zu einem neuen Konflikt mit dem äußeren Rhythmus bzw. dem vorausgegangenen; Arbeiter mit derart rotierender Schicht zeigen deutlich mehr Schlafstörungen als solche mit ausschließlicher Nachtarbeit (Dahlgren 1981)

Therapeutische Empfehlungen

- Länge der einzelnen Schichtphasen:
  nicht wesentlich über 3 Tage unter Beibehaltung des äußeren Rhythmus; auf diese Art wäre z.B. eine Kumulation des Schlafdefizits zu vermeiden.
- Richtung des Schichtwechsels:
  anstelle des üblichen „phase advance" sollte ein „phase delay" im Sinne der Reihenfolge Nachtschicht—Frühschicht—Spätschicht treten (Czeissler et al. 1982)
- medikamentöse Einschlafhilfe:
  u.U. Einnahme kurz (Oxazepam) oder ultrakurz (Triazolam) wirksamer Benzodiazepinhypnotika zur Erleichterung des Einschlafens (Bilwise et al. 1984).

Der *„jet lag"* ist subjektiv und nach Leistungstests ausgeprägter und länger bei Zeitzonenwechsel nach Osten, d.h. bei „phase advance", als nach Westen, d.h. bei „phase delay".

Wer z.B. mittags von Frankfurt nach New York fliegt, wird frühestens gegen 4 Uhr mrogens, d.h. 22 h Ortszeit, zu Bett gehen können, d.h., er erlebt einen *30-h-Tag:* Dieser Schlafaufschub ist natürlich gleichzeitig eine Einschlafhilfe, d.h., die Einschlaflatenz wird kurz sein, dagegen bedarf es evtl. eines Durchschlafmittels nach Art der mittellang wirksamen Benzodiazepine, um 3 h später das Aufwachen zu verhindern.

Umgekehrt der Flug nach Tokio: Wer mittags in Frankfurt abfliegt, wird nach 20 h Flugzeit und hoffentlich gutem Schlaf um 8 Uhr „innerer Zeit", aber 16 Uhr Ortszeit in Tokio ankommen, d.h., er erlebt einen *16-h-Tag.* Hier sind die ultrakurz wirksamen Benzodiazepine, in nächster Zukunft evtl. auch Melatonin indiziert: Nach zwei kürzlich erschienenen Berichten kommt dem Benzodiazepin Triazolam eine mögliche Rolle bei der Verschiebung endogener Rhythmen zu (Turek u. Losee-Olson 1986), und das Epiphysenhormon Melatonin wurde mit Erfolg bei Ostflügen erprobt (Arendt et al. 1986). Beide Untersuchungen bedürfen jedoch der Bestätigung und Erweiterung.

In Europa selten diagnostiziert sind die *Syndrome der verfrühten oder verspäteten Schlafphase,* Störungen also, bei denen die individuelle Einschlafbereitschaft der Echtzeit vorausgeht oder hinterherhinkt; Störungen, bei denen der Patient im einen Falle am frühen Abend schon müde ist und morgens vorzeitig erwacht, im anderen Falle z. B. erst nach Mitternacht einschläft, um bis in den späten Morgen im Schlaf zu bleiben: Kurz, es handelt sich um Extremvarianten des Morgen- oder Abendtyps. Notwendigerweise kommt es dabei zu Kollisionen mit den Rhythmen der Umwelt; hier empfiehlt sich ein geduldiges Training umweltgerechter Schlafzeiten, durch z. B. täglich 20minütiges Vorverlagern bzw. Verzögern des Einschlafzeitpunktes.

Insomnie/Hypersomnie

Nun aber zu den Schlafstörungen im engeren Sinne, den Insomnien und Hypersomnien. Ist die Insomnie durch eine unzureichende nächtliche Schlafzeit und/oder Schlafqualität mit erhöhter Tagesmüdigkeit gekennzeichnet, so charakterisiert die Hypersomnie ein vermehrtes Schlafbedürfnis am Tage, das objektiv zwar Ausdruck eines gestörten Nachtschlafes ist, subjektiv jedoch ohne Zusammenhang zu sein scheint. Es liegt demnach in jedem Fall mehr eine Störung des Schlafes als des Wachbleibens vor, weshalb im folgenden vor allem auf die insomnischen Störungen eingegangenen werden soll.

Sicher sind dennoch nicht bei jeder Insomnie, vor allem nicht bei internistischen und neurologischen Grunderkrankungen oder in der Menopause, Hypnotika indiziert:

Zu den *internistischen Erkrankungen, die mit Schlafstörungen eingehergehen* und daher vor Gabe eines Hypnotikums ausgeschlossen werden müssen, zählen:
- Rheumatischer Formenkreis mit Schmerzen und Bewegungseinschränkung
- Ulcus ventriculi oder duodeni; gastroösophagaler Reflux
- Kardiopathien: Angina pectoris, Herzinsuffizienz, Arrhythmie
- Chronische obstruktive Lungenerkrankung mit Apnoesyndrom, Niereninsuffizienz; z. B. Dialyse oder Transplantation
- M. Addison, Cushing-Syndrom
- Diabetes: iatrogene Hypoglykämien, autonome Neuropathien mit Apnoesyndrom,
- Akromegalie mit stenosierenden Veränderungen der oberen Luftwege und Apnoesyndrom
- Hyper- und Hypothyreose
- Tuberkulose mit z. B. Dyspnoe und Schwitzen

- Syphilis mit z. B. Pruritus oder lanzinierenden Schmerzen
- Leberinsuffizienz mit nächtlichen Delirien

Neurologisch-relevante Erkrankungen mit Schlafstörungen sind:

- Enzephalitis, Schlafepilepsie, Myoklonusepilepsie
- Hirntumoren: Epiphyse, Hypothalamus, Hirnstamm, 3. Ventrikel
- Zerebrovaskuläre Insuffizienz, Migräne, Cluster-Kopfschmerz
- Neurodegenerative Demenzen, M. Parkinson, Shy-Drager-Syndrom
- Multiple Sklerose, amyotrophe Lateralsklerose
- Myotone Dystrophie, Fibrositissyndrom
- Karpaltunnelsyndrom, Meralgia paraesthetica, Wadenkrämpfe

Schlafstörungen in der Menopause

Für die Therapie der Insomnie in der Menopause, oft im Zusammenhang mit nächtlichen Hitzewallungen gesehen (Erlik et al. 1981), hat sich die Gabe von Östrogenen bewährt (Thomson u. Oswald 1977); berücksichtigt man, daß Östrogene zum einen den Serotoninvorläufer Tryptophan aus seiner Albuminbindung befreien (Thomson et al. 1977) und zum anderen ein Pyrrolase-Inhibitor sind, also den Tryptophanabbau hemmen, paßt die Substitution des Östrogenmangels in der Menopause zu den Vorstellungen einer Therapie der Insomnie durch Tryptophan.

Überraschend häufig findet sich in den polygraphischen Registrierungen vor allem älterer schlafgestörter Patienten ein nächtlicher Myoklonus und/oder ein Restless-legs-Syndrom:

Der *nächtliche Myoklonus* ist nicht mit der Myoklonusepilepsie zu verwechseln, es handelt sich vielmehr um periodisch auftretende Serien von Kontraktionen vor allem der Fußheber, die jeweils 0,5–5 s dauern und von 20–40 s langen Pausen unterbrochen werden.

Therapeutisch werden Benzodiazepine (Clonazepam) und Carbamazepin empfohlen.

Das *Restless-legs-Syndrom* ist gelegentlich Ausdruck einer Polyneuropathie oder B_{12}-Avitaminose, häufig aber ätiologisch nicht zu klären. Therapeutisch werden bei beiden Syndromen neben B-Vitaminen, Carbamazepin und Clonazepam-Dopa + Decarboxylasehemmer empfohlen.

Eine andere Gruppe von Schlafstörungen, die nicht mit Hypnotika zu behandeln sind, stellen pharmakogene Insomnien nach scheinbar unverdächtigen Medikamenten dar.

Schlafhemmende Medikamente

Betablocker	Bronchodilatatoren	α-Methyl-DOPA
Phenytoin	MAO-Hemmer	antriebssteigernde Trizyklika
Zytostatika	ACTH, Steroide	Thyroxin
Appetitzügler		

Gesondert genannt als schlafstörend seien Kaffee, Tee, Cola und Nikotin.

Wie sensitiv der Schlaf des Menschen auf z. B. Veränderungen in der noradrenergen Transmission reagiert, zeigen die folgenden Untersuchungsergebnisse mit Clonidin (Catapressan), einem präsynaptischen α-Agonisten, der die endogene Noradrenalinfreisetzung vermindert, und Yohimbin (z. B. Yohimbin „Spiegel"), einem Antagonisten am selben Rezeptor mit entgegengesetzter Wirkung: Während Clonidin (225 μg) den Tiefschlaf vermehrt und den REM-Schlaf vermindert, führt die Behandlung mit 15 mg Yohimbin zu einer Reduktion des Non-REM- und einer Erhöhung des REM-Schlafes (Kanno u. Clarenbach 1985).

Wichtig sind jedoch auch jene Schlafstörungen, die durch unsachgemäße Einnahme von Hypnotika und Stimulanzien sowie durch chronischen Alkoholismus induziert werden:

So findet sich eine *Insomnie* bei
- Toleranz gegenüber Hypnotika,
- Entzug von Hypnotika (Rebound-Insomnie),
- chronischer Einnahme von Stimulanzien oder
- chronischem Alkoholismus,

dagegen eine *Hypersomnie* bei
- Toleranz gegenüber Stimulanzien,
- Entzug von Stimulanzien,
- chronischer Einnahme von Sedativa/Hypnotika oder
- chronischem Alkoholismus.

Soweit die nichtpsychogenen Schlafstörungen.

- Wie aber verhält man sich z. B. bei erlebnisreaktiven Insomnien, denen man zu Beginn ja nicht ansieht, ob sie transient sind oder chronifizieren:
- Soll man zu einem der klassischen Hypnotika greifen, den Barbituraten z. B., dem Chloralhydrat, Meprobamat oder Methaqualon?
- Darf man Benzodiazepine geben?
- Soll man L-Tryptophan versuchen?
- Oder kann man sich mit sedierenden Antidepressiva oder niederpotenten Neuroleptika helfen? Oder gar mit Naturheilmitteln?

Bei Abwägung von erwünschtem Effekt und bekannten Nebenwirkungen bleiben in der Therapie der Insomnien heute u. E. nur die Benzodiazepine, das L-Tryptophan, die sedierenden Antidepressiva und niederpotenten Neuroleptika.

Kurz zu den beiden letztgenannten: Zu bedenken sind die kardialen und anticholinergen Nebenwirkungen sowie die frühen und späten Nebenwirkungen auf das extrapyramidal-motorische System, d. h. der pharmakogene Parkinsonismus sowie die tardive Dyskinesie. Dennoch sind Substanzen wie Amitriptylin (Saroten, Laroxyl), Doxepin (Aponal) oder Melperon (Eunerpan) aus der Therapie chronischer Schlafstörungen nicht wegzudenken.

- *Was läßt sich über die Benzodiazepine als Hypnotika sagen?*

Ihre schlafinduzierende und -erhaltende Potenz ist unbestritten, bekannt auch die Gesetzmäßigkeiten der Wirkungsdauer und der Rezeptoraffinität. Kontrovers werden dagegen die folgenden Gesichtspunkte diskutiert:

- *Machen die Benzodiazepine abhängig?*

Eine Analyse von 118 Publikationen aus den Jahren 1961–1977 (Marks 1978) ergab unter polytoxikomanen Patienten 401 Benzodiazepinabhängige, unter den nur mit Benzodiazepinen therapierten 57 Abhängige.

Auf 100000 Benzodiazepinverschreibungen kommen nach einer Erhebung Ladewigs in der Schweiz 1980/81 nur 2 Abususpatienten (1982).

Poser et al. (1983) fanden 263 benzodiazepinabhängige Patienten zwischen 1976–1981, davon 33 % *ausschließlich* benzodiazepinabhängige; es wurde auf ein Abhänigkeitsrisiko von 20 pro 100000 Verschreibungen geschlossen.

Dieser Wert für den primären oder *ausschließlichen Benzodiazepinabusus* ist gering, vergleicht man ihn z. B. mit dem der Alkoholiker, dies ist jedoch wenig relevant, bedenkt man die Häufigkeit der Mehrfachmedikation, sei sie verordnet oder selbst inszeniert, ganz zu schweigen vom gleichzeitigen Alkoholmißbrauch.

Wie lange dauert es bis zu einer möglichen Abhängigkeit?
Hier werden unterschiedliche Intervalle von 4, 6 oder 14 Wochen angegeben; Einigkeit besteht jedoch darüber, daß mit der Dauer der Benzodiazepineinnahme die Wahrscheinlichkeit der Gewöhnung steigt, während die Art der Benzodiazepine, pharmakokinetische Daten oder Rezeptoraffinitäten von geringerer Bedeutung sind. Selbst die Dosis scheint keine ausschlaggebende Rolle zu spielen, werden doch low-dose-Abhängigkeiten beschrieben (Wolf u. Rüther 1984).

Gelegentlich werden die beim Absetzen von Benzodiazepinen auftretenden Rebound- und Entzugssymptome verwechselt, obwohl sie unterschiedliche Dynamik und Qualität zeigen: So treten die Entzugssymptome in Abhängigkeit von der Eliminationshalbwertszeit des Benzodiazepins relativ rasch auf, zeigen eine rasche Zunahme und laufen meist im Sinne eines deliranten Syndromes ab; die Reboundsymptome dagegen entwickeln sich erst allmählich, z. B. im Sinne einer Reboundinsomnie oder eines REM-Schlaf-Rebounds und können länger anhalten (Rickels 1981).

Symptome bei Benzodiazepinentzug

Delir
zerebraler Anfall
neurasthenisch-psychovegetativ:
- Tremor
- Schwitzen
- Übelkeit
- Diarrhoe
- Schlafstörungen
- fibrilläre Muskelzuckungen
- Konzentrationsstörungen

Angstsyndrome:
- Panikattacken
- psychotische Angstsymptome
- Psychosen paranoiden Charakters

Derealisations- und Depersonalisationserlebnisse

Wahrnehmungsanomalien (Mikropsie, Makropsie)
depressive Verstimmungen
agitiert endogen-depressive Bilder mit Suizidgefahr.

Indikationen für die Benzodiazepine als Hypnotika bleiben nach allen diesen Einschränkungen:

- der „jet lag", wobei z.B. dem Triazolam möglicherweise sogar eine Rolle bei der Phasenverschiebung der inneren Uhr zukommt (Turek u. Losee-Olson 1986),
- die transiente psychophysiologische Insomnie,
- unter „idealen" Voraussetzungen der Compliance auch die chronische Insomnie, wenn Patient und Arzt der Versuchung einer Dosiserhöhung widerstehen.

Zur Wirksamkeit des L-Tryptophan (Kalma, L-Tryptophan AS) gibt es mehr Kontroversen als Übereinstimmung. Es sei der Versuch einer Klärung unternommen:

Es stimmt nicht, daß es keine doppelblinden Laborstudien gäbe;
es stimmt wohl, daß

- sie sich auf kurze Beobachtungszeiten erstrecken,
- dabei z.T. sehr hohe Dosen verwendet wurden,
- keine Dosis-Wirkungskurve zwischen 1 und 10 g etablierbar ist, und
- der Effekt z.T. erst nach dem Absetzen auftrat.

Rationale der L-Tryptophantherapie ist die Serotoninhypothese des Schlafes nach Jouvet (1972), die besagt, daß das in den Raphekernen aus Tryptophan über 5-OH-Tryptophan gebildete 5-OH-Tryptamin (= Serotonin) den Non-REM-Schlaf einleitet und aufrechterhält und den REM-Schlaf bahnt. Erste Untersuchungen mit Tryptophan als Hypnotikum stammen von Oswald et al. (1966) und Hartmann (1967).

Klinische Studien mit L-Tryptophan zeigen (nach einem Review von Schneider-Helmert u. Spinweber 1986)

- bei doppelblind-Design unterschiedliche Ergebnisse (verkürzte Einschlaflatenz, gebesserte Insomnie, unveränderte Insomnie),
- als niedrigste, noch effektive Dosis 1 g,
- zwischen 1 und 10 g keine Dosis-Wirkungskurve,
- keine Sofortwirkung bei chronischer Insomnie,
- bei chronischen Insomnien Wirkung erst im tryptophanfreien Intervall,
- wenig Nebenwirkungen, keine Gewöhnung, keine Entzugssymptome,
- physiologisches Schlafmuster, z.B. keine REM-Suppression,
- keine primäre Sedierung,
- eine hypnotische Wirkung vor allem bei Patienten mit häufigen „arousals".

Demgegenüber weisen Borbely u. Youmbi-Balderer (1986) darauf hin, daß es keine doppelblinden Labor-Langzeitstudien zur Wirksamkeit von L-Tryptophan gäbe, und lehnen vor allem die Etikettierung als natürliches, biologisches Schlafmittel ab.

Wenn ein Serotoninvorläufer wie L-Tryptophan nun wirklich schlafanstoßend wirkt, müßte bei Gabe eines 5HT-Antagonisten der physiologische Schlaf gestört oder zumindest in einzelnen Stadien reduziert sein.

Diese Hypothese konnte durch Gabe des selektiven postsynaptischen Serotoninantagonisten Ritanserin (Janssen) bei 7 gesunden Probanden verfolgt werden: Es fand sich eine hochsignifikante Zunahme der Stadien 3 und 4 von 17,1 auf 32,0 % bei Abnahme des Stadiums 1 von 10,5 auf 6,3 %, ein Befund, der im akuten Experiment von Idzikowski et al. (1986) bestätigt wurde und Beobachtungen von Spiegel (1981) und Oswald et al. (1982) mit anderen Serotoninantagonisten entspricht.

Der scheinbare Widerspruch, nämlich Therapie der Insomnie mit einem Serotoninvorläufer einerseits und Zunahme des Tiefschlafes nach einem Serotoninantagonisten andererseits, ist derzeit zwar nicht auflösbar, jedoch zumindest kommentierbar:

- Beide Substanzen erzielen dieselbe Wirkung am postsynaptischen Rezeptor, nämlich eine sog. „down-regulation“ (Leysen et al. 1986), was im Falle des Ritanserins der klassischen Rezeptoradaptationstheorie widerspricht.
- Es könnte sein, daß die schlafinduzierende Wirkung des Serotonins durch S_1-Rezeptoren vermittelt wird, während Aktivierung der S_2-Rezeptoren hemmend wirkt; die Schlafstörungen nach β-Rezeptorenblocker, die zugleich S_1-Antagonisten sind, wären hierfür ein Anhalt.

Zusammenfassend sei auf die Notwendigkeit einer ausführlichen Medikamentenanamnese ebenso wie einer gründlichen neurologisch-internistischen Diagnostik der Schlafstörungen verwiesen. Therapeutisch ist nach dem Stand unserer Kenntnisse und der Erfahrung der Schlaflabors bei der *chronischen* Insomnie ein Versuch mit L-Trytophan gerechtfertigt, bevor man sich auf die Gabe der — wenn auch in geringem Ausmaß — toleranzinduzierenden Benzodiazepine oder der nebenwirkungsreichen Trizyklika oder Neuroleptika einläßt.

Literatur

Arendt J, Aldhous M, Marks V (1986) Alleviation of jet lag by melatonin: Preliminary results of controlled double blind trial. Br Med J 292: 1170

Association of Sleep Disorders Centers (1979) Classification of sleep and arousal disorders. Sleep 2: 1–137

Bilwise D, Seidel W, Greenblatt DJ, Dement W (1984) Night time and day time efficacy of flurazepam and oxazepam in chronic insomnia. Am J Psychiatry 141: 191–195

Borbély AA, Youmbi-Balderer G (1986) Ist Tryptophan ein „biologisches Schlafmittel“? Schweiz Rundschau Med Prax 75 (26): 785–791

Czeissler CA, Moore-Ede MC, Coleman RM (1982) Rotating shift work schedules that disrupt sleep are improved by applying circadian principles. Science 217: 460–463

Dahlgren K (1981) Adjustment of circadian rhythms and EEG sleep functions to day and night sleep amongst permanent night workers and rotating shiftworkers. Psychophysiology 18: 381–391

Erlik Y, Tataryn IV, Meldrum DR, Lomax P, Bajorek JG, Judd HL (1981) Association of waking episodes with menopausal hot flushes. Jama 245: 1741–1744

Hartmann E (1967) The effect of tryptophane on the sleep-dream cycle in man. Psychonom Sci 8: 479–480

Idzikowski C, Mills FJ, Glennard R (1986) 5-Hydroxytzryptamine-2 antagonist increases human slow wave sleep. Brain Res 378: 164–168

Jouvet M (1972) The role of monoamines and acetylcholine — containing neurons in the regulation of the sleep-waking cycle. Ergeb Physiol 64: 166–307

Kanno O, Clarenbach P (1985) Effect of clonidine and yohimbine on sleep in man: Polygraphic study and EEG analysis by normalized slope descriptors. Electroencephalogr Clin Neurophysiol 60: 478–484

Koeck B (1982) Motorik des Unterkiefers während des Nachtschlafes. Schweiz Monatsschr Zahnheilkd 92: 1109–1121

Ladewig D (1982) Abusus von Benzodiazepin-Tranquilizern. Med Welt 33 (38): 1306–1309

Leysen JE, Gompel P van, Gommeren W, Woestenborghs R, Janssen PAJ (1986) Down regulation of serotonin-S2 receptor sites in rat brain by chronic treatment with the serotonin-S2 antagonists: Ritanserin and setoperone. Psychopharmacology 88: 434–444

Marks J (1978) The benzodiazepines. Use, overuse, misuse, abuse. MTP Falcon House, Lancaster

Oswald I, Ashcroft GW, Berger RJ, Eccleston D, Evans JI, Thacore VR (1966) Some experiments in the chemistry of normal sleep. Br J Psychiatry 112: 391–399

Oswald I, Adam K, Spiegel R (1982) Human EEG slow wave sleep increased by a serotonin autagonist. Electroencephalogr Clin Neurophysiol 54: 583–586

Oswald I, Evans J (1985) On serious violence during sleep-walking. Br J Psychiatry 147: 688–691

Poser W, Poser S, Kemper N (1983) Benzodiazepin-Abhängigkeit: Gibt es Unterschiede zwischen den verschiedenen Substanzen? In: Waldmann H (Hrsg) Medikamentenabhängigkeit. Akademische Verlagsgesellschaft, Wiesbaden, S 55–63

Rickels K (1981) Benzodiazepines: Use and misuse. In: Klein DF, Rabkin J (eds) Anxiety: New research and changing clinical evidence. Raven Press, New York, pp 1–26

Schneider-Helmert D, Spinweber CL (1986) Evaluation of L-tryptophan for treatment of insomnia: A review. Psychopharmacology 89: 1–7

Spiegel R (1981) Increased slow wave sleep in man after several serotonin antagonists. In: (W. P. Koella, ed.) Sleep 1980. Karger, Basel, S 275–278

Tassinari CA, Mancia D, Dalla Bernadina B, Gastaut H (1972) Pavor nocturnus of non-epileptic nature in epileptic children. Electroencephalogr Clin Neurophysiol 33: 603–607

Thomson J, Oswald I (1977) Effect of estrogen on the sleep, mood and anxiety of menopausal women. Br Med J II: 1317–1319

Thomson J, Maddock J, Aylward M, Oswald I (1977) Relationship between nocturnal plasma oestrogen concentration and free plasma tryptophan in perimenopausal women. J Endorcrinol 72: 395–396

Turek FW, Losee-Olson S (1986) A benzodiazepine used in the treatment of insomnia phase-shifts the mammalian circadian clock. Nature 321: 167–168

Wolf B, Rüther E (1984) Benzodiazepin-Abhängigkeit. MMW 126: 294–296

Behandlung chronischer Schlafstörungen

R. Steinberg, P. M. Brenner, R. Lund, E. Rüther

Die Behandlung von Schlafstörungen ist Aufgabe eines jeden Arztes. Macht wohl der größere Teil aller Schlafstörungen wegen der eher kurzfristigen Natur kaum größere therapeutische Probleme, ist die chronisch geklagte Schlafstörung eine therapeutische Herausforderung mit nicht selten frustranem Erleben bei Patient und Therapeut. Die in den letzten zwei Jahrzehnten entstandenen Schlaflaboratorien und Ambulanzen (Steinberg et al. 1984 a, b) sind vornehmlich Anlaufstelle chronisch schlafgestörter Patienten. Einer Beschreibung der Klientel soll die in experimenteller und klinischer Erfahrung begründete Vorgehensweise bei chronischen Schlafstörungen folgen.

In den Jahren 1981–1984 wandten sich 750 Patienten an die Schlafambulanz der Psychiatrischen Universitätsklinik München, zum großen Teil überwiesen durch ihre behandelnden Ärzte. Zunächst wurde ein ausführlicher Schlaffragebogen zugesandt, den 500 Patienten zurücksandten. 478 erschienen zu einem Erstinterview (Tabelle 1). In dieser nur geringfügig vorausgelesenen Klientel fanden sich 2 % exogene Schlafstörungen wie Schnarchen des Partners, ein überheizter Schlafraum oder ähnliches. Bei 3,5 % waren die Schlafstörungen eindeutig einer psychotischen Erkrankung zuzurechnen. 4,5 % der Patienten litten an einer Narkolepsie. Bei 10 % war das überwiegende Symptom einer hyposomnen Schlafstörung einer organischen Erkrankung zuzurechnen, wobei Herzinsuffizienzen, chronische Schmerzzustände im Rahmen rheumatischer Erkrankungen oder HWS-Syndrome überwogen. 12 % der Klientel zeigten deutliche Symptome einer Medikamenten- oder Alkoholabhängigkeit. Bei 13 % der Patienten ließen sich eine nächtliche Apnoe, Parasomnien wie Bruxismus, Pavor nocturnus, Nykturie und anderes feststellen. 16 % der Patienten konnten aus dem Erstgespräch im Zusammenhang mit dem Schlaffragebogen nicht sicher diagnostisch eingeordnet werden, wobei eine psychiatrische oder eine gravierendere somatische Krankheit ebensowenig anzunehmen war wie beim Großteil, nämlich fast 40 % aller Patienten, bei denen die Schlafstörung als psychophysiologische bzw. idiopathische Hyposomnie aufzufassen war.

Tabelle 1. Schlafambulanz-Diagnosen (München 1981–1984, n = 478)

2%	Exogen
3,5%	Psychotisch
4,5%	Narkolepsien
10%	Organisch
12%	Medikamenten- und/oder Alkoholabhängigkeit
13%	Apnoe, Somnambulismus Myoklonie, „restless legs“
16%	Unklare Diagnosen
39%	Psychophysiologisch

In der Behandlung der chronischen Schlafstörung stehen Hypnotika an erster Stelle. Tabelle 2 enthält eine Zusammenstellung der Medikamentenanamnese von 283 Patienten der Schlafambulanz. Etwa ein Fünftel nahm zum Untersuchungszeitpunkt und in den vorausgehenden 4 Wochen kein Medikament. 17 % verwandten ein, 32 % mehrere Hypnotika regelmäßig. Eine Kombination von Hypnotika mit Alkohol setzten 19 % als Schlafmedikation ein. Hypnotika und andere Psychopharmaka verwandten 13 %. Eine erhebliche Anzahl, nämlich 21 % der Patienten, nahmen eine höhere Dosierung ein als von ihren Ärzten verordnet oder empfohlen worden war (Nedopil et al. 1984).

Stellt man schlafgesunden Personen schlafgestörte Patienten gegenüber, bei denen weder eine neurotische, psychotische oder somatische Ursache zu finden ist, werden einige Charakteristika sehr deutlich. Tabelle 3 vergleicht 20 idiopathische Hyposomnien — die Geschlechtsverteilung und das durchschnittliche Alter entsprechen in etwa der gesamten Schlafambulanz — mit 20 in Alter und Lebensumständen ähnlichen Kontrollpersonen. Der durchschnittliche hyposomne Patient ist 46 Jahre alt, die Schlafstörung besteht seit mehr als 10 Jahren. Einschlaf- und Durchschlafstö-

Tabelle 2. Hyposomnie (Hypnotikagebrauch bei Erstkontakt, n = 283)

Kein Medikament	19%
Ein Medikament	17%
Mehrere Medikamente	32%
Medikamente und Alkohol	19%
Hypnotika und andere psychotrope Medikamente	13%
Dosissteigerung	21%

Tabelle 3. Schlafgestörte – Schlafgesunde

	Idiop. Hypos. n = 20 15 f / 5 m	Kontrolle n = 20 15 f / 5 m
Alter (x ± SD, Jahre)	46,6 ± 9,2	43,6 ± 11
Dauer der Schlafstörungen	11,0 ± 9 Jahre	–
Einschlafstörungen	75%	15%
Durchschlafstörungen	75%	10%
Schlafmittel	1,9 ± 1	–
Dauer der Einnahme	11 ± 9 Jahre	–
Einschlaflatenz		
ohne Medikamente	1–2,5 h	10–30 min
mit Medikamenten	30–60 min	10–30 min
Subj. Schlafdauer		
ohne Medikamente	2,9 ± 1,8 h	7,2 ± 0,9 h
mit Medikamenten	5,8 ± 1,9 h	7,4 ± 1,1 h
gewünschte Schlafdauer	7,6 ± 1,0 h	7,9 ± 1,0 h
Schlafqualität (1–5)	sehr leicht (4,2)	normal (2,7)
Nächtliche Wachphasen	2,6 ± 1,3	0,8 ± 0,9
Müde während des Tages	65%	20%
Schlaf untertags	5%	20%

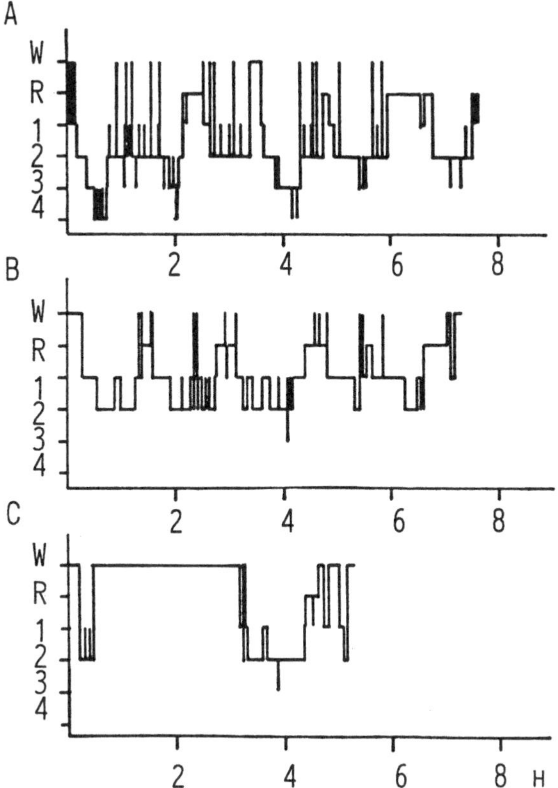

Abb. 1. A Schlafprofil eines 36jährigen Mannes, chronische Hyposomnie. **B** Schlafprofil einer 42jährigen Frau, Low-dose-Abhängigkeit von 3 mg Bromazepam. **C** Schlafprofil eines 33jährigen Mannes, High-dose-Abhängigkeit von 30 mg Bromazepam, s. Text. *W* Stadium Wach; *R* Stadium REM (Rapid Eye Movements), Stadien 1, 2, 3 und 4. Zeitachse in Stunden vom Zeitpunkt Licht-aus an

rungen werden in gleichem Prozentsatz genannt. Untersuchungen von Engel u. Engel (1980) haben gezeigt, daß sie generell häufig zusammen auftreten, eine Differenzierung nur in seltenen Fällen sinnvoll ist. Jeder dieser Patienten nahm im Mittel zwei verschiedene Schlafmittel ein, die Einnahmedauer war identisch mit der Dauer der Schlafstörungen. Die von dem Patienten angegebene Einschlaflatenz ohne Medikation war sehr deutlich verlängert, aber auch mit der gewohnten Medikation noch durchschnittlich eine halbe Stunde länger als bei Schlafgesunden. Ohne Medikation betrug die Schlafdauer in der subjektiven Einschätzung etwa 3 h, mit Medikation knapp 6 h. Die gewünschte Schlafdauer von Schlafgestörten und Schlafgesunden unterschied sich in dieser Stichprobe nicht. Der Schlaf wurde als sehr leicht empfunden, wogegen Schlafgesunde ihn als normal angaben. Erinnertes nächtliches Erwachen wurde deutlich häufiger angegeben als von Schlafgesunden. Trotz hypnotischer Medikation fühlten sich zwei Drittel der schlafgestörten Patienten während des Tages müde, wogegen nur 20 % Schlafgesunder dieses Item positiv beantworteten. Die Schlafgesunden begegneten dieser tagsüber verspürten Müdigkeit eher mit einem adäquaten Nachmittagsschlaf, den Schlafgestörten stand diese Strategie aufgrund beruflicher Anspannung oder anderer Gründe nicht zur Verfügung.

Die mit polygraphischer Ableittechnik gewonnenen Schlafprofile hyposomner Patienten sind meist recht auffällig. Abb. 1A gibt die Ganznachtableitung eines

36jährigen Arztes wieder, der seit mehreren Jahren an Schlaflosigkeit litt. Berufliche Überbelastung auf dem Boden einer psychasthenischen Persönlichkeit kennzeichnete das klinische Bild. Das Profil zeigt eine kurze Einschlaflatenz mit regulärem Erreichen der Tiefschlafstadien, des weiteren ist eine ausreichende Gliederung in vier NREM/REM-Zyklen gegeben. Statistisch ist die Verteilung der Schlafstadien in der Altersnorm (Williams et al. 1974), wobei jedoch Stadium 1 (S_1) mit 8,4 % und Stadium Wach mit 5 % grenzwertig vermehrt sind. Auch eine Erhöhung von S_1 wird häufig als Minderung der Schlafqualität empfunden. Hypnotika wurden bei Exazerbationen der Schlafstörungen kurzfristig mit Erfolg eingesetzt, eine längere gesprächstherapeutische Behandlung brachte eine gute Stabilisierung.

In Abb. 1B ist das Schlafprofil einer 42jährigen Dolmetscherin wiedergegeben, die sich im Rahmen einer Belastungsreaktion mit Exazerbation von Schlafstörungen vorstellte. Anamnestisch ergaben sich deutliche Hinweise auf eine seit 4 Jahren bestehende Low-dose-Abhängigkeit von 3 mg Bromazepam/Tag. Mehrere unbeabsichtigte Absetzversuche führten sofort zu physischen Entzugserscheinungen wie Schwitzen, Tremor und ausgeprägten Schlafstörungen, die beim stationären Entzug (s. unten) objektiviert wurden. Psychische Entzugszeichen waren Depressivität, innere Unruhe, Antriebsarmut und Panikattacken. Alle Entzugssymptome verschwanden innerhalb kurzer Zeit nach Gabe der gewohnten Dosis. Die Nachtableitung erfolgte vor dem Entzug bei psychischer Ausgeglichenheit. Eine charakteristische Beeinflussung der meßbaren Schlafparameter durch chronischen Benzodiazepingebrauch (Borbeley 1986) besteht in der fast vollständigen Aufhebung der Tiefschlafstadien 3 und 4, bei ansonsten gut erhaltener Schlafarchitektur. Nach dem schrittweisen Entzug der Medikation ließ sich ein unauffälliges Schlafprofil ableiten.

Eine weitaus gravierendere Beeinträchtigung des Nachtschlafes zeigt Abb. 1C. Insgesamt war die Schlafzeit drastisch verkürzt. Nach kurzem Einschlafen kam es zu mehrstündigem Wachliegen, dem ein einziger NREM/REM-Zyklus von etwa 1½ h Dauer folgte. Tiefschlaf wurde kaum erreicht. Die Ableitung entstand zu Beginn des stationären Entzuges (s. unten) von 30 mg Bromazepam/Tag, die von einem 33jährigen Handelsvertreter im vorausgehenden halben Jahr nach mehrjähriger polytoxikomaner Entwicklung mißbräuchlich eingenommen worden waren. Klinisch waren Intoxikationszeichen wie Schwanken, Lallen, Konzentrationsstörungen und zeitweilige Desorientiertheit deutlich, bei Verminderung der Dosis traten sofort massive Entzugserscheinungen auf. Schon während des langsamen stationären Entzuges besserten sich die ausgeprägten Schlafstörungen subjektiv und objektiv.

Nach dem Kriterium der erhaltenen NREM/REM-Zyklen wurden zwei Gruppen von hyposomnen Patienten unterschieden. Die in Abb. 2 als Gruppe A charakterisierten 40 Patienten hatten zwei oder mehr Zyklen, Gruppe B weniger als zwei vollständige Zyklen. Bei Gruppe A zeigte sich ein statistischer Unterschied der Schlafdauer auch zwischen erster und zweiter Ableitungsnacht, was als Adaptationseffekt an das Schlaflabor interpretiert wird. Die Gesamtschlafzeit (TIB) war bei beiden Gruppen nicht unterschieden. Die SPT, die vom Einschlafen bis zum Aufstehen verbrachte Zeit, war jedoch bei der Gruppe B bereits kürzer als bei Gruppe A. Zieht man die im EEG nachgewiesenen Wachperioden ab, ergibt sich die TST. Die Gruppe A schlief demzufolge gut 6 h, die Gruppe B 5 h. Die Schlafeffizienz (SE) berechnet sich aus dem Quotienten TST/SPT. Dieser sollte in der Stichprobe etwa 92 % betragen. Es wird deutlich, daß mit 82 % auch die Gruppe A deutlich

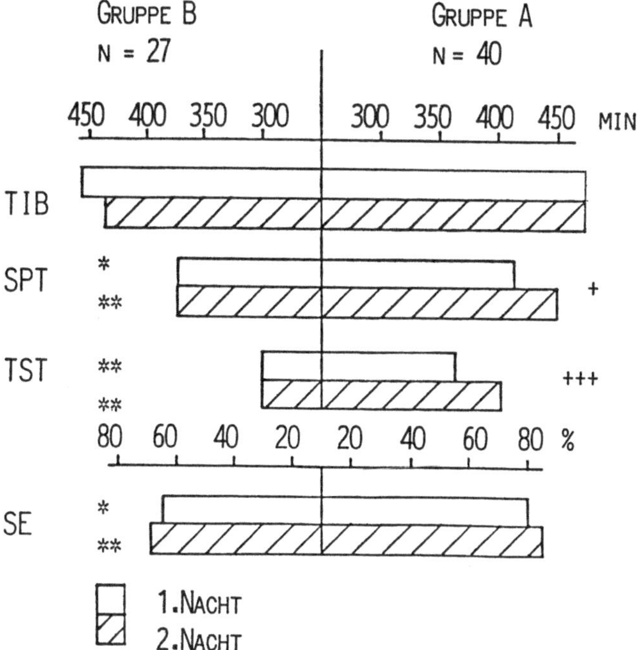

Abb. 2. Gruppe A (2 oder mehr NREM/REM-Zyklen); Gruppe B (weniger als 2 vollständige NREM/REM-Zyklen). *TIB* time in bed (Gesamtschlafzeit); *SPT* sleep period time (Zeit vom ersten Stadium 2 bis zum letzten EEG-Schlafstadium); *TST* total sleep time (SPT ohne alle EEG-Wachperioden). Zeit in Minuten. *SE* Schlafeffizienz (TST/SPT × 100 %); Mittelwerte, Standardabweichungen der Übersichtlichkeit halber nicht angegeben. (+ = Statistik zwischen 1. und 2. Ableitungsnacht; * = Statistik zwischen Gruppe A und B, +, * <0,05; ** p<0,01; +++ p<0,001)

gestört war, die Gruppe B mit knapp 70 % noch mehr. Auch in den Schlaflatenzen unterschieden sich beide Gruppen signifikant, sowohl die Latenz des Stadiums II als auch die Latenz von Stadium III und Stadium REM waren in der Gruppe B länger als in A. Zunächst ist die Aufteilung rein deskriptiv, eine ätiologische Zuordnung läßt sich bisher nicht ableiten. Auffallend ist jedoch, daß sich in Gruppe B, in der die Schlafzyklen deutlich gestörter sind, mehr Patienten befinden, die einen langjährigen Hypnotikagebrauch betrieben.

Schlafgestörte Patienten berichten über ihre Schlafstörungen. Im großen und ganzen besteht keinerlei Veranlassung, diesen Berichten nicht zu glauben. Bei einer Untersuchung an 40 schlafgestörten Patienten unterschätzten diese ihre objektivierte Schlafdauer um ein Drittel, wenn man die Zeit vom ersten Einschlafen bis zum Aufwachen als Referenz nahm. Dieser Schätzfehler war deutlich geringer, wenn man Angaben auf die wirklich schlafend zugebrachte Zeit, also die TST bezog. Die subjektiv empfundene Schlafdauer entsprach dann 75–80 % der objektivierten, womit deutlich wird, daß die nächtlichen Wachphasen gar nicht so sehr zeitlich überschätzt werden. Bezüglich der Einschlaflatenz ergaben sich höhere Abweichungen. Bedenkt man jedoch, daß Schlafgestörte häufig nach Erreichen des Stadiums 2 nochmal für längere Zeit ins Stadium 1 zurückgehen, wird auch dieser Wert sehr viel reliabler. Bei Anwendung von Persönlichkeitsfragebogen (Engel u. Engel 1980) zeigt sich bei chronischen Hyposomnien im Durchschnitt eine deutliche Erhöhung der depressiven Trias, jener Persönlichkeitsfaktoren, die depressive, hysterische und hypochondrische Eigenschaften beinhalten. Auch der Faktor Psychasthenie ist im Vergleich mit Schlafgesunden erhöht. Wenn auch dieses Persönlichkeitsbild die Behandlung generell nicht leichter macht, sollte den Patienten geglaubt werden.

In der Behandlung der Schlafstörungen, der akuten wie der chronischen, ist ein abgestuftes Vorgehen sinnvoll. Nach der ausführlichen Anamnese sollte eine Beratung bezüglich der Schlafhygiene erfolgen; bei chronisch Schlafgestörten findet sich jedoch nur in seltenen Fällen ein Ansatzpunkt. Eine ärztliche Gesprächstherapie sollte darauf abzielen, die Erwartungsangst bezüglich des Schlafes zu vermindern. An die Schlafstörungen werden von vielen Patienten Konflikte ätiologisch gebunden, die bei chronisch schlafgestörten Patienten jedoch kaum mehr in gleichem ätiologischen Zusammenhang gesehen werden können wie bei akuten, reaktiven Schlafstörungen. Berufliche Überlastung ist häufig ein Problem. Der Patient ist oft nicht in der Lage oder bereit, auch als Dauerstreß erlebte Anforderungen zu ändern. Er erwartet trotzdem die ärztliche Hilfe, worin nicht selten die Frustration des ärztlichen Handelns gründet, wenn auch noch zusätzlich gefordert wird, daß man ohne Medikamente früher habe schlafen können und auch jetzt doch wieder so schlafen wolle.

Ohne das therapeutische Vorgehen im einzelnen naturwissenschaftlich ausreichend begründen zu können, glauben wir, für einen beträchtlichen Teil unserer Patienten einen gangbaren Weg gefunden zu haben. Vor allem wird die bisherige hypnotische Medikation auf keinen Fall schlagartig geändert. Die meisten hypnotisch wirksamen Substanzen haben bei längerfristiger Einnahme einen deutlichen Einfluß auf die meßbaren psychophysiologischen Parameter des Schlafes. Benzodiazepine und die meisten anderen Hypnotika vermindern den Tiefschlaf (s. Abb. 1), unterdrücken z. T. auch die REM-Phasen, wobei bei regelmäßiger Einnahme sicherlich eine Adaptation erfolgen kann. Beim plötzlichen Absetzen kommt es jedoch häufig zu einem REM-Rebound, der dann mehr als ein Drittel des gesamten Schlafes betragen kann (Koella 1980). Diese erhöhte Traumschlaftätigkeit hat häufig Alptraumcharakter, dazu kommt vermehrtes Erwachen. Viele Patienten, die an ein Schlafmittel gewöhnt sind, versuchen auch ohne ärztliche Anleitung abrupt abzusetzen, nach nur wenigen Nächten werden diese Versuche aufgegeben, da sowohl Nachtschlaf wie Tagerleben sehr stark beeinträchtigt sind. Nicht nur bei eindeutiger psychischer und körperlicher Abhängigkeit sind bei akutem Absetzen schwere Entzugserscheinungen, in seltenen Fällen sogar delirähnliche Zustände, Psychosen oder epileptische Anfälle zu sehen (Wolf et al. 1987).

Um mehr Klarheit über Schlafstörungen bei chronischem Benzodiazepingebrauch oder Abhängigkeit (Borbely 1986; Owen u. Tyrer 1983; Petursson u. Lader 1981; Philipp u. Buller 1986; Rickels et al. 1984; Wolf et al. 1987) und den Verlauf beim vom Patienten gewünschten Entzug zu gewinnen, wurde eine kontrollierte Absetzstudie durchgeführt (Steinberg et al. 1986). Bei 12 Patienten mit einer eindeutigen Benzodiazepinabhängigkeit wurde mit deren Einverständnis jeden 5. Tag eine Reduktion auf 50 % der vorausgehenden Dosis vorgenommen. Nach 15 Tagen, nach Erreichen von 12,5 % der Ausgangsdosierung, wurde die Medikation

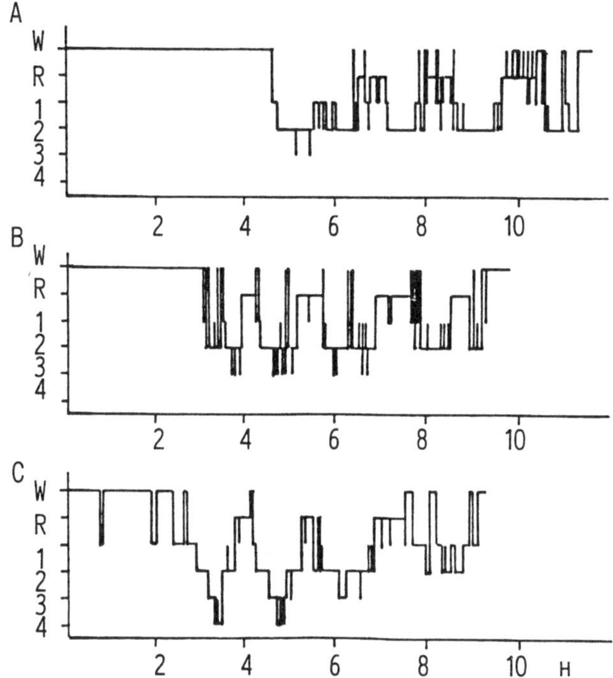

Abb. 3 A–C. Schlafableitungen einer 35jährigen Frau, High-dose-Abhängigkeit von Bromazepam. **A** Nacht vor erstem Reduktionsschritt, adaptiert an 12 mg Bromazepam. **B** 10. Nacht, adaptiert an 3 mg Bromazepam. **C** 20. Tag, 4 Tage nach Absetzen (s. Text und Abb. 4–7). Schlafstadien und Zeitachse wie in Abb. 1

abgesetzt. Eine den Entzug mildernde Medikation, z. B. Antidepressiva, wurde nicht gegeben. In der Nacht vor jedem Reduktionsschritt wurde der Schlaf polygraphisch aufgezeichnet. Das Durchschnittsalter der Patienten (10f/2m) war 41±9 Jahre. Benzodiazepine wurden im Mittel über 13±8 Jahre verwandt, regelmäßige Einnahme bestand seit 8±4 Jahren, unzweifelhafte Abhängigkeit seit 3,5±2 Jahren. Eine primäre Abhängigkeit von Benzodiazepinen war bei 5 Patienten anzunehmen. 2 Patienten hatten einen eindeutigen Mißbrauch mit hohen Dosen betrieben, 2 Patienten nahmen eine grenzwertige Dosis von 30 mg Diazepam-Äquivalenten ein, bei 8 Patienten war der langjährige Gebrauch mit hoher Wahrscheinlichkeit im therapeutischen Low-dose-Bereich. 2 Patienten (1 high/1 low-dose) brachen den Entzug durch erneute Medikamenteneinnahme ab, was in den semiquantitativen Urinkontrollen auf Benzodiazepinderivate klar zu sehen war. 4 Wochen vor Entzugsbeginn waren andere zentral wirksame Medikamente oder Alkohol nicht mehr mißbräuchlich eingenommen worden.

Abb. 3 stellt die Nachtschlafableitungen eines 35jährigen Mannequins dar, die innerhalb von 3½ Jahren eine primäre Benzodiazepinabhängigkeit mit Tagesdosen um 20 mg Bromazepam entwickelte. Neben ausgeprägten Schlafstörungen und Intoxikationszeichen bestand eine gravierende Kopfschmerzsymptomatik, die vor stationärer Aufnahme zu intensiver neurologischer Diagnostik mit CT, LP und

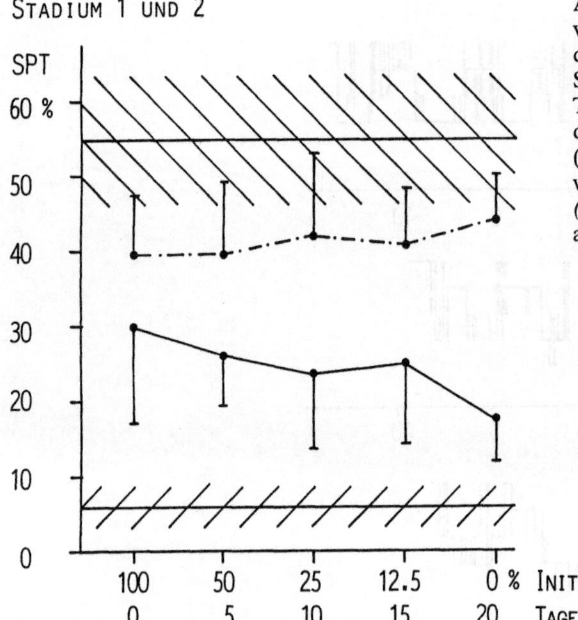

Abb. 4. Verlauf von Stadium 1 und 2 von 8 Patienten während des Benzodiazepinentzuges. Mittelwerte und Standardabweichungen. Zeitachse in Tagen, entsprechend der Reduktion der Ausgangsdosis (%). % der SPT (sleep period time). Norm-Mittelwerte und Standardabweichungen *(schraffiert)*. (Nach Williams et al. 1974)

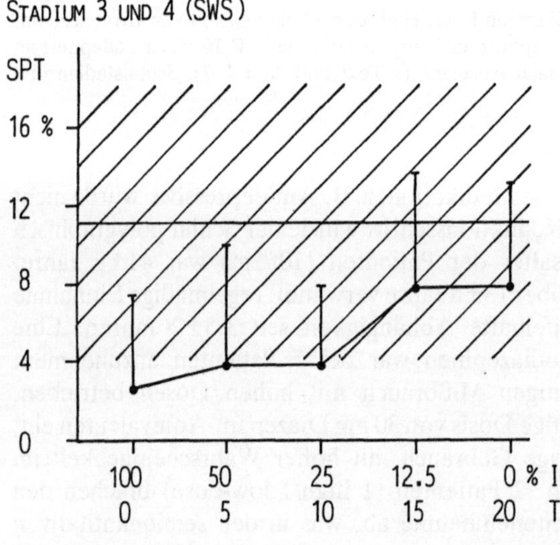

Abb. 5. Verlauf von Stadium 3 und 4 (slow wave sleep) von 8 Patienten während des Benzodiazepinentzuges. Mittelwerte und Standardabweichungen s. Abb. 4

Angiographie wegen des Verdachtes auf eine Subarachnoidalblutung geführt hatte. Die erste Nachtableitung (Abb. 3A) wurde bei körperlicher wie psychischer Adaptation an 12 mg Bromazepam durchgeführt. Es ergab sich eine Einschlaflatenz von über 4 h und eine fast vollständige Unterdrückung der Tiefschlafstadien im anschließenden 7stündigen Schlaf, dessen zyklische NREM/REM-Architektur jedoch erhalten war. Nach 10 Tagen (Abb. 3B) war die Patientin an 3 mg Bromazepam adaptiert, die Einschlaflatenz war kürzer, Tiefschlaf trat vermehrt auf. In Abb. 3C war das

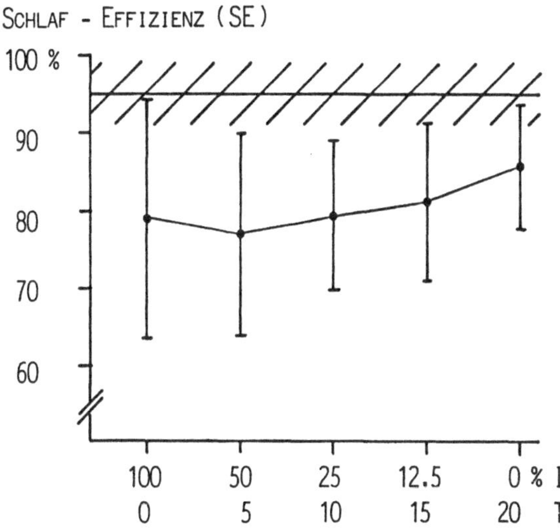

Abb. 6. Verlauf der Schlafeffizienz (SE, s. Legende Abb. 2) von 8 Patienten während des Benzodiazepinentzuges. Mittelwerte und Standardabweichungen s. Abb. 4

Bromazepam seit 4 Tagen abgesetzt, bis auf die noch deutlich verlängerte Einschlaflatenz war das Schlafprofil weitgehend normalisiert, subjektiv wurde der Nachtschlaf als erholsam und ausreichend lang empfunden. Entzugserscheinungen bestanden zu diesem Zeitpunkt nicht mehr.

Abb. 4 stellt den Verlauf der Mittelwerte der Stadien 1 und 2 des Nachtschlafes von 8 Patienten dar, deren Datensätze vollständig auswertbar waren. Das anfänglich auf fast 30 % der Schlafzeit erhöhte Stadium 1 fällt während des 20tägigen Entzuges deutlich ab, der Mittelwert einer Gruppe vergleichbaren Durchschnittsalters (Williams et al. 1974) wurde jedoch nicht erreicht. Stadium 2 blieb unverändert unterhalb eines zu erwartenden Durchschnittswertes. Abb. 5 gibt den Verlauf der Stadien 3 und 4 (SWS) wieder. Während der Detoxifikation stiegen die anfänglich unterdrückten Tiefschlafanteile auf Durchschnittswerte an. Ein REM-Rebound war unmittelbar nach Dosisreduktion klinisch annehmbar, da die Mehrheit der Patienten über Zunahme der Traumtätigkeit berichten. Die Ableitungen in der jeweils 5. Nacht nach Dosisreduktion ergaben durchschnittlich einen leichten REM-Anstieg von 19±5 % am Tag 0 auf 27±6 % am Tag 20, was sich vom Erwartungswert von 25± % nicht deutlich unterscheidet. Die während des Entzuges insgesamt subjektiv erlebte Schlafverbesserung ließ sich auch an der Schlafeffizienz (SE) objektivieren. Abb. 6 zeigt eine kontinuierliche Zunahme von SE hin zum Normwert der Altersgruppe.

Subjektiv wie objektiv zeigten alle Patienten ausgeprägte Entzugserscheinungen. Abb. 7 gibt die Durchschnittswerte der Entzugssyndrome wieder. Die Graphik enthält die mit der visuellen Analogskala (VAS = 100-mm-Linie) ermittelte subjektive Befindlichkeit. Es ergab sich im Mittel eine drastische Zunahme der Symptomatik bis etwa 2 Wochen nach Entzugsbeginn, dann wurde die Befindlichkeit besser als zu Beginn. Bei einer Nachkontrolle nach 20 Tagen war dieser Wert stabil. Objektiv wurde die Entzugssymptomatik jeden Morgen nach einem Reduktionsschritt anhand eines Fragebogens (Wolf et al. 1987) erfaßt. Die meisten Nennungen bei den körperlichen Entzugssymptomen waren Schlafstörungen, Schwitzen, Tachykardie

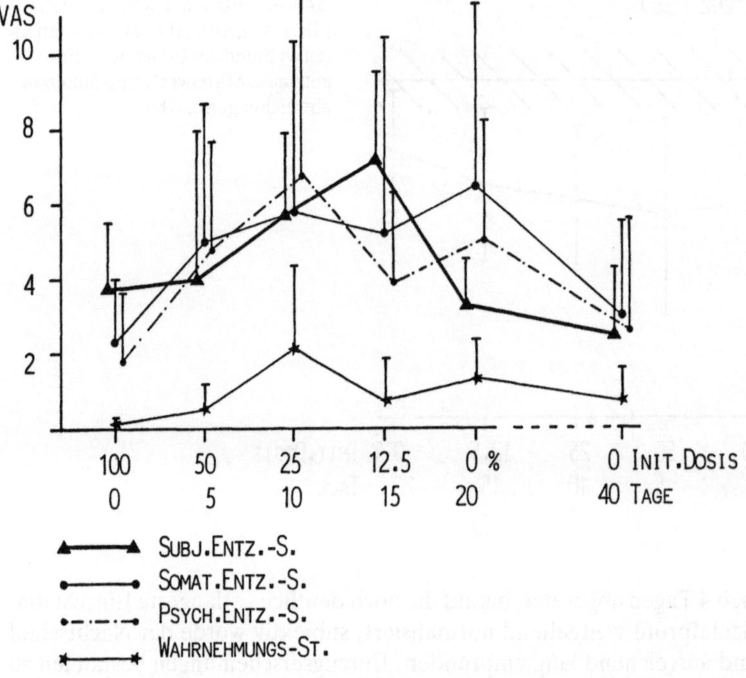

Abb. 7. Verlauf objektiver und subjektiver Entzugssymptome von 8 Patienten. Subjektive Befindlichkeit mit der visuellen Analogskala (VAS, 100-mm-Linie). Objektive Symptome in 3 Kategorien als Zahl der Symptomnennungen, Entzugsskala nach Wolf et al. (1987). Zeitachse und Reduktionen der Initialdosis wie in Abb. 4, klinische Nachkontrolle am 40. Tag nach Entzugsbeginn (s. Text)

und Blutdruckerhöhungen, Übelkeit, Kopf- und Muskelschmerzen. Unter den psychischen Entzugszeichen standen Depressivität, gepaart mit affektiver Labilität, Angst, Reizbarkeit, Konzentrationsstörungen und Derealisationsstörungen, im Vordergrund. Die im Benzodiazepinentzug charakteristischen Wahrnehmungsstörungen (Ashton 1984; Lader 1984; Marks 1985, Schöpf 1985) bestanden in Hypersensitivität für Licht und akustische Stimuli, Par- und Dysästhesien sowie coenästhetische Trugwahrnehmungen. Zu Beginn und am 20. Tag des Entzuges ergab sich eine auffällige Diskrepanz zwischen subjektiven und objektiven Entzugszeichen. In der klinischen Nachkontrolle am 40. Tag war die Entzugssymptomatik subjektiv wie objektiv weitgehend abgeklungen. Obwohl sich bei keinem Patienten ein Entzugsdelir oder zerebrale Krampfanfälle entwickelten, war die Symptomtik generell sehr schwer und vor allem wegen der affektiven Veränderung bis hin zu Suizidgedanken nur unter stationären Bedingungen durchführbar. Im Vergleich mit Alkoholentzügen ist der Benzodiazepinentzug deutlich verlängert, auch bei akutem Absetzen der Dosis (Borbely 1986). Wenn auch bei den in der Entzugsstudie enthaltenen Patienten eine psychische oder physische Abhängigkeit manifest war, somit eine Vergleichbarkeit mit der Klientel der chronisch schlafgestörten Patienten nur bedingt gegeben ist, ergeben sich dennoch ausreichend Hinweise, daß bei chronischer Medikation mit

Hypnotika die frustranen Absetzversuche einem vergleichbaren Mechanismus unterliegen. Ein abruptes Absetzen von Benzodiazepinen bei langfristigem Gebrauch sollte nicht mehr empfohlen werden.

Im therapeutischen Vorgehen bei chronischen Schlafstörungen hat sich der Einsatz vor allem von sedierenden Antidepressiva in niedriger Dosierung als vorteilhaft und bei vielen Patienten als ausreichend erwiesen. Bei 80 % der von uns betreuten chronisch schlafgestörten Patienten war eine langjährige hypnotische Medikation, meist mit Benzodiazepinen, gegeben. Wenn mehrere Benzodiazepine eingenommen wurden, wurde auf eine Äquivalenzdosis mit nur einem Derivat als Ausgangsbasis umgestellt. Selbstverständlich wurden auch Barbitursäurederivate nicht abrupt abgesetzt. Er erwies sich für die Therapie, besonders die Compliance, als sehr vorteilhaft, den Patienten die Problematik einer zu schnellen Reduktion der gewohnten Schlafmedikation verständlich zu machen. Die meisten Patienten verstanden und akzeptierten durchaus die ihnen dargelegten Zusammenhänge. Unter Beibehaltung einer Ausgangsdosis des gewohnten Hypnotikums wurden meist Amitryptilin, Mianserin oder Doxepin, das eine noch stärker sedierende Wirkung zu haben scheint, in niedriger Dosierung zusätzlich verschrieben. Da viele Patienten arbeiten wollten oder mußten, empfahl sich eine einschleichende Dosierung von 5–10 mg.

Innerhalb weniger Tage war eine Erhöhung auf 25–30 mg meist gut durchführbar, ohne daß eine ins Tagerleben reichende Sedierung empfunden wurde. Die Reduktion der gewohnten Hypnotika erfolgte in langsamen Schritten, wobei 25 % Reduktionen nach 1–2 Wochen durchführbar erschienen. Bei den Darreichungsformen der Benzodiazepine wurde durchaus auch eine Teilung mit dem Messer, vor allem für den Endbereich, empfohlen. Gerade das Absetzen von kleinsten Dosen bereitete manchen Patienten erhebliche Schwierigkeiten. Von mehreren Arbeitsgruppen (Hartmann u. Spinnweber 1979; Schneider-Helmert et al. 1980; Steinberg et al. 1984 a) wurde mit L-Tryptophan eine Verkürzung der Einschlaflatenz, auch eine eindeutige schlafverlängernde Wirkung gesehen. Bei Schlafgestörten, die nicht mediziert waren, aber auch durchaus bei Patienten mit langjährigem Hypnotikagebrauch, zeigten sich bei 70 % Schlafverlängerung und Schlafverbesserung, die ursprüngliche Hypnotikamedikation konnte abgesetzt werden. War in einem Zeitraum von etwa 4 Wochen mit einer solchen Kombinationsmedikation eine Verbesserung der Schlafqualität nicht zu erreichen, wurde eine Dosissteigerung der Antidepressiva auf maximal 75 mg bzw. 2 g L-Tryptophan vorgenommen. Ließ sich in einem überschaubaren Zeitraum von 4–6 Wochen wiederum keine Verbesserung erzielen, wurde ein Versuch mit Laevomepromazin oder Promathazin in niedriger Dosierung gemacht, was jedoch bei weniger als 15 % unserer Patienten notwendig war. Im angegebenen Dosisbereich brauchen ausgeprägte cholinerge Wirkungen bzw. bei den angewandten Neuroleptika extrapyramidale Störungen nicht befürchtet zu werden. Ein fester Zeitraum für das Vorgehen wurde nicht vorgegeben, nach dem individuellen Ansprechen der Patienten kann mit einer Beendigung der Therapie zwischen 3 Wochen und 9 Monaten gerechnet werden.

Bei 70 % der Patienten gelang ein Ausschleichen der ursprünglich verwendeten Hypnotika unter eindeutiger Verbesserung des subjektiven Schlafempfindens, bei über der Hälfte dieser Patienten konnte auch die zusätzliche Medikation langfristig abgesetzt werden. Bei etwa 30 % aller Patienten konnte durch Kombination mit

Antidepressiva, Tryptophan oder Neuroleptika in niedriger Dosierung eine Schlafverbesserung bei gleichzeitiger Reduktion der ursprünglichen hypnotischen Medikation erzielt werden (Steinberg et al. 1984 a).
Benzodiazepine sollten jedoch nicht um jeden Preis abgesetzt werden. Wenn auch über eine chronische Medikation kontroverse Ansichten bestehen, zumal epidemiologische Studien Inzidenzraten des Abhängigkeitspotentials sehr unterschiedlich angeben (Philipp u. Buller 1986), scheint ein Teil schlafgestörter Patienten mit einer Langzeitmedikation in therapeutischer Dosierung am besten behandelbar. Wiederauftreten einer ursprünglich zugrunde liegenden Symptomatik einer Panik- oder Angstkrankheit sollte aber nicht hindern, bei Beibehaltung der Benzodiazepinindikation eine Therapie mit trizyklischen Antidepressiva, z. B. Imipramin, zu versuchen. Eine Indikation zur längerfristigen Behandlung ist ein primär gestörtes Schlafprofil mit Aufhebung der zyklischen NREM/REM-Architektur. Wirksamkeit der Medikation auf den Schlaf und damit auch positive Auswirkung auf das Tagerleben sollten jedoch auch langfristig ohne Toleranzentwicklung und Dosissteigerung einhergehen. Die Gefahr der Abhängigkeitsentwicklung bei chronischem Gebrauch sollte immer zur Vorsicht anhalten.

Anhand der Medikation läßt sich die in der Münchner Schlafambulanz verfolgte Strategie gut dokumentieren. Bei der Erstuntersuchung einer Stichprobe von 182 Patienten nahmen 81% (148 Patienten) 261 Medikamente. Davon waren 31% Benzodiazepin-Tranquilizer, 24% Benzodiazepin-Hypnotika, 25% andere Hypnotika, Antidepressiva und Neuroleptika machten einen geringen Prozentsatz aus. Zum Abschluß der Behandlung nach durchschnittlich 8 Wochen war ein Drittel aller Patienten ohne Medikamente. Von den übrigen 119 Patienten wurden 199 Medikamente eingenommen. Davon waren nur mehr 5 % Tranquilizer, 15% Hypnotika der Benzodiazepinreihe, nur mehr 4% andere Hypnotika. Antidepressiva bekamen 28%, Neuroleptika 10% und Tryptophan, das am häufigsten als Kombinationsmedikation gegeben wurde, 40%.

Benzodiazepin-Derivate sind bei bestimmten Patienten auch über 3 Monate hinaus indiziert. Bei chronisch schlafgestörten Patienten sahen wir bei den allermeisten Patienten einen Wirkungsverlust bis hin zum Gefühl der Abhängigkeit. Einige Mechanismen bei chronischem Gebrauch scheinen bereits verstehbar. Was sich auf jeden Fall als abträglich und im eigentlichen Sinne insupportal erweist, ist ein akutes Absetzen nach chronischem Gebrauch. Mit Antidepressiva, Tryptophan und in einigen Fällen Neuroleptika in niedriger Dosierung kann man den meisten chronischen Schlafpatienten gut helfen.

Literatur

Ashton H (1984): Benzodiazepine withdrawal: An unfinished story. Br Med J 288: 1135–1140

Borbély AA (1986): Benzodiazepin-Hypnotika, Wirkungen und Nebenwirkungen von Einzeldosen. In: Hippius H, Engel RR, Laakmann G (Hrsg) Benzodiazepine. Springer, Berlin Heidelberg New York Tokyo

Busto U, Sellers E, Naranjo CA, Cappell H, Sanchez-Craig M, Sykora K (1986) Withdrawal reaction after long-term therapeutic use of benzodiazepines. N Engl J Med 315: 854–859

Engel R, Engel P (1980): Schlafverhalten, Persönlichkeit und Schlafmittelgebrauch von Patienten mit chronischen Einschlafstörungen. Nervenarzt 51: 22–29

Hartmann E, Spinnweber LC (1979): Sleep induced by L-tryptophan. J Nerv Ment Dis 167:497–499
Koella WP (1980): Side effects of today's hypnotics and the hypnotic of the future. In: Koella WP (ed) Sleep 1980. Karger, Basel
Lader M (1984): Benzodiazepine dependence. Prog Neuropsychopharmacol Biol Psychiatry 8:85–95
Marks J (1985): Die Benzodiazepine. Gebrauch und Mißbrauch. Editiones Roche, Basel
Nedopil N, Lund R, Rüther E, Steinberg R (1984): Drug abuse in chronic hyposomnic patients. CINP, Florenz
Owen RT, Tyrer P (1983): Benzodiazepine dependence. A review of the evidence. Drugs 25:385–398
Petursson H, Lader M (1981): Withdrawal from long-term benzodiazepine treatment. Br Med J 283:634–645
Philipp M, Buller R (1986): Klassifikatorische Probleme von Mißbrauch und körperlicher Abhängigkeit bei Benzodiazepinen. In: Hippius H, Engel RR, Laakmann G (Hrsg): Benzodiazepine. Springer, Berlin Heidelberg New York Tokyo
Rickels K, Case GW, Winokur A, Swenson G (1984): Longterm benzodiazepine therapy. Benefits and risk. Psychopharmacol Bull 20:608–615
Schneider-Helmert D, Gnirrs F, Schenker J (1980): Successful treatment of insomnia by interval therapy with L-tryptophan. In: Koella WP (ed) Sleep. Karger, Basel
Schöpf J (1985): Physische Abhängigkeit bei Benzodiazepin-Langzeitbehandlung. Nervenarzt 56:585–592
Steinberg R, Brenner PM, Kauert G (1986): Somnopolygraphic investigations during withdrawal from long-term benzodiazepine abuse. 8th Europ Congr Sleep Res, Szeged 1986
Steinberg R, Einhäupl K, Hippius H, Hoff P, Nedopil N, Oefele K von, Rüther E (1984a): Chronische Hyposomnien in einer Schlafambulanz. Nervenarzt 55:471–476
Steinberg R, Hippius H, Nedopil N, Rüther E (1984b): Aspekte der modernen Schlafforschung. Nervenarzt 55:461–470
Williams RL, Karacan I, Hursch CJ (1974): Electroencephalography of human sleep: Clinical applications. Wiley, New York
Wolf B, Biber D, Brenner PM, Rüther E (1987): Benzodiazepine abuse and dependence in psychiatric inpatients. Psychopharmacology 18: 37–39

Klinische Pharmakologie der Schlafmittel

U. Klotz

Einleitung

An Schlafmittel (Hypnotika) werden verschiedene Anforderungen gestellt, wie z.B:
- rascher Wirkungseintritt,
- keine bzw. minimale Beeinträchtigung des physiologischen Schlafes,
- kein Wirkverlust bzw. Toleranz bei längerfristiger Gabe,
- keine Kumulation bei mehrtägiger Gabe,
- kein „hang-over“ am folgenden Morgen,
- minimale Nebenwirkungen bzw. Toxizität,
- geringes Interaktionspotential,
- keine bzw. geringe „Rebound“-Effekte nach Absetzen,
- minimales Abhängigkeitspotential.

Von den verschiedenen Substanzen (z.B. Barbiturate, Benzodiazepine, Chloralhydrat, Glutethimid, Methaqualon, Methyprylon) kommt den Benzodiazepinen aufgrund des günstigsten Nutzen/Risiko-Verhältnisses die größte Bedeutung zu. Da es von dieser populären Stoffgruppe mehr als 25 verschiedene Substanzen mit nahezu identischem Wirkspektrum gibt, sollte man nach bestimmten Gesichtspunkten eine gewisse Auswahl treffen.

Folgende Auswahlkriterien sind dabei zu berücksichtigen:
- Abklärung der beteiligten bzw. möglichen Ursachen der Schlafstörung (z.B. Angst, Streß, Depressionen),
- Typ der Schlafstörung (Einschlaf- und/oder Durchschlafprobleme),
- Berücksichtigung der pharmakokinetischen Eigenschaften (z.B. Resorptions- und Eliminationsgeschwindigkeit, aktive Metabolite, Kumulation).

Benzodiazepine als Schlafmittel der ersten Wahl

In zahlreichen kontrollierten Studien konnte gezeigt werden, daß Benzodiazepine die Einschlafzeit verkürzen, die Häufigkeit des nächtlichen Erwachens verringern sowie die Gesamtschlafzeit verlängern. Dabei wirken die Benzodiazepine schlafanstoßend und beeinflussen den REM-Schlaf kaum (Pöldinger u. Wider 1985). Nach mehreren Expertenmeinungen ist eine zumeist aus markttechnischen Gründen vorgenommene Einteilung in sog. „Anxiolytika“ und „Hypnotika“ nicht gerechtfertigt (Committee on the Review of Medicines 1980; Lader u. Petursson 1983; Medical Letter 1981). In der Regel sind für den sedativ-hypnotischen Effekt nur höhere Dosen als für eine anxiolytische Wirkung notwendig.

Versuche mit Goldhamstern deuten darauf hin, daß eine experimentell verursachte Verschiebung des Schlaf-Wach-Rhythmus durch das kurzwirksame Triazolam wieder synchronisiert werden kann (Turek u. Losee-Olson 1986), was evtl. beim „Jetlag"-Syndrom ausgenutzt werden könnte.

Klinische Pharmakokinetik der Benzodiazepine

Im allgemeinen werden Benzodiazepine nach oraler Einnahme rasch und vollständig resorbiert. Die Verteilung ins ZNS erfolgt ebenfalls schnell, da Benzodiazepine lipophile Substanzen darstellen. Bei einmaliger Gabe wird die Wirkdauer hauptsächlich durch die Rückverteilung aus dem ZNS in die Peripherie bestimmt, während

Tabelle 1. Eliminationshalbwertszeiten ($t_{1/2}$) von Benzodiazepinen und ihren biologisch aktiven Metaboliten

Benzodiazepine	$t_{1/2}$ [h]	aktive Metabolite	Eliminationsgeschwindigkeit der aktiven Substanzen
Chlordiazepoxid	10–18	20–80	sehr langsam
Clobazam	10–30	Desmethylclobazam: 36–50	sehr langsam
Clonazepam	24–56	?	sehr langsam
Clorazepat	1,5–2,5	Desmethyldiazepam: 50–80	sehr langsam
Clazepam	?	Desmethyldiazepam: 50–80	sehr langsam
Diazepam	30–45	Desmethyldiazepam: 50–80	sehr langsam
Flurazepam	2	8–10 (24–100)	langsam
Halazepam	35	Desalkylhalazepam: 58	sehr langsam
Ketazolam	1,5	Diazepam: 30–45 Desmethyldiazepam: 50–80	sehr langsam
Medazepam	2	20–80	sehr langsam
Nitrazepam	20–50	?	sehr langsam
Oxazolam	–	Desmethyldiazepam: 50–80	sehr langsam
Pinazepam	16	Desmethyldiazepam: 50–80	sehr langsam
Prazepam	1–3	Desmethyldiazepam: 50–80	sehr langsam
Quazepam (Qu)	25–41	2-Oxoquazepam: 25–41	sehr langsam
		N-Desalkyl-2-Oxo-Qu: 75–80	sehr langsam
Alprazolam	10–18	α-Hydroxyalprazolam	langsam
Bromazepam	12–24	?	langsam
Camazepam	21	?	langsam
Estazolam	8–31	?	langsam
Flunitrazepam	10–25	20–30	langsam
Tetrazepam	10–25	25–51	langsam
Loprazolam:	6–8	?	mittelschnell
Clotiazepam	3–15	?	mittelschnell
Oxazepam	5–18	–	mittelschnell
Premazepam	8	–	mittelschnell
Lorazepam	10–18	–	mittelschnell
Lormetazepam	9–15	–	mittelschnell
Temazepam	6–16	–	mittelschnell
Brotizolam	4–8	9.5	schnell
Triazolam	2–4	3–8	schnell
Midazolam	1–3	1–3	sehr schnell

unter Steady-state-Bedingungen, d. h. bei längerfristiger Gabe der Benzodiazepine, die Eliminationsgeschwindigkeit die Wirkdauer determiniert (Klotz 1985).

Die größten Unterschiede weisen die zahlreichen klinisch zur Verfügung stehenden Substanzen nicht in ihren pharmakologischen bzw. therapeutischen Wirkungen, sondern in ihrem Stoffwechsel und ihrer hepatischen Eliminationsgeschwindigkeit auf. Dabei sind grundsätzlich zwei unterschiedliche Stoffwechselreaktionen zu unterscheiden:

a) Zytochrom-P-450-abhängige Phase-I-Reaktionen (z. B. Dealkylierung, Hydroxylierung);
b) Phase-II-Reaktionen (z. B. Kopplung mit Glukuronsäure, Azetylierung);

sehr häufig sind die bei a) gebildeten Metabolite noch biologisch aktiv, und daher muß ihr Wirkungsbeitrag bei der Intensität und Dauer berücksichtigt werden. In Tabelle 1 sind die entsprechenden Eliminationshalbwertszeiten ($t_{1/2}$) der verschiedenen Benzodiazepine aufgelistet.

Da einerseits langsam eliminierte Substanzen bei mehrmaliger Applikation kumulieren und die Gefahr von Hang-over-Sedation am Tag nach der abendlichen Einnahme besteht, andererseits bei sehr rasch eliminierten Substanzen evtl. Toleranz- und Rebound-Phänomene häufiger auftreten können, erscheint die Gabe von mittelschnell eliminierten bzw. mittellang wirksamen Benzodiazepinen die günstigste Alternative darzustellen. Darunter fallen Substanzen, wie z. B. Oxazepam, Temazepam, Lorazepam oder Lormetazepam, die alle als inaktive Glukuronide eliminiert werden.

Tabelle 2. Alterseinflüsse auf die Pharmakokinetik von Benzodiazepinen (prozentuale Veränderungen bei alten Patienten gegenüber jungen Kontrollpersonen)

Benzodiazepin	Eliminations-halbwertszeit	scheinbares Verteilungsvolumen	Totale Plasma-clearance
Alprazolam	+40%	−20%	−25% (nur bei ♀)
Bromazepam	+75%	+55%	−10%
Brotizolam	+95%	ns	−60%
Chlordiazepoxid	+80–370%	+35%	−40–70%
Clobazam	+60–180%	+35–60%	−40% (nur bis ♂)
Clotiazepam	+20% (nur bei ♀)	+25% (nur bei ♀)	ns
Desalkylflurazepam	+35−115%	−	−
Desmethyldiazepam	+90–195% (nur bei ♂)	+20–60%	−25−60% (nur bei ♂)
Diazepam	+125−200%	+80−200%	ns
Flunitrazepam	ns	ns	ns
Lorazepam	ns	ns	ns
Lormetazepan	ns	ns	ns
Midazolam	+20−55%	+20−50%	ns
Nitrazepam	+40%	+50–100%	ns
Oxazepam	ns	ns	ns
Temazepam	ns	ns	ns
Triazolam	ns	ns	−50% (?)

ns = statistisch nicht signifikant

Es ist schon seit längerem bekannt, daß alte Patienten empfindlicher auf Benzodiazepine reagieren (Klotz 1982a). Zahlreiche pharmakokinetische Studien konnten zeigen (Tabelle 2), daß mit dem Alter bei manchen Benzodiazepinen $t_{1/2}$ ansteigt, was in der überwiegenden Zahl der Fälle auf einer Vergrößerung des scheinbaren Verteilungsvolumens (V) beruht und nur manchmal durch eine zusätzliche Abnahme der hepatischen Clearance (CL) hervorgerufen wird, da das Alter per se die Stoffwechselkapazität bzw. -reserve kaum beeinträchtigt. Bei Benzodiazepinen, die durch Glukuronidierung ausgeschieden werden, ist die Pharmakokinetik altersunabhängig. Da bei gleichen Plasmakonzentrationen alte Patienten stärker sediert sind, müssen pharmakodynamische Unterschiede bzw. Veränderungen auf Rezeptorebene angenommen werden.

Weil die Leberfunktion für die hepatische Elimination verantwortlich ist, war es nicht zu überraschend, daß bei Patienten mit alkoholischer Zirrhose die Elimination mancher Benzodiazepine verlangsamt ist (Tabelle 3). Wiederum bilden jedoch die glukuronidierten Benzodiazepine (z. B. Oxazepam, Lorazepam) eine Ausnahme.

Tabelle 3. Pharmakokinetik von Benzodiazepinen bei alkoholischer Leberzirrhose

	$t_{1/2}$ h		V, l/kg		CL, ml/min	
Benzodiazepin	Kontrolle	Zirrhose	Kontrolle	Zirrhose	Kontrolle	Zirrhose
Chlordiazepoxid	24	63	0,33	0,48	15	7,7
Desmethyldiazepam	51	108	0,65	0,63	11	4,6
Diazepam	47	105	1,3	1,7	26	14
Lorazepam	22	31	1,3	2,0	0,75[a]	0,81[a]
Oxazepam	5,6	5,8	0,67	0,88	136	156

[a]ml/min/kg

Tabelle 4. Benzodiazepine und Interaktionen auf hepatischer Ebene

Phase-I-verstoffwechselte Benzodiazepine Hemmung der Elimination ($t_{1/2}$ ↑ und/oder CL ↓)	Hemmstoff	Phase-II-glukuronidierte Benzodiazepine keine Hemmung der Elimination
Alprazolam, Chlordiazepoxid Clobazam, Desalkylflurazepam Desmethyldiazepam, Diazepam Nitrazepam, Triazolam	Cimetidin	Clotiazepam[a] Lorazepam Oxazepam Temazepam
Diazepam, Triazolam	INH	Clotiazepam[a], Oxazepam
Chlordiazepoxid, Clotiazepam Diazepam, Nitrazepam	orale Kontrazeptiva	Lorazepam Oxazepam (Induktion)
Chlordiazepoxid, Diazepam	Disulfiram	Lorazepam, Oxazepam
Diazepam	Propranolol	Lorazepam

[a]Phase-I-Stoffwechsel

Ähnlich verhält es sich bei verschiedenen Arzneimittelinteraktionen. Während der H_2-Rezeptorantagonist Cimetidin, das Tuberkulostatikum Isonikotinsäurehydrazid (INH), orale Kontrazeptiva und Disulfiram-Benzodiazepine, die durch Phase-I-Reaktionen ab-/umgebaut werden, in ihrer Elimination hemmen (z. B. Abnahme der CL um etwa 30–50% durch Cimetidin), werden glukuronidierte Substanzen (Tabelle 4) nicht beeinträchtigt. Im Falle der oralen Kontrazeptiva kommt es sogar beim Lorazepam und Oxazepam durch Induktion zu einer beschleunigten Elimination.

Die klinisch relevanteste Interaktion spielt sich sicherlich zwischen Alkohol und den Benzodiazepinen ab. Dafür sind kinetische Ursachen (schnellere Absorption mit höheren initialen Plasmakonzentrationen; Hemmung der Elimination der Benzodiazepine durch akute Alkoholgaben; im Tierversuch Erhöhung der Gehirnspiegel durch Alkohol) und pharmakodynamische Gründe (Alkohol verstärkt die Bindung der Benzodiazepine an ihrem zentralen Rezeptorkomplex) verantwortlich (Klotz 1982b).

Unerwünschte Wirkungen der Benzodiazepine

Diese lassen sich meistens aus dem pharmakologischen Wirkspektrum ableiten und treten besonders bei relativen Überdosierungen auf. Wegen der sedativ-hypnotischen Eigenschaften muß mit einer Beeinträchtigung des Reaktionsvermögens gerechnet werden (z. T. auch als „hang-over" am nächsten Tag), was ein etwa 5fach erhöhtes Unfallrisiko beinhaltet. Bei schnell ins ZNS anflutenden Benzodiazepinen kann eine Amnesie auftreten (relativ häufig unter Midazolam), und wahrscheinlich ist diese Wirkqualität auch für die Beeinträchtigung des Kurzzeitgedächtnisses verantwortlich. Aufgrund der muskelrelaxierenden Wirkung kann es besonders bei älteren Patienten zu Muskelschwäche und Ataxie kommen. Vereinzelt wurden Kopfschmerzen, ein geringer Blutdruckabfall oder Libidoabnahme beobachtet, und sehr selten können auch Verhaltensveränderungen und paradoxe (agitierte) Reaktionen auftreten.

Die größte Gefahr stellt jedoch das Abhängigkeitspotential dar. Nach längerfristiger Gabe (>3–4 Monate) treten gehäuft, selbst bei langsamem/ausschleichendem Absetzen der Benzodiazepine, Entzugserscheinungen auf, die sowohl auf eine psychische wie auch physische Abhängigkeit hinweisen (Owen u. Tyrer 1983).

Schlußfolgerungen

Wenn Schlafstörungen sich nicht ursächlich beseitigen lassen, durch Placebos oder Psychotherapie keine Besserung eintritt, können Benzodiazepine kurzfristig verwendet werden. Zum besseren Verständnis ihrer pharmakologischen und therapeutischen Wirkungen kann die Kenntnis der Pharmakokinetik mit den entsprechenden Determinanten (z. B. Leberfunktion, Alter) und Störfaktoren (z. B. Arzneimittelinteraktionen) eine wertvolle Hilfe sein. Durch die Berücksichtigung klinisch-pharmakologischer Prinzipien bei der Auswahl und Dosierung dieser häufig eingesetzten Medikamente kann die Therapie mit Benzodiazepinen rationaler und damit auch sicherer gestaltet werden.

Literatur

Committee on the Review of Medicines (1980) Systematic review of the benzodiazepines. Br Med J 280: 910–912

Klotz U (1982a) Pharmacokinetics and pharmacodynamics in the elderly. In: Kitani K (ed) Liver and aging. Liver and drugs. Elsevier Biomedical, Amsterdam, pp 287–299

Klotz U (1982b) Drug interactions with benzodiazepines. In: Usdin E, Skolnick P, Tallman JF Jr, Greenblatt D, Paul SM (eds) Pharmacology of benzodiazepines. Macmillan, London, pp 299–311

Klotz U (1985) Tranquillantien-therapeutischer Einsatz und Pharmakologie. Wissenschaftl. Verlagsgesellschaft, Stuttgart

Lader M, Petursson (1983) Rational use of anxiolytic/sedative drugs. Drugs 25: 514–528

Medical Letter (1981) The choice of benzodiazepines 23 (582): 41–43

Owen RT, Tyrer P (1983) Benzodiazepine dependence – A review of the evidence. Drugs 25: 385–398

Pöldinger W, Wider F (1985) Tranquilizer und Hypnotika. Fischer, Stuttgart

Turek FW, Losee-Olson S (1986) A benzodiazepine used in the treatment of insomnia phase-shifts the mammalian circadian clock. Nature 321: 167–168

Schlafstörungen im Kindes- und Jugendalter

M. H. SCHMIDT

Epidemiologie

Schlafstörungen, die nach den Erfahrungen der Eltern mehr als 40% der Kinder haben, kommen beim Arzt meist nur nebenbei zur Sprache, in weniger als 2% sind sie Anlaß zu Konsultationen der kinderpsychiatrischen Sprechstunde. In der Regel handelt es sich dann um Dyssomnien (s. unten). Auch hier erfolgt die Vorstellung meistens, weil die Mittel der Familie erschöpft sind und Sekundärfolgen der Schlafstörung für das Kind vermieden werden sollen. Berücksichtigt man die Varianz des normalen Schlafverhaltens, dann ergeben sich aufgrund von Untersuchungen der letzten Jahre für 3jährige eine Frequenz von 18%, für 8jährige Häufigkeiten um 17% und für 13jährige von 22 bzw. 25% (Richman et al. 1975; Schmidt et al. 1985 und unveröffentlichte Ergebnisse der Mannheimer Kohortenstudie; auch Clements et al. 1986 und Kirmil-Gray et al. 1984). Während des Schulalters erfolgt also eine leichte Zunahme, die zu Lasten der Mädchen geht. Sie zeigen Durchschlafstörungen häufiger als die Jungen, die (mehr als die Mädchen) noch im Bett der Eltern schlafen oder nachts ins Bett der Eltern gehen. Bei diesen Häufigkeiten sind die entwicklungsbedingten Varianten des physiologischen Schlafverhaltens, die die Familie mehr als das Kind beeinträchtigen, nicht einbezogen.

Entwicklung des Schlafverhaltens und seine Varianten

Das Schlafverhalten wird von Schlafrhythmus, Schlafdauer und Schlaftiefe bestimmt. Zunächst bilden Kinder einen individuellen Schlafrhythmus aus, wobei von den ganztägig verteilten Schlafzeiten des Säuglings ausgehend eine Konzentration des Schlafes auf die Nacht- und Mittagszeiten beim 2jährigen erfolgt, danach wird der Mittagsschlaf abgebaut und die gesamte Schlafdauer weiter schrittweise zu Lasten des Abendschlafes verringert. Das Schlafverhalten wird wesentlich stabiler, während im 1. Lebensjahr noch 50% der Kinder nachts aufwachen. Die gewohnte morgendliche Weckzeit bestimmt die Einschlafzeit mit. Änderungen des Schlafrhythmus, die beispielsweise durch Fernsehgewohnheiten und andere spätabendliche Beschäftigungen Jugendlicher induziert sind, sind in der Regel nicht kurzzeitig möglich.

Bezüglich der Schlafdauer erfolgt eine Reduzierung von 16–8h beim Säugling auf 13,5h im 2. Lebensjahr, 11,5 am Ende des 4. Lebensjahres, um 10,5 beim 6jährigen. 13- bis 15jährige schlafen in der Regel 8,5–9h, Langschläfer später 8h, Kurzschläfer 5h. Diese Typologie entwickelt sich in der Adoleszenz und muß beim Umgang mit heranwachsenden Kindern berücksichtigt werden.

Bezüglich der regelmäßig wechselnden Schlaftiefe ist bekannt, daß die Weckbarkeit im aktivierten Schlaf, dem REM-Schlaf, gering ist, im NREM-Schlaf höher; sie wechselt phasisch und ist jeweils am Anfang und Ende eines Schlafzyklus maximal. Säuglinge können noch unmittelbar vom Wachzustand in den REM-Schlaf überwechseln und haben sehr kurze REM-Phasen. Bereits beim sehr jungen Kind erfolgt die Organisation des Schlafes dahingehend, daß sich REM-Schlafphasen an das Durchlaufen eines Schlafzyklus anschließen, dabei werden die Phasen III und II bei abnehmender Schlaftiefe kürzer als bei zunehmender Schlaftiefe (vgl. auch Anders 1983).

Das Einschlafen setzt nicht Ruhe voraus, sondern es muß im Zentralnervensystem als Zustand nicht allein verminderter Wachheit eingeleitet werden. Gewohnheiten wie eine feste Schlafzeit, gedämpftes Licht, rhythmische Bewegungen (Kinder mit Jaktationen erzeugen solche im Sinne der Selbststimulation), bestimmte Rituale vor dem Schlafengehen, Lesen und dergleichen, können dazu beitragen. Lärm, äußere Ereignisse sowie die spürbare Erwartung des Nichteinschlafenkönnens sind ebenso hinderlich wie eine ungewohnte Umgebung. Vor allem junge Kinder reagieren auf die angespannte Erwartung ihrer Eltern, sie könnten schreien und dadurch die Umgebung belästigen, häufig mit Ein- oder Durchschlafstörungen. Hier behindern die elterlichen Erwartungen die Gewohnheitsbildung beim Kind; diese mangelnde Gewohnheitsbildung ist einer der häufigsten erzieherischen Fehler angesichts von Varianten des physiologischen Schlafverhaltens (Tabelle 1).

Aufgrund der noch nicht ausreichenden Unterscheidungsfähigkeit zwischen Fantasie und Wirklichkeit, des im Schlaf verminderten Zeitgefühls und der beim Einschlafen in der Dunkelheit nachlassenden Ich-Kontrolle kann das Einschlafen für das Kleinkind mit erhöhter Angst verbunden sein. Diese Einschlafangst kann sich bei Vorliegen ungünstiger Trennungserfahrungen bis zur Verlustangst steigern. Einschlafrituale wie brennendes Licht, offene Tür, Mitnehmen bestimmter Spielzeuge usw. begrenzen Einschlafängste, Dissonanzen in der Familie und für das Kind unverständliche Vorgänge erhöhen sie eher. Bei steigend eingeübter Autonomie des Kindes werden solche Schwierigkeiten mit dem Älterwerden leicht abgebaut. Als aufregend können Kinder mit noch nicht gut eingespieltem Schlafzyklus das Erwachen am Ende eines Schlafzyklus anstelle des sofortigen Wiedereintretens in tiefere Schlafstadien, also vor dem Beginn eines neuen Schlafzyklus, erleben. Zu diesen Zeitpunkten und aus diesem Grund kommen etwa ein Drittel junger Kinder nachts ins Bett der Eltern. Seltener wird bei wenig ängstlichen Kindern der Zustand angetroffen, daß diese unter dem Bild der sog. Insomnia laeta aufstehen, sich Licht machen und spielen. Späte Einschlafzeiten mit frühen Weckzeiten führen besonders bei älteren Kindern zur Hyposomnie (s. unten) und infolgedessen zum Mikroschlaf tagsüber.

Schlafstörungen

Jenseits der Varianten des physiologischen Schlafverhaltens hat sich die gemeinsame Betrachtung von Ein- und Durchschlafstörungen als Hyposomnien (Insomnien) und deren Abgrenzung gegenüber Dyssomnien oder Parasomnien, also reinen Durchschlafstörungen, und den seltenen Hypersomnien bewährt. Hyposomnien entstehen, wenn die altersspezifischen Einschlaf- bzw. Wiedereinschlafängste durch mangelnde Autonomie des Kindes, erhöhte Angstneigung oder falsches elterliches Verhalten verstärkt werden. Diese Auffälligkeit kann bis ins Grundschulalter vorherrschen. Vorübergehende belastende Situationen oder die Anpassung an eine neue Umgebung beeinträchtigen den Schlaf auch bei älteren Kindern passager im Sinne von Einschlafstörungen. Breiter ist die psychopathologische Basis bei altersspezifischen emotionalen Störungen oder kindlichen Neurosen mit depressiver Symptomatik. Kinder mit hyperkinetischen Syndromen zeigen eine Änderung des Schlaf-Wach-Rhythmus dahingehend, daß das Einschlafen nur bei völliger Erschöpfung und nicht bei der üblichen Reizabschirmung gelingt.

Isolierte Hyposomnien (Tabelle 2) entstehen aus vorübergehenden reaktiven Schlafstörungen, vor allem aus Einschlafstörungen. Diese fixieren sich bei längerem Bestehen und persistieren auch nach Wegfall der bedingenden Situation vor allem, wenn falsch mit ihnen umgegangen wird, also wenn etwa das Schlafen im Bett der Eltern ständig toleriert wird oder wenn Befürchtungen der Eltern das Nichteinschlafenkönnen eher verstärken und so die Symptomatik unterhalten. Sie müssen unterschieden werden von der sehr seltenen idiopathischen Agrypnie im Kindes- und Jugendalter, bei der auch solche Auslöser fehlen. Die genannten Hyposomnien treten überwiegend in den Schlafstadien I und II auf.

Tabelle 1. Varianten physiologischen Schlafverhaltens

- Alterstypische Einschlafängste
- Nachtängste bei Erwachen am Ende eines Schlafzyklus (evtl. Weiterschlafen im Bett der Eltern)
- Insomnia laeta
- Schlafrhythmusverschiebung (bei Hyposomnie mit Mikroschlaf bei Tage)
- Anpassung an äußere Veränderungen (fremde Umgebung)
- Bei hyperaktiven Syndromen (ADD)

Tabelle 2. Übersicht über Schlafstörungen

Hyposomnien
- bei verstärkten (z. T. spezifischen) Einschlaf-(Wiedereinschlaf-)ängsten
- bei Erlebnis- und Anpassungsreaktionen
- bei emotionalen/neurotischen Störungen
- bei automatisierten/fixierten (Ein- oder) Durchschlafstörungen (inkl. Schlafen im Bett der Eltern)
- bei idiopathischen Schlafstörungen

Dyssomnien
- Pavor nocturnus
- Somnambulismus/Sprechen im Schlaf

Hypersomnien
- bei Narkolepsie
- beim Kleine-Levin-Syndrom
- beim Schlaf-Apnoe-Syndrom

Bevorzugter Termin der Dyssomnien im Schlafzyklus sind das Schlafstadium III bzw. IV. Als wichtigste Dyssomnien sind der Pavor nocturnus und der Somnambulismus zu nennen, die nicht während des REM-Schlafes in Erscheinung treten. Die Zuordnung dieser Phänomene zu primär neurotischen Schlafstörungen gilt heute als falsch (vgl. z. B. die Übersicht von Rossmann 1986). Beim Pavor nocturnus erwachen die Kinder meist einmal pro Nacht, jedoch nicht vollständig; sie sind bewußtseinsgetrübt und hochgradig geängstigt. Für das Erwachen besteht am Morgen Amnesie. Die Störung kommt familiär gehäuft vor. Die beim Aufwachen ängstlichen und desorientierten Kinder werden nicht selten mit einem anhaltenden Gähnen völlig wach und können danach unmittelbar wieder einschlafen (anders als nach ausgeprägten Angstträumen im REM-Schlaf, bei denen Kinder wie Erwachsene über ihre Trauminhalte berichten können). Bei Kindern mit Pavorsymptomatik finden sich häufig mechanische Beeinträchtigungen der Atmung und ein darauf folgendes Schlafdefizit mit vermehrtem Tagschlaf.

Vom Pavor nocturnus, mit seinem Gipfelpunkt im Vorschulalter, gibt es fließende Übergänge zum Somnambulismus oder Noctambulismus, bei dem Kinder wie im Dämmerzustand aufstehen und — allerdings mit schlecht koordinierter Motorik und nur scheinbar zielgerichteter Aktivität — herumlaufen. Während bei der Pavorsymptomatik das EEG synchronisiert ist, zeigen sich während somnambuler Phasen häufig langsame, hochamplitudige paroxysmale Entladungen. Die Weckbarkeit ist schlecht, die Abgrenzung gegen Traum und Epilepsie ist leicht möglich. Die heutigen pathogenetischen Überlegungen (vgl. Rossmann 1986) konzentrieren sich auf unreife zentralnervöse Mechanismen; es wird darüber spekuliert, ob solchen Zuständen auf niedrigerer Entwicklungsstufe ähnliche Funktionen wie dem Traum während der REM-Phasen zukommen. Die lebenslange Prävalenz beträgt 2,5%, bei unter 12jährigen 12,5%, bei Jugendlichen 7,4% (Simonds u. Parraga 1982). Präselektionsalter ist also das Schulalter, die Episoden dauern zwischen ½ und einigen Minuten an. Nach dem Wecken bei solchen Zuständen besteht Verwirrtheit, am Morgen danach Amnesie. Neben der genetischen Disposition (familiäre Belastung bei ca. 50% und Konkordanzrate eineiiger Zwillinge gegenüber zweieiigen ca. 6:1) spielen Umweltfaktoren für die Manifestation eine — allerdings unspezifische — Rolle.

Sprechen im Schlaf wird gelegentlich als Äquivalent des Somnambulismus betrachtet, von einigen Autoren auch die Enuresis, die von anderen mit erhöhter Schlaftiefe in Zusammenhang gebracht wird. Bis zu 25% der schlafwandelnden Kinder nässen nachts auch ein, das sind mindestens 4mal mehr als zu erwarten. Die Gabe von Neuroleptika kann Schlafwandeln provozieren, was gelegentlich bei der Therapie jugendlicher Psychotiker gesehen wird und auch in der Aufklärung bei ambulanter Behandlung mit Neuroleptika erwähnt werden muß. Das psychopathologische Bild schlafwandelnder Kinder ist uneinheitlich, adoleszente Schlafwandler sind ebenso wie erwachsene psychopathologisch häufiger auffällig als kindliche.

Hypersomnien (Tabelle 2) sind praktisch nur im Jugendalter bedeutsam. Zu nennen sind die Narkolepsie und das Kleine-Levin-Syndrom, letzteres tritt erst nach der Pubertät auf. Ebenfalls im Jugendalter werden die ersten Manifestationen des Schlaf-Apnoe-Syndroms gesehen. Sie zeigen wie die beiden anderen Störungsbilder ein erhöhtes Schlafbedürfnis bei Tage. Bei Narkolepsie ist es häufig mit Unterbrechungen des Nachtschlafs verbunden, was immer wieder zu der irrtümlichen Zuordnung zu den Hyposomnien führt. Die Diagnose der Narkolepsie erfolgt durch die Kataplexie, die lebhaften Einschlafträume sowie das dissoziierte Erwachen. Das EEG ist unauffällig. Pathogenetisch wird der plötzliche Kindstod (Sudden-Infant-Death-Syndrome) mit dem Schlaf-Apnoe-Syndrom in Verbindung gebracht und als Ausdruck unreifer zentralnervöser Regulation, insbesondere einer unreifen Atemregulation bei engeren Atemwegen und höherem REM-Schlafanteil bei Säuglingen betrachtet. Diese Faktoren erhöhen die Wahrscheinlichkeit einer Dekompensation der Atemregulation im Schlaf.

Symptomatische Schlafstörungen können als Folgezustände von Hirnschädigungen bei Kindern auftreten. Häufiger sind die Schlafstörungen beim hyperkinetischen Syndrom in ausgeprägter Form mit spätem Einschlafen und frühem Erwachen. Für die Adoleszenz sind die Schlafstörungen Depressiver wichtig, die eine typische Tagesschwankung zeigen. Die Schlafstadien von manischen und schizophrenen Jugendlichen entsprechen dem Bild bei Erwachsenen. Hyperaktive Kinder zeigen keine Durchschlafstörungen. Im Gegensatz zu ihnen schreien hirngeschädigte Kinder vermehrt im Schlaf. Bei Jugendlichen wird nach Stimulanzienmißbrauch häufig zunächst fehlende Müdigkeit registriert, beim Benutzen von sog. Downern dann sekundär verlängerter Schlaf.

Diagnostisches Vorgehen

Das diagnostische Vorgehen verlangt eine sorgfältige Anamnese bezüglich der Entwicklung des Schlafverhaltens und der dabei vorherrschenden pädagogischen Verhaltensweisen sowie bezüglich der augenblicklichen Schlafzeiten und -gewohnheiten, einschließlich der Einschlafgewohnheiten, vor allem bezüglich abendlichen Fernsehens, der Aktivität bei Tage und des Tagschlafes. Wichtig ist, unter welchen Umständen eine Schlafstörung entstanden ist, wie sich die Eltern dabei verhielten und wer ihr potentieller Nutznießer ist: Wer also fortgesetzt davon profitiert, daß ein Kind ständig im Bett der Eltern schläft oder einen Ehepartner aus dem elterlichen Schlafzimmer verdrängt. Bei Jugendlichen ist immer die Frage nach Medikamentenmißbrauch und Drogengebrauch notwendig.

Die Häufigkeit der Schlafstörungen soll durch Führen eines Kalenders mit Angaben über Vorkommen und Dauer registriert werden. Ältere Kinder lassen wir die Zeiten, zu denen sie nachts durch Schlafstörungen wach werden, selbst aufschreiben und die Dauer der Wachphasen registrieren. Kinder und Jugendliche neigen bei Hypersomnien wie Erwachsene dazu, die wirklich zustande kommende Schlafdauer zu unterschätzen. Bei ausgeprägten Schlafstörungen ist die stationäre Beobachtung unerläßlich, auch um zu erkennen, ob sich das Schlafverhalten bei Umgebungswechsel ändert (Tabelle 3).

Durchschlafstörungen erfordern eine elektroenzephalographische Untersuchung zur Abgrenzung gegen Aufwachepilepsien, bei Pavor nocturnus ist im Hinblick auf die häufigen Beeinträchtigungen der Atemwege nach Adenoiden und hypertrophen Tonsillen zu fahnden, bei Verdacht auf drogeninduzierte Schlafstörung ist eine Screeninguntersuchung des Urins auf Drogen indiziert. Bezüglich der symptomatischen Schlafstörungen ist lediglich die Abgrenzung der Symptome endogener Depressionen bei jungen Jugendlichen von Einschlafstörungen reaktiv Depressiver

Tabelle 3. Diagnostische Maßnahmen bei Schlafstörungen

Anamnese
- Schlafentwicklung
- Schlafzeiten und -gewohnheiten
- Tagesaktivität/Tagesschlaf
- Begleitumstände der Störung
- Nutznießer der Störung
- elterliche Reaktionen
- Medikamente/Drogen?

Beobachtung
- Häufigkeit (Kalender)
- Dauer von Wachphasen (Kalender)
- ggf. klinische Beobachtung

Untersuchung
- EEG bei Durchschlafstörungen
- Atemwege bei Pavor nocturnus
- ggf. Drogen-Screening

schwierig; die Ängstlichkeit bei Einschlafstörungen Jugendlicher wird mit einer schizophrenen psychotischen Symptomatik kaum verwechselt. Angaben über die Benutzung von Tranquilizern bei Jugendlichen verweisen häufig auf drogeninduzierte Schlaflosigkeit.

Behandlung

Therapeutisch sind die Schlafstörungen bei Kindern häufig ein dankbares Arbeitsfeld. Notwendig ist in der Regel die Information der Eltern über die Schlafvorgänge und die den Schlaf begünstigenden Umstände, oft auch eine Modifikation ihres Verhaltens und ihre Aufklärung über die tatsächlich zustande kommende Schlafdauer beim Kind. Auch bei den erlebnisreaktiven Schlafschwierigkeiten von Kindern ist die Beratung und Situationsregulierung als erster Schritt indiziert und die direkte Behandlung des Kindes nur selten notwendig. Oft sind auch Änderungen im Tagesrhythmus wichtig, so bei hyperkinetischen Kindern, die häufig vermehrt Möglichkeiten zu motorischer Betätigung brauchen.

Ist der Anteil erlernten Verhaltens an einer Schlafstörung hoch, dann steht Verhaltenstherapie (Kontingenzmanagement und Stimuluskontrolle) in Kombination mit übenden Verfahren (autosuggestive Vorsatzbildung und konzentrative Entspannung) im Vordergrund. Das autogene Training kann bei Kindern ab dem Alter von 9 oder 10 Jahren eingesetzt werden. Gelegentlich helfen paradoxe Intentionen. Bei verschobenem Schlaf-Wach-Rhythmus ist eine sukzessive Änderung der Gewohnheiten notwendig. Beim Pavor nocturnus und beim Somnambulismus genügt in der Regel die Aufklärung der Eltern, sofern nicht bei Kindern mit Pavorsymptomatik eine Adenotomie oder Tonsillektomie notwendig ist. Erst in der Adoleszenz auftretendes Schlafwandeln ist ebenso durch konfliktzentrierte psychotherapeutische Maßnahmen anzugehen wie neurotisch bedingte Schlafstörungen.

Die medikamentöse Therapie der Narkolepsie mit Antidepressiva oder Stimulanzien gehört in die Hand des Erfahrenen.

Stationäre Intervention empfiehlt sich bei schweren Schlafstörungen, vor allem wenn bei jüngeren Kindern das Verhalten der Eltern nicht ohne weiteres änderbar ist. Generell hat die Behandlung im häuslichen Milieu Vorrang, bei Älteren kann die stationäre Aufnahme zur Durchbrechung fixierter Schlafstörungen notwendig sein. Bei den seltenen idiopathischen Schlafstörungen hilft die stationäre Behandlung zunächst oft, dem Patienten ein Gefühl über seine reale Schlafdauer zu vermitteln, um dann die Angst vor dem Nichteinschlafenkönnen besser anzugehen (Tabelle 4).

Bei den nichtsymptomatischen Schlafstörungen sind Schlafmittel nur mit äußerster Vorsicht einzusetzen. Sie kommen unter akuten Belastungen in Frage, auch initial zur Durchbrechung der Erwartungsangst bei fixierten Schlafstörungen ohne wirksame exogene Faktoren oder aus differentialdiagnostischen Erwägungen. Sie dürfen nur kurzfristig gegeben werden. Bei autonom gewordenen Schlafstörungen helfen sie nicht. Barbiturathaltige Substanzen sind bei Kindern und Jugendlichen immer kontraindiziert, Benzodiazepine vorsichtig zu handhaben. Bei jüngeren Kindern wird Chloralhydrat benutzt, bei Schlafstörungen Hirngeschädigter eine Kombination von Atosil und Aolept im Verhältnis 4:1, bei stärkerer Ausprägung Truxal oder Melleril. Ausgesprochene Schlafmittel kommen nur bei Schlafstörungen von psychotischen Jugendlichen in Frage. Bei hyperkinetischen Syndromen sind schlafinduzierende Substanzen kontraindiziert, gelegentlich bessert die Gabe von Stimulanzien am Tage den Aktivitätsrhythmus und damit die Schlafanpassung am Abend. Die Schlafstörungen endogen Depressiver verlangen zusätzlich antidepressive Behandlung. Antidepressiva werden ebenfalls bei Jugendlichen nach langfristigem Benzodiazepingebrauch (als Downer im Wechsel mit Stimulanzien) benutzt. Bei idiopathischen Schlafstörungen älterer Kinder ist ein Versuch mit Tryptophan angezeigt, dessen Gabe aber über längere Zeit durchgehalten werden muß. Grundsätzlich erfolgt die Medikation bei nichtsymptomatischen Schlafstörungen im Sinne eines ABAB-Designs, um die Wirkung besser einordnen zu können; Medikamentengaben werden stets von einem Protokollieren der Schlafzeiten begleitet. Bei eingetretener Wirkung wird diese unter Dosisreduzierung aufrechtzuerhalten versucht.

Generell ist die Prognose kindlicher Schlafstörungen gut, meist auch noch die von Schlafstörungen in der Adoleszenz, vor allem, wenn sie aus der Kindheit persistieren. Die Behandlungsindikation ergibt sich trotz der guten Prognose in der Regel aus der Notwendigkeit, einer Fixierung vorzubeugen und sekundäre Hypersomnien zu vermeiden.

Tabelle 4. Interventionen bei Schlafstörungen

Interventionen
Modifikation elterlichen Verhaltens
Regulierung von Einschlaf- und Schlafgewohnheiten (und Tagesrhythmus)
Übende Verfahren/Paradoxe Intentionen
Verhaltenstherapie
Aufdeckende Psychotherapie
Stationäre Intervention
Pharmaka

Literatur

Anders IF (1983) Annotation – Neurophysiological findings of sleep in infants and children. J Child Psychol Psychiatry 23: 75–83

Clements J, Wing L, Dunn G (1986) Sleep problems in handicapped children: A preliminary study. J Child Psychol Psychiatry 27: 399–407

Kirmil-Gray K, Eagleston JR, Cibson E, Thoresen CE (1984) Sleep disturbances in adolescents: Sleep quality, sleep habits, beliefs about sleep, and daytime functioning. J Youth Adolesc 13: 375–384

Richman N, Stevenson JE, Graham PJ (1975) Behaviour problems in three year old children: An epidemiological study in London borough. J Child Psychol Psychiatry 12: 5–33

Rossmann P (1986) Schlafwandeln. Z Kinder Jugendpsychiat 14: 159–171

Schmidt MH, Woerner W, Esser G (1985) Psychiatrische Auffälligkeiten 13jähriger im Spiegel ihres Verhaltens als 8jährige. In: Nissen G (Hrsg) Psychiatrie des Pubertätsalters. Huber, Bern, S 53–66

Simonds JF, Parraga H (1982) The parasomnias: Prevalence and relationships to each other and to positive family histories. Hillside J Clin Psychiatry 4: 25–38

Der Traum in der heutigen Psychotherapie

M. Ermann, H. Pohl

„Träume ich, so bin ich.“ Diese vergessene Sentenz ist die Ergänzung von Descartes' berühmtem „Cogito, ergo sum“. Sicher ist es kein Zufall, daß die Seins-Erfahrung über das Denken in unserer Kultur als Tradition lebendig geblieben und überliefert worden ist, während die über das Träumen in den Schatten des Vergessens geraten ist. Die Faszination durch Wort und Einsicht hat eine ganze Zivilisation und eine lange Epoche unseres Geisteslebens geprägt. Sie ist kennzeichnend für die Traumferne unseres kulturellen Bewußtseins und unserer zivilisatorischen Haltung. Diese steht und stand traditionell im Gegensatz zu der Traumnähe vorchristlicher und vorkolumbianischer Kulturen. Weder Freud noch Jung noch ihre Schulen haben daran Grundsätzliches ändern können. Sie haben dem Traum zwar einen sicheren Platz in der psychotherapeutischen Enklave geschaffen, aber der Traum hat doch keinen natürlichen Platz in unserem geistigen Alltag erhalten. Wer von uns befragt schon tatsächlich seine Träume vor wichtigen Entscheidungen, wer läßt sich wirklich darauf ein, sein Traum-Sein als einen Teil seiner Persönlichkeit zu schätzen und sich auch von diesem leiten zu lassen? 80 Jahre psychotherapeutischer Erfahrung mit Träumen haben zwar eine umfangreiche Fach- und Populärliteratur, eine Fülle von Traum- und Symbollexika hervorgebracht, aber an der Traumferne unseres „Cogito, ergo sum“ haben sie nichts verändert.

Freilich wächst in den letzten Jahren das Interesse der empirisch-naturwissenschaftlichen Forschung am Traum. Die Messung hirnfunktioneller Zustände und physiologischer Größen im Kontext des Träumens hat unser Wissen um die Schlaffunktionen bereichert. Speziell die Arbeiten von Lehmann u. Koukkou (1983) enthalten wichtige Ansätze für die Integration neurophysiologischer und psychodynamischer Konzeptionen. Wir verfügen mit diesem Modell erstmals über einen Ansatz, der elektrophysiologisch unterscheidbare Funktionszustände des Gehirns mit psychologischen Prozessen wie Regression, Verdrängung und der sekundären Bearbeitung des latenten Trauminhalts in eine sinnvolle und plausible Beziehung setzt. Wir wissen heute, daß die von Aserinsky u. Kleitman (1953) beobachteten REM-Phasen nicht einfach mit Traumphasen gleichgesetzt werden dürfen, sondern mit Phasen besonders guter Traum-Erinnerbarkeit (Lehmann u. Koukkou 1983). Wir wissen weiter, daß auch im Non-REM-Schlaf Traumerleben vorkommt (Dement u. Kleitman 1957) und kennen die Unterschiede zwischen den bildhaften, szenenreichen REM-Träumen und den Denk- und Wort-Träumen des Non-REM-Schlafs. Diese Grundlagenforschungen sind zweifellos faszinierend. Für die Psychotherapie allerdings ist ihr praktischer Nutzen bisher noch nicht absehbar. Insbesondere ist die entscheidende Frage, welche Funktionen des Traums tatsächlich die Wachstumskräfte enthalten, die jeder Psychoanalytiker aus erfolgreichen Behandlungen kennt, noch völlig ungeklärt. So bleiben Forschungen, die die psychotherapeutische Effizienz der Arbeit mit Träumen verbessern, nach wie vor eine Aufgabe der Zukunft.

Parallel dazu läßt sich auch innerhalb der Psychotherapie eine Entwicklung verzeichnen, die sich von der anfänglichen Faszination durch die Bilder- und Ausdrucksfülle der Traumwelt, ihrer individuellen und kollektiven Symbolik, mehr den *rationalen* Aspekten des Träumens zuwendet: der mit dem Traum verbundenen gestaltenden und strukturbildenden Kreativität, den Ich-Funktionen und Ich-Zuständen, dem *manifesten* Inhalt der Träume. Es zeichnet sich eine Entwicklung ab vom Interesse für Traumbilder zum Interesse für das Mitteilen von Träumen. Statt als psychischer Wachstumsraum interessiert der Traum zunehmend als diagnostische Größe (Beese 1983; Eckes-Lapp 1980; Erikson 1954).

In einem Rückblick auf 80 Jahre psychoanalytischer Tradition im Umgang mit Träumen stellte Zauner (1983) auf einer Jahrestagung der Deutschen Psychoanalytischen Gesellschaft fest, daß der Traum selbst in der Psychoanalyse zum Stiefkind geworden sei. Angesichts der zunehmenden Bedeutung von Übertragung und Gegenübertragung für den psychoanalytischen Prozeß sieht er den Traum nicht mehr — wie Freund (1900) — als *den* Königsweg zum Unbewußten, sondern nur noch als einen *zusätzlichen* Zugang zum Verständnis der Arbeit des Ichs und der Struktur der psychoanalytischen Beziehung. Wir teilen diese Ansicht. Mit dem Wandel unseres psychotherapeutischen Aufgabenfeldes und unserer Konzepte hat sich die Einstellung zu Träumen tatsächlich erheblich verändert. Wir sind sogar der Meinung, daß diese Veränderung paradigmatisch für die Entwicklung von einer Triebpsychologie über eine Psychologie des Ichs hin zu einer interaktionellen Beziehungspsychologie ist (Ermann 1983).

Nach unserer Auffassung hat sich aber nur der Zugangsweg, der methodische Umgang mit Träumen geändert. Unverändert bleibt der Traum der zentrale Kristallisationspunkt des ganzheitlichen psychosomatischen Erlebens, Umschlagstelle zwischen Psyche und Soma, Trieb und Affekt, Bewußtheit und Unbewußtheit, zwischen Primär- und Sekundärprozeß, Abwehr und Abgewehrtem, zwischen Lebensgeschichte und Lebensentwurf, zwischen Sein und Welt. Was auf der einen Seite als elektrophysiologischer Komplex sichtbar wird, tritt auf der anderen als Bild oder Wort in Erscheinung. Verändert hat sich demnach nicht die Bewertung des Traums. Verändert hat sich allerdings der Bezugsrahmen und mit ihm der Umgang mit Träumen in der Psychotherapie. Wir beziehen uns dabei auf die analytische Psychotherapie und Psychoanalyse, die die Entwicklung der Traumanalyse neben der Schule von C. G. Jung am meisten bestimmt hat.

Der Bezugsrahmen der klassischen Traumanalyse war die Verknüpfung zwischen Freuds Triebtheorie und seiner Annahme, daß jeder Traum in entstellter Form ein latentes Traumbedürfnis enthält, das verdeckt in Träumen abgeleitet wird (Freud 1900, 1925). Diese Auffassung führte dazu, den manifesten Traum als bloßes Szenarium für die Darstellung der unbewußten Wunschphantasien zu betrachten und für die Bearbeitung weitgehend zu vernachlässigen. Die Traumanalyse konzentrierte sich ursprünglich ganz und gar darauf, den unbewußten Traumgedanken aufzudecken. Dabei waren es im wesentlichen die konflikthaften libidinösen Kindheitswünsche, die als eigentliches Traummotiv in Betracht gezogen wurden.

In der Folgezeit kam es zu zwei wesentlichen Neuorientierungen: Die Entwicklung der Ich-Psychologie führte dazu, daß der Wert des manifesten Trauminhalts für die Arbeit mit Träumen in der Psychoanalyse deutlicher erkannt und anerkannt wurde (Erikson 1954).

Entscheidender noch war aber der Wandel, der sich bezüglich der Hintergrundannahmen der Traumanalyse vollzog: der Wandel der analytischen Behandlungskonzepte. Anstelle der traditionellen, an der Libidolehre orientierten Konzeption entwickelte sich seit den 50er Jahren eine interaktionelle Auffassung. Sie beruht auf der Theorie der Objektbeziehungen. War es früher die Frage: Welches sind die unbewußten Triebwünsche, die der Patient in die Übertragung zum Analytiker einbringt? so geht es heute um die Frage: Nach welchen zwischenmenschlichen Erfahrungen gestaltet der Patient die analytische Beziehung? Unter dieser neuen Fragestellung verliert das Bewußtmachen der infantilen geträumten Wunschphantasien seinen zentralen Stellenwert für den Verlauf der Behandlung. Viel wichtiger als der regelmäßige Traumbericht und die systematischen Assoziationen dazu mit der Zielsetzung, möglichst viele Details des unbewußten Trieblebens aufzudecken, wurde die spontane, frei assoziative Interaktion. Der Traum blieb nicht länger Einstieg in die Stunde, gab ihrem Verlauf nicht länger Struktur (Schultz-Hencke 1949). Methodisch trat er zurück in die Reihe freier Assoziationen und erhielt den Rang eines Einfalls. So verlor er auf dem Wege der psychoanalytischen Behandlungskonzeption von der Trieb- zur Beziehungstheorie seine hervorragende methodische Stellung an den interaktionellen Zirkel von Übertragung und Gegenübertragung (A. Freud 1971).

Die entscheidende Frage war früher: Welche unbewußten Übertragungswünsche äußern sich im Traum? Heute fragen wir dagegen: Was geschieht zwischen dem Patienten und mir, und was bedeutet es dabei, daß ihm gerade jetzt eben dieser Traum einfällt? Früher betrachtete sich der Analytiker als Triebobjekt seines Patienten. Es war sein Bemühen, in einer vollständigen Traumdeutung den Brückenschlag zwischen Tagesrest, Übertragungswunsch und Kindheitskonflikt herzustellen. Heute sehen wir den Traum als eine der Mitteilungen über den Entwicklungsstand des therapeutischen Prozesses. Es verdichten sich in ihm Aspekte von Trieb, Affekt, Objektbild, narzißtischer Befindlichkeit und Identität zu einer ganzheitlichen Gestalt. Diese trägt unmittelbare, manifeste und symbolisch-assoziativ verkleidete, latente Züge.

Der Traum benutzt Zeichen, Symbole und Gefühle und verblendet sie durch die Mechanismen der Traumarbeit. Aus diesem Rohmaterial gestaltet der Patient ein Abbild des gemeinsamen Prozesses, welcher durch seine innere Entwicklung und die der therapeutischen Beziehung bestimmt wird. Es ist die Aufgabe des Behandlers, aus dem Angebot einer derart verdichteten Traumgestalt das unbewußte Anliegen des Patienten an ihn herauszufinden und in seinen Deutungen zu benennen.

Dieser veränderte Zugangsweg zu den Träumen wird am konkreten Beispiel aus der Anfangsphase einer Psychoanalyse deutlicher.

Ein junger Student, der sich lange über eine rationale Abwehr vor seinen Gefühlen zu schützen pflegte, wird in einem mit intellektuellen Waffen ausgetragenen Streit von seinem Freund tief verletzt. Er verleugnet diese Verletzung, träumt aber darauf folgenden Traum, den er in der nächsten Behandlungsstunde erzählt:

„Ich bin mit meinem Bruder zusammen. Plötzlich trifft er mich mit einem Drahtpfeil mitten auf die Stirn. Es entsteht dadurch eine riesige Verletzung, eine offene Fleischwunde. Dann wächst aber schnell Haut darüber. Das Ganze ist gar nicht so schlimm. Allerdings ist danach mein Kopf über dem

Gehirn so weich und durchsichtig, daß sich an verschiedenen Stellen Beulen nach außen drücken, was mir irgendwie peinlich ist."

Traditionell betrachtet, enthält der Traum die Verletzung als den Tagesrest, die Verleugnung des Schmerzes und die Identifizierung mit dem Opfer zur Abwendung aggressiver Impulse, die Verdichtung einer aggressiv getönten Geschwisterrivalität mit homoerotisch-eindringenden Wunschphantasien und — in der Übertragung — den tief unbewußten Wunsch nach Penetration. — Aber: Indem die Analytikerin den Prozeß im Auge behält, betrachtet sie den Traum vor allem unter der Frage: Warum träumt dieser Patient eben diesen Traum gerade an dieser Stelle der Behandlung? Zwei Aspekte erscheinen dabei besonders wichtig: Zuerst die *Verletzlichkeit:* Es entsteht sofort die Frage, ob der Patient mit seinem Traum nicht auch auf eine Verletzung durch die Analytikerin Bezug nimmt. Diese Vermutung geht darauf zurück, daß er unmittelbar vor dem Traumbericht in der Stunde über den Streit berichtet hatte; der Freund habe viele negative Kommentare über seinen Charakter gemacht, über seine Probleme und über seine Vergangenheit. Der Traum zeigt einen unbewußten Vorwurf gegen die Analytikerin, ja wahrscheinlich gegen die Analyse überhaupt, wobei dieser sehr kränkbare, narzißtische Patient die bloße Tatsache der Analyse und das analytische Gespräch offensichtlich bereits als Verwundung erlebt.

Der zweite Aspekt ist die *Beschämung:* Offensichtlich spürt der Patient, daß seine intellektuelle, rationale Abwehr schon nach wenigen Behandlungsstunden brüchig geworden ist. Immerhin hat er schon in einer der ersten Behandlungsstunden geweint und Gefühle tiefen Schmerzes gezeigt. Im Traum wird die Befürchtung deutlich, sein Gehirn nicht mehr fassen zu können, was ihm irgendwie peinlich sei, d. h., Angst zu haben vor weiterer Lockerung seiner Rationalität, zu zerfließen und damit um so verletzlicher zu werden.

Unter dem Primat der frei assoziativen Interaktion folgt einem solchen Traumbericht keine systematische Betrachtung einzelner Traumdetails und keine umfassende Deutung. Statt dessen verläuft die Stunde im freien Fluß der Einfälle. Der Analytiker versucht, den gemeinsamen Hintergrund der Einfälle, seine eigenen Reaktionen und das Material und Geschehen der vorangehenden Stunden zu einer Aussage zu integrieren, wobei der Traum *eines* der Elemente ist, auf das er in seiner Deutung schließlich Bezug nehmen kann. In unserem Beispiel sprach der Patient nach dem Traumbericht davon, wie wenig Gefühle der Verletztheit und Scham er in seinem Leben kannte. Schließlich fiel ihm ein, wie die Großmutter ihn den kleinen Zyniker genannt hatte. Er habe sich wohl lange mit Sprache und Intellekt als Schutzschild vor anderen geschützt. — Vor diesem Stundenverlauf könnte die Analytikerin dem Patienten z. B. deuten, daß er sich offenbar frage, ob er auch in den Gesprächen mit ihr einen Schutzschild brauche. Sie könnte zur Vertiefung auf den Traum Bezug nehmen und dem Patienten zeigen, wie eng für ihn das Gefühl der Verletzlichkeit und das der Beschämung verknüpft sind und daß es daher verständlich ist, daß er sich schützen wolle. Schließlich könnte sie auf den bisherigen Verlauf eingehen und feststellen, daß er in den Stunden auch die Erfahrung macht, daß selbst die Analyse mit verletztenden und beschämenden Erlebnissen verbunden sein kann: Daß er schon am Anfang so viel von seinen Gefühlen gezeigt habe, habe ihn wohl nicht nur befreit, sondern auch belastet.

Es geht bei diesem Vorgehen weniger um eine vollständige Deutung des Traums als um eine Deutung des Prozesses unter Einbeziehung des Traummaterials. Solche

Deutungen erstrecken sich meistens über längere Perioden; niemals würde man den Patienten mit der Fülle einzelner Deutungsaspekte überrennen. Man würde stets die Reaktion berücksichtigen, die ein einzelner Deutungsaspekt bei ihm hervorruft, und daran mit ihm weiterarbeiten. Umfassend wäre der deutende Umgang mit dem Traum, wenn es gelingt, das latente Anliegen des Träumers in einem ganz bestimmten Augenblick seiner inneren Entwicklung und des therapeutischen Prozesses zu entschlüsseln, mit den aktuellen Interaktionen in Verbindung zu setzen und, im glücklichsten Falle, auch die Brücke zum lebensgeschichtlichen Hintergrund zu schlagen.

Psychotherapie mit Träumen ist ein zielgerichteter Umgang mit dem entschlüsselten Traum. Die Übersetzung von Traumsymbolen, die Aufdeckung von Triebwünschen oder die Klärung von Abwehrformationen allein wirkt noch nicht therapeutisch. Im Gegenteil: Aufdecken um seiner selbst willen kann Material zutage fördern, das nicht adäquat verarbeitet wird und dann die Entwicklung des Patienten nicht fördern kann. Zielgerichteter Umgang mit dem entschlüsselten Traum bedeutet, daß der Therapeut das Traummaterial zur therapeutischen Aufgabe in Beziehung setzt. Er muß dem Patienten helfen, das Material so zu verarbeiten, daß er mit sich und seinem Leben glücklicher wird. Im Gegensatz zur Traumdeuterei ist der therapeutische Umgang mit Träumen kein Selbstzweck.

Die Aufgabe der Psychotherapie und der Bezugsrahmen für die Deutung ergeben sich aus der Indikation und aus der Methode. Die Aufgabe der *Analyse,* wie wir sie heute verstehen, ist die Klärung und Aufarbeitung von entwicklungshemmenden Konflikten im Hier und Jetzt der therapeutischen Interaktionen. Der Bezugsrahmen der Arbeit mit Träumen in der Analyse ist daher die therapeutische Beziehung, und die gezielte Hilfestellung bei der Verarbeitung des entschlüsselten Materials besteht darin, daß das Anliegen des Träumers als Teil der Begegnung verstanden wird. In der *Kriseninterventíon* ist die Aufgabe die dynamische Erhellung der Krise; die gezielte Hilfestellung besteht darin, das Traummaterial in die Sprache der Krise zu übersetzen und die im Traum enthaltenen Konfliktlösungsmöglichkeiten herauszuarbeiten. Ähnliches gilt für die Fokaltherapie. In der *tiefenpsychologisch fundierten Technik* schließlich besteht die Aufgabe in der dynamischen Klärung der Außenbeziehungen des Patienten, und die gezielte Hilfestellung liegt darin, das Traummaterial zum Verständnis der jetzigen Beziehungen in seinem Alltag — vor dem Hintergrund der wichtigen Beziehungen seines Lebens — zu nutzen, um diese zu verbessern.

Abschließend einige Bemerkungen zum Umgang mit Träumen von Patienten mit strukturellen Ich-Störungen. Gelegentlich gilt die Borderlinepathologie als Kontraindikation für die psychoanalytische Arbeit mit Träumen (Green 1977). Gegen solche Bedenken stehen klinische Erfahrungen, daß eine auf die speziellen strukturellen Gegebenheiten der Borderlinepatienten ausgerichtete Art der Arbeit mit Träumen ausgesprochen hilfreich und nützlich sein kann (Rohde-Dachser 1983). Gerade die gemeinsame Beschäftigung mit den bizarren, angsterregenden oder chaotischen Bildern kann die Beziehung fördern und dem Patienten helfen, das Beunruhigende in sich zunächst einmal aus einem sicheren Abstand zu betrachten. Bereits die Übersetzung von Traumbild und Traumgefühl in Sprache wirkt strukturierend und fördert den Sekundärprozeß. Diese Arbeit macht aber ein aufgabenorientiertes Vorgehen unverzichtbar. Das bloße Aufdecken, Arbeit am unbewußten Affekt oder Trieb um seiner selbst willen, wirkt bei Borderlinepatienten fatal, die um Strukturierung und Strukturierungshilfe ringen.

Das Problem der Borderlinepatienten besteht in ihrer Integrationsschwäche für widersprüchliche Affekte, für desintegrierte Ich-Zustände und Objektbeziehungen; die Aufgabe der Borderlinebehandlung ist demnach die Förderung ihrer Integrationskraft. Träume sind wichtige Signale, die den Wechsel von guten und schlimmen Ich-Zuständen, von förderlichen und feindseligen Objektbeziehungen anzeigen und für den Patienten selbst greifbar machen. Die entscheidende zielgerichtete Hilfestellung besteht beim Borderlinepatienten darin, den Anlaß für diesen Wechsel in der therapeutischen Beziehung ausfindig zu machen und ihm aufzuzeigen: Warum träumt er jetzt so — und welcher Beziehungsaspekt hat die Änderung seines inneren Zustandes bewirkt? Um solche Wechsel zu verstehen, können Gegenübertragungsträume Hilfe bieten.

In einer krisenhaften Behandlung, in der es immer wieder zu intensiven Schwankungen in der Beziehung zwischen der Patientin und dem Analytiker kam, wurde dieser zunehmend von dem Gefühl beherrscht, die Übersicht zu verlieren. Schließlich sah er sich im Traum einem älteren Kollegen gegenüber, mit dem er über diese Behandlung sprach, und erhielt von ihm den Rat: „Vergessen Sie mal, was Sie gelernt haben. Folgen Sie einfach einmal Ihrem Herzen!"

Offenbar gilt der tiefsinnige Satz von Kierkegaard noch immer, und zwar für beide Partner in der psychotherapeutischen Beziehung:

„Träumend plant der Geist seine eigene Wirklichkeit."

Literatur

Aserinsky E, Kleitman N (1953) Regularly occuring periods of eye motility and concomitant phenomena during sleep. Science 118:273–274

Beese F (1983) Neuere Aspekte des Traums bei Übertragungsneurosen, narzißtischen Störungen und Psychosen. In: Ermann M (Hrsg) Der Traum in der Psychoanalyse und analytischen Psychotherapie. Springer, Berlin Heidelberg New York Tokyo

Dement W C, Kleitman N (1957) The relationship of eye movements during sleep to dream activity. J Exp Psychol 53:339–346

Eckes-Lapp R (1980) Psychoanalytische Traumtheorie und Trauminterpretation. Verl. Med. Psychologie, Göttingen

Erikson E H (1954) Das Traummuster in der Psychoanalyse. Psyche 8:561–589

Ermann M (1983) Der Traum in der Psychoanalyse und analytischen Psychotherapie. Springer, Berlin Heidelberg New York Tokyo

Freud A (1971) Difficulties in the path of psychoanalysis. In: Writings of Anna Freud. Int. Univ. Press, New York

Freud S (1900) Die Traumdeutung. Ges. Werke, Bd 2/3. Imago, London 1942

Freud S (1925) Einige Nachträge zum Ganzen der Traumdeutung. Ges. Werke, Bd 1. Imago, London 1952

Green A (1977) The borderline concept. In: Hartocollis P (ed). Borderline personality disorders. Int. Univ. Press, New York

Lehmann D, Koukkou M (1983) Psychophysiologie des Traums. In: Ermann M (Hrsg) Der Traum in der Psychoanalyse und analytischen Psychotherapie. Springer, Berlin Heidelberg New York Tokyo

Rohde-Dachser C (1983) Träume in der Behandlung von Patienten mit schweren Ich-Störungen. In: Ermann M (Hrsg) Der Traum in der Psychoanalyse und analytischen Psychotherapie. Springer, Berlin Heidelberg New York Tokyo

Schultz-Hencke H (1949) Lehrbuch der Traumanalyse. Thieme, Stuttgart

Zauner J (1983) Der Traum, ein Stiefkind der heutigen Psychoanalyse? In: Ermann M (Hrsg) Der Traum in der Psychoanalyse und analytischen Psychotherapie. Springer, Berlin Heidelberg New York Tokyo

Neuroendokrinologie und Schlaf*

A. Steiger, F. Holsboer

Einleitung

Der Schlaf ist nicht nur durch eine erhebliche physiologische Aktivität gekennzeichnet, sondern auch durch charakteristische Sekretionsmuster von Kortisol und Wachstumshormon. Die Kortisolsekretion weist während der ersten Hälfte der Nacht niedrige Werte auf und nimmt in der zweiten Hälfte nach einem ersten Anstieg zwischen 2.00 h und 3.00 h zu, um gegen Morgen die Höchstwerte des 24-h-Zyklus zu erreichen. Umgekehrt ist die Phase der schlafassoziierten Höchstsekretion von Wachstumshormon zeitlich eng an den Schlafbeginn gebunden. Da sowohl die Schlafarchitektur, wie auch die endokrine Aktivität bei Patienten mit affektiven Erkrankungen charakteristisch verändert sind, haben Untersuchungen zur Schlafendokrinologie in den letzten Jahren besonderes Interesse gefunden (Steiger et al. 1987b). Neben der Sekretion von Kortisol und Wachstumshormon weisen auch Untersuchungen zur Sekretion von Prolaktin, Testosteron und Thyreotropin auf die Existenz schlafbezogener Charakteristika hin.

Die vorliegende Übersicht beschränkt sich auf Untersuchungen der Wachstumshormon- und Kortisolfreisetzung, weil diese beiden Hormone bei Patienten mit affektiven Erkrankungen bisher am intensivsten untersucht wurden.

Methodik

Bei schlafendokrinologischen Untersuchungen werden gleichzeitig eine Schlafpolygraphie abgeleitet und in regelmäßigen Abständen Blutentnahmen durchgeführt, die der Erstellung von Hormonprofilen dienen. In unserem Schlaflabor werden diese Untersuchungen nach folgendem Schema durchgeführt:

Patienten oder Probanden liegen in einem verdunkelten, schallisolierten Einzelzimmer, das mit einem Rotlicht und einer Restlichtkamera ausgestattet ist. Von einem benachbarten Raum aus, in dem auch das EEG-Gerät steht, ist die ständige Beobachtung des Schlafenden über einen Fernsehschirm möglich. Während zwei Adaptationsnächten, in denen alle erforderlichen Elektroden am Körper befestigt werden, erfolgt die Gewöhnung an die Untersuchungssituation. Frühere Studien haben gezeigt, daß ein „first-night-effect" die Ergebnisse der ersten Untersuchungsnacht beeinflußten. Auch das Legen einer Kanüle verändert die Schlafstruktur (Adam 1982; Jarrett et al. 1984). Daher wird schon in der zweiten Adaptationsnacht

---

* Diese Arbeit wurde aus Mitteln der Deutschen Forschungsgemeinschaft (Ho 940/1–2) unterstützt.

eine Kanüle zur „Nadeladaptation" gelegt. Am folgenden Untersuchungstag wird dann zwischen 19.30 Uhr und 20.00 Uhr eine Kanüle in eine Unterarmvene gelegt. Diese wird mit einer Infusionsleitung verbunden, die durch eine schalldichte Wandöffnung zu einem Nachbarraum führt. Der venöse Zugang wird mit Hilfe eines Perfusors, der langsam Kochsalzlösung durch diese Leitung pumpt, offengehalten. Über diesen Weg wird zwischen 22.00h und 7.00h in 20minütigen Abständen Blut abgenommen, das sofort nach der Entnahme zentrifugiert wird. Das Plasma wird anschließend tiefgefroren und für die spätere Analyse der Plasmakonzentrationen der Hormone aufbewahrt. Das frühzeitige Legen der Kanüle ist wichtig, um zu vermeiden, daß Streßeffekte infolge des Einstiches das schlafassoziierte Sekretionsmuster der Hormone überlagern. Elektroden für die Registrierung von EEG, EOG, EMG und EKG werden bis 21.30h angebracht. Anschließend bleibt der zu Untersuchende bis 23.00h noch wach. Um 23.00h wird das Licht gelöscht und die Registrierung der Schlafpolygraphie begonnen. Nach 8h endet diese um 7.00h. Der Patient bzw. der Proband wird dann nötigenfalls geweckt. Außerhalb des Zeitraumes von 23.00h bis 7.00h ist Schlafen während der Untersuchungstage nicht gestattet. Die Schlaf-EEG-Kurve wird visuell nach den Standardkriterien von Rechtschaffen u. Kales (1968) ausgewertet, indem jeder Abschnitt von 30s der Untersuchungsnacht einem Schlafstadium zugeordnet wird. Die Ergebnisse dieser Beurteilung werden auf Belegbögen eingetragen. Mit elektronischer Datenverarbeitung wird dann eine Schlafstatistik errechnet. Die Plasmakonzentrationen von Kortisol und Wachstumshormon werden mit Hilfe kommerzieller Radioimmunoassays bestimmt.

Mit dieser Methode wurden von uns bisher 25 gesunde männliche Probanden und 18 männliche Patienten, die wegen der wiederholten Phase einer endogenen Depression in unserer Klinik stationär aufgenommen worden waren, untersucht. Zum Zeitpunkt der Untersuchung waren die Patienten seit mindestens 14 Tagen medikamentenfrei und standen vor Beginn einer antidepressiven Pharmakotherapie. Der Hamilton-Score betrug mindestens 16 Punkte, im Durchschnitt 28,8 ± 5,6 Standardabweichung. Die Patienten waren 25–66 Jahre alt (Mittelwert 47 Jahre. Das Alter der Probanden lag zwischen 22 und 38 Jahren (Mittelwert 27 Jahre). Bisher wurden 6 Patienten nach klinischer Remission und mindestens 2, in der Regel aber 4 Wochen nach Absetzen der Antidepressiva einer identisch verlaufenden Kontrolluntersuchung unterzogen.

Ergebnisse und Diskussion

Schlafstruktur

Eine Reihe von Untersuchungen, die in erster Linie von der Arbeitsgruppe von Kupfer et al. in den letzten Jahren durchgeführt wurden (Kupfer u. Foster 1972; Kupfer et al. 1986), zeigte, daß die Schlafstruktur depressiver Patienten in charakteristischer Weise verändert ist. Das bekannteste Ergebnis dieser Studien ist die verkürzte REM-Latenz (der auffällig kurze Abstand zwischen Schlafbeginn und erster REM-Phase), die bei depressiven Patienten gehäuft auftritt. In Übereinstimmung mit diesen Autoren fanden wir bei den von uns untersuchten Patienten im

Vergleich zu den gesunden Probanden einen Anstieg der Wachphasen während der Nacht (der vor allem durch das Früherwachen bedingt ist), weniger Tiefschlaf (Schlafphasen 3 und 4), eine kürzere REM-Latenz, einen Anstieg von REM-Aktivität und REM-Dichte (mit diesen Parametern wird die Menge von schnellen Augenbewegungen während der REM-Phasen gemessen) und eine längere Dauer der 1. REM-Schlaf-Periode (Tabelle 1). Ein Beispiel für die Schlafstruktur depressiver Patienten zeigt die Abb. 1.

Kortisolsekretion während des Schlafs

Gesunde Kontrollpersonen

Die Hormone der Hypophysen-Nebennierenrinden-Achse werden episodisch ausgeschüttet und haben eine typische zirkadiane Rhythmik (Hellman et al. 1970). Während der ersten Stunden des Schlafes ist die Kortisolkonzentration niedrig und sinkt bis zu ihrem Minimum, dem Nadir ab. Definitionsgemäß ist der Nadir der Mittelwert der drei niedrigsten konsekutiven Kortisolwerte eines nächtlichen Profils (Jarrett et al. 1983). Anschließend an den Nadir, in der Regel zwischen 2.00 h und 3.00 h, kommt es zu einem ersten steilen Anstieg der Kortisolwerte. Der Abstand zwischen Schlafbeginn (definiert durch das erste Auftreten eines 30-s-Intervalls mit Schlafstadium 2) und dem Beginn des Kortisolanstieges [dem Zeitpunkt, zu dem die Kortisolsekretion den Nadir mindestens um dessen doppelte Standardabweichung übersteigt (nach Jarrett et al. 1983)] wird Kortisollatenz genannt. Nach diesem initialen Kortisolanstieg fanden wir bei den von uns untersuchten depressiven Patienten und gesunden Probanden regelmäßig ein erneutes Absinken der Kortisolwerte. Zur Beschreibung dieses Verlaufs wurden zusätzliche Parameter eingeführt: der Peak 1, der höchste Kortisolwert des initialen Anstieges, und der Nadir 2, der niedrigste Wert der Kortisolsenke nach dem Peak 1. Dem Nadir 2 folgt wieder ein weiterer Anstieg der Kortisolkonzentration, der sich bis zum morgendlichen Erwachen fortsetzt. Eine statistische Analyse der Beziehungen des 2. Nadirs zu anderen

Tabelle 1. Ausgewählte Schlafparameter bei Patienten mit endogener Depression und gesunden Probanden

	Depressive Patienten (n = 18)	Kontrollen (n = 25)	t-Test
W %	14,7 ± 2,8	3,5 ± 0,9	p < 0,001
Stadien 1/2 %	55,5 ± 2,9	56 ± 1,6	n. s.
Stadien 3/4 %	11,9 ± 2	20 ± 1,8	p < 0,01
REM %	18,7 ± 1,5	18,6 ± 0,9	n. s.
REM-Latenz (min)	63,9 ± 8,6	90,3 ± 9,3	n. s.
REM-Aktivität	218,5 ± 29,9	157,2 ± 15,8	n. s.
REM-Dichte	2,8 ± 0,3	1,8 ± 0,1	p < 0,01
Dauer der 1. REM-Periode	24,9 ± 4,6	15,4 ± 2,5	n. s.

ns = statistisch nicht signifikant

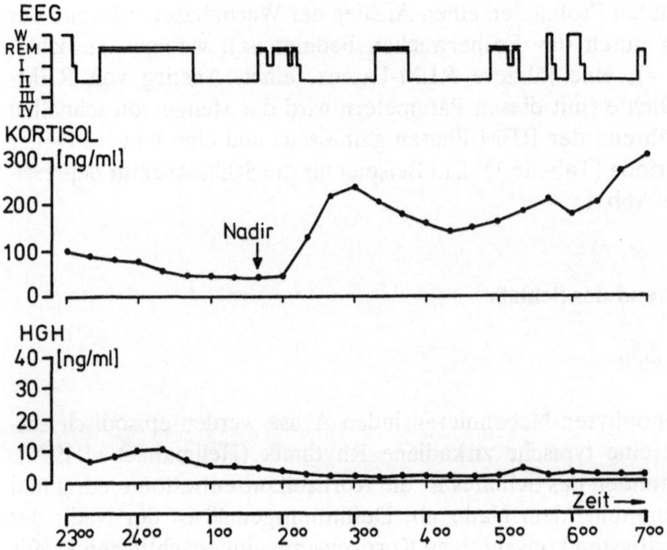

Abb. 1. Schlafstruktur und Sekretionsmuster von Kortisol und Wachstumshormon (HGH) eines Patienten mit endogener Depression. *W* bedeutet Wachzustand, *REM* Rapid-eye-movement-Schlaf, *I–IV* bedeuten Schlafstadien. Als charakteristische Veränderungen in der akuten Depression finden sich eine kurze REM-Latenz, eine auffällig lange erste REM-Periode, ein Fehlen von Tiefschlaf, eine erhöhte Kortisolsekretion und eine verkürzte Kortisollatenz sowie eine verminderte Wachstumshormonausschüttung

Kortisolparamentern (Herth, Steiger, Holsboer, unveröffentlichte Beobachtung, Sept. 1986) ergab, daß die Plasmakonzentration des Nadirs 2 signifikant positiv mit dem Wert des Peaks 1, den Abständen zwischen Schlafbeginn und Peak 1 sowie Nadir 2 und dem Abstand zwischen 1. Nadir und Peak 1 korreliert. Das Sekretionsmuster von Kortisol ist gegenüber kurzzeitigen Veränderungen des Schlaf-Wach-Rhythmus unempfindlich. Zum Beispiel dauert die Anpassung an eine größere Zeitverschiebung, wie etwa bei einer transmeridianen Reise ca. 2 Wochen (Desir et al. 1981). Weitzman et al. (1974) haben gezeigt, daß der Schlaf-Wach-Rhythmus und die Kortisol-Sekretionsmuster in Beziehung stehen. Werden normale Kontrollpersonen über einen Zeitraum von 24h hinweg einem 3stündigen Schlaf-Wach-Rhythmus unterworfen, der aus 2h Wachzustand und 1h Schlaf besteht, dann zeigt sich, daß die Kortisolsekretion während der Schlafperioden erniedrigt ist, obwohl die 24-h-Periodizität erhalten bleibt. Dabei fand sich, daß die Abnahme der Kortisolkonzentration immer dann am stärksten war, wenn der Tiefschlafanteil am größten war. Kupfer et al. (1983) haben den Zusammenhang verschiedener Parameter der Schlafarchitektur mit der nächtlichen Plasma-Kortisol-Konzentration verglichen und gefunden, daß der nächtliche Kortisolanstieg gewöhnlich zwischen der 1. und 2. REM-Periode auftritt. Die Untersuchungen an 25 normalen Kontrollpersonen in unserem Schlaflabor zeigten, daß nur 12 Probanden während dieser zweiten Non-REM-Phase Kortisolanstiege hatten, während die Kortisolanstiege in der Restgruppe zwischen der ersten Non-REM-Phase bis hin zur 4. Non-REM-Phase verteilt war (Steiger et al. 1987c).

Gillin et al. (1972) zeigten, daß 60 mg Prednison zu einer deutlichen Reduktion von REM-Schlaf, einer erhöhten REM-Latenz und vermehrtem Auftreten des Wachzustandes führten. Weitere Untersuchungen weisen auf die Interaktion zwischen Hypophysen-Nebennierenrinden-Aktivität und Schlafarchitektur hin. Wird bei normalen Kontrollpersonen in der ersten Nachthälfte wiederholt Kortikotropin-freisetzendes Hormon (CRH) infundiert, dann findet sich neben der Erhöhung der Kortisol-Plasma-Konzentration eine Abnahme der Tiefschlafphasen (Stadium 3 und 4) und eine Zunahme von Stadium 1 und 2 (Holsboer et al. 1986). Krieger u. Glick (1972) machten ähnliche Beobachtungen bei Patienten mit ACTH-abhängigem Cushing-Syndrom. Diese Autoren fanden, daß Stadium 3 und 4 in ähnlicher Weise vermindert waren, wie bei den Probanden von Gillin et al. (1974) nach Applikation von ACTH. Hinweise dafür, daß diese Effekte nicht durch CRH-induzierte hypophysäre Peptide, sondern durch Nebennierenrindenhormone induziert werden, lieferten Krieger u. Gewirtz (1974). Diese Autoren fanden, daß bei Patienten mit Cushing-Syndrom infolge eines Nebennierenrinden-Adenoms (erhöhte Kortikosteroide bei supprimierten ACTH-Werten) die Schlafstadien 3 und 4 und REM-Schlafphasen nahezu vollständig fehlten. Nach Adrenalektomie dauerte es noch 8–16 Monate, bis in Wiederholungsmessungen REM-Schlaf und Tiefschlafphasen wieder im Normbereich zu finden waren. Wird die Kortisolsynthese durch Metopiron verhindert, dann nehmen die Tiefschlafanteile zu (Gillin et al. 1974), was ebenfalls bestätigt, daß die vorgenannten Effekte durch Korticosteroide vermittelt werden.

Patienten mit Depression

Bei Patienten mit Depression ist im Vergleich zu normalen Kontrollpersonen die Kortisolsekretion erhöht. Dabei bleibt sowohl die Anzahl der Sekretionspulse als auch die Amplitude der zirkadianen Konzentrationskurve unverändert (Halbreich et al. 1985). Wie Asnis et al. (1983) gezeigt haben, ist eine verkürzte REM-Latenz häufig mit vermehrter Kortisolsekretion verbunden. Auch Jarrett et al. (1983) haben gezeigt, daß der Kortisol-Nadir bei Patienten mit Depression erhöht ist, während die Zeit zwischen Schlafbeginn und dem Anstieg der Plasma-Kortisol-Konzentration (Kortisollatenz) verkürzt ist.

Auch eigene Untersuchungen (Steiger et al. 1987a) weisen darauf hin, daß die Sekretion von Kortisol bei Patienten mit endogener Depression erhöht ist, was sich auch in einem Anstieg von Nadir 1 und Nadir 2 in einer signifikanten Verkürzung der Kortisollatenz um ca. 1 h zeigt (vgl. Abb. 1, Abb. 2). Zwar dauert das Einschlafen bei depressiven Patienten länger, die verkürzte Kortisollatenz ist aber kein Epiphänomen dieser erhöhten Schlaflatenz; vielmehr ist die Uhrzeit des Kortisolanstieges in der Depression zu einem früheren Zeitpunkt hin verschoben.

Auch der Abstand von Schlafbeginn bis zum ersten Nadir ist verkürzt. Bei 4 von 18 depressiven Patienten liegt der Nadir sogar vor Schlafbeginn, was nur bei einer von 25 Kontrollpersonen vorkommt. Diese Befunde können einerseits als Argumente für die „Phase-advance"-Theorie der Depression benutzt werden (Pfohl et al. 1985). Andererseits wurde von Weitzman et al. (1974) gezeigt, daß Tiefschlaf auf die

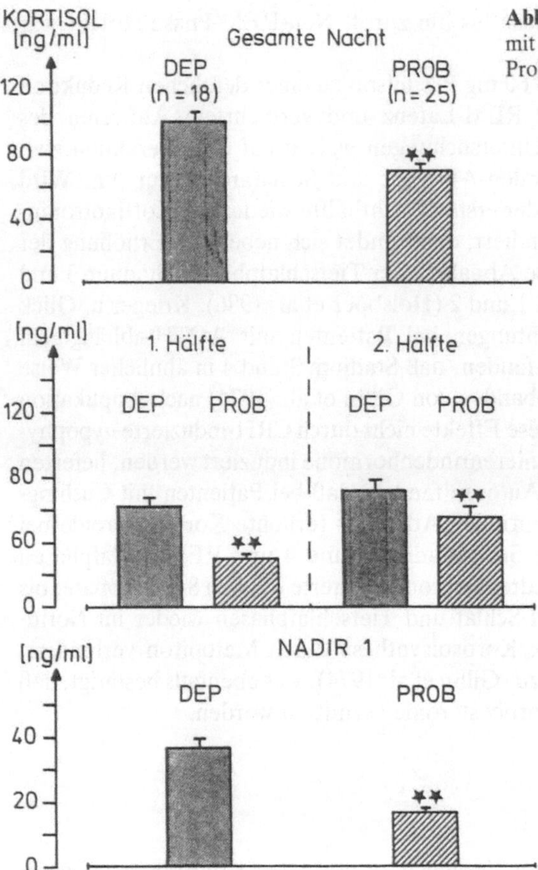

Abb. 2. Kortisolparameter von 18 Patienten mit endogener Depression und 25 gesunden Probanden

Kortisolsekretion supprimierend wirkt. Da Tiefschlaf bei Patienten mit Depression vermindert ist, könnte die verkürzte Kortisollatenz auch als Folge des Wegfalls der tiefschlafbedingten Kortisolsuppression gedeutet werden.

Die oben beschriebenen Korrelationen zwischen dem 2. Nadir und anderen Kortisolparametern gelten auch für depressive Patienten (Herth, Steiger, Holsboer, unveröffentl. Beobachtung, Sept. 1986). Dies deutet darauf hin, daß die Regulationsmechanismen der Kortisolsekretion in der Depression auch bei einem erhöhten Sekretionsniveau fortbestehen.

Die Kontrolluntersuchung von 6 der beschriebenen 18 Patienten nach klinischer Remission und nach Absetzen der antidepressiven Medikation zeigte eine Normalisierung aller Kortisolparameter. Mittlere Kortisolsekretion und Nadir sanken ab, die Kortisollatenz und der Abstand zwischen Schlafbeginn und Nadir wurden wieder länger (Tabelle 2). Dies zeigt, daß die genannten Kortisolparameter nur während der akuten Erkrankung im Sinne eines Hyperkortisolismus verändert sind, also zustandsabhängige Variablen darstellen.

Wachstumshormonsekretion während des Schlafs

Gesunde Kontrollpersonen

Erstmals beschrieben Quabbe et al. (1966) und Hunter et al. (1966), daß während des Schlafs vermehrt Wachstumshormon ausgeschüttet wird. Die genaue Untersuchung der nächtlichen Wachstumshormonsekretion durch eine Reihe von Autoren (Takahashi et al. 1968; Honda et al. 1969; Rubin et al. 1973; Weitzman 1976; Mendelson 1982) ergab ein Sekretionsmuster, das sich annähernd spiegelbildlich zu demjenigen von Kortisol verhält. In ihrer Mehrzahl berichteten die früheren Untersucher, daß kurz nach dem Schlafbeginn, zu einem Zeitpunkt, zu dem im Schlaf-EEG der größte Anteil von Tiefschlaf während der Nacht registriert wird, die Ausschüttung von Wachstumshormon deutlich ansteigt und über 1–2h die nächtliche Hauptsekretionsphase des Hormons, der Peak abläuft. Gegen Ende dieser Phase sinkt die Plasmakonzentration des Hormons wieder ab. In den restlichen Stunden der Nacht werden dann nur noch geringe Mengen ausgeschüttet. Es konnte gezeigt werden, daß die Wachstumshormonausschüttung, anders als beim Kortisol, keinem zirkadianen Rhythmus unterliegt, sondern in engem Zusammenhang mit dem Schlafbeginn steht. Durch Schlafentzug läßt sich die Wachstumshormonfreisetzung unterdrücken; eine willkürliche Veränderung des Schlafbeginns geht mit einer Parallelverschiebung des Peaks einher (Takahashi et al. 1968).

Bei der Analyse der nächtlichen Wachstumshormonausschüttung der 25 gesunden Probanden fanden wir, daß in 6 Fällen die Sekretion vor Schlafbeginn anstieg; bei 3 Probanden trat das Maximum der Ausschüttung schon vor dem Schlafbeginn auf, bei einem trafen beide Phänomene auf den gleichen Zeitpunkt. Die übrigen 19 Probanden wiesen einen Peak nach Schlafbeginn, mit dem frühen Tiefschlaf überlappend, auf (Abb. 3). Statistisch ergab sich keine Korrelation zwischen der Sekretionsmenge von Wachstumshormon und der im Tiefschlaf verbrachten Zeit (Steiger et al. 1987c). Dieses Ergebnis macht deutlich, daß der Schlafbeginn und der Tiefschlaf keine unbedingt notwendigen Stimuli für die Freisetzung von Wachstumshormon sind. Vielmehr deuten die Befunde darauf hin, daß Bettruhe in Erwartung des

Tabelle 2. Kortisolparameter von 6 Patienten mit endogener Depression vor Behandlung und nach klinischer Remission

	Depressive Patienten (n = 6) (1) vor Behandlung	(2) nach Remission	Wilcoxon-Rank-Test 1:2	Kontrollen (n = 25)
Mittlere Kortisolsekretion 23.00h–7.00h (ng/ml)	106 ± 12,2	74,2 ± 11	p < 0,05	67,9 ± 3
Mittlere Kortisolsekretion 23.00h–3.00h (ng/ml)	66,3 ± 11,8	41,9 ± 8,5	p < 0,05	30 ± 2,5
Mittlere Kortisolsekretion 3.00h–7.00h (ng/ml)	146,3 ± 15,3	108,4 ± 14	p < 0,05	113 ± 7
Kortisolnadir (ng/ml)	40,8 ± 11,1	18,1 ± 3	n. s.	17,3 ± 1,5
Kortisollatenz (min)	120 ± 17,2	179,5 ± 33,7	n. s.	172 ± 13,2
Abstand des Kortisolanstieges von 23.00h	133,3 ± 16,7	196,7 ± 35,6	n. s.	187 ± 13,5

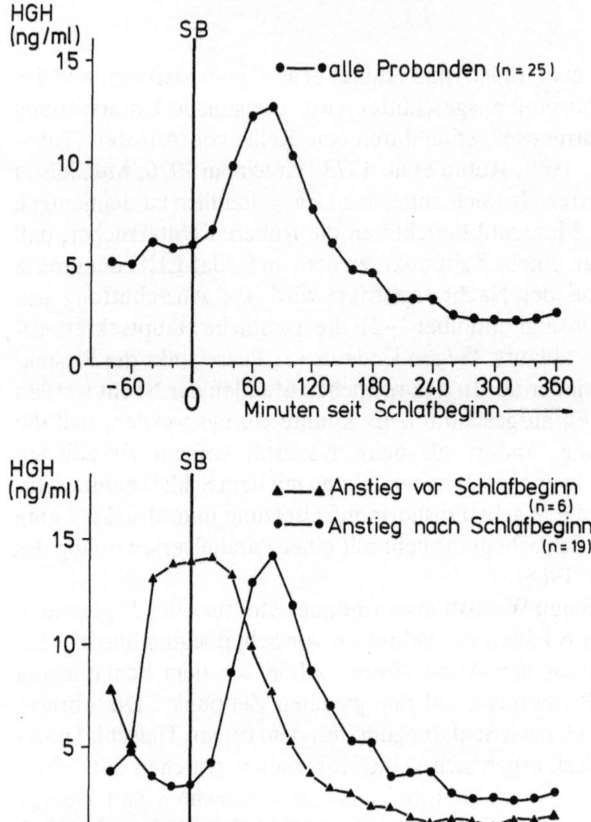

Abb. 3. Verlauf der Wachstumshormonsekretion von 25 gesunden Probanden, bezogen auf den Schlafbeginn *(SB)*. Bei 6 Probanden steigt das Wachstumshormon vor Schlafbeginn an

Schlafes eine ausreichende Bedingung für die Auslösung der nächtlichen Sekretion von Wachstumshormon ist. Der genaue Mechanismus dieses Vorganges bedarf noch endgültiger Klärung. Das mögliche Auftreten von Wachstumshormon unter Ruhebedingungen sollte auch bei neuroendokrinologischen Untersuchungen mit Psychopharmaka bedacht werden, die oft eine sedierende Komponente besitzen. Es erscheint erforderlich, solche Studien unter EEG-Kontrolle durchzuführen. Mendlewicz et al. (1985) fanden Wachstumshormonanstiege vor Schlafbeginn gehäuft bei Patienten mit unipolarer Depression und deuteten ein solches Phänomen als spezifisches Charakteristikum dieser Patientengruppe. Unser Befund, daß bei 24% eines Kollektivs von normalen Kontrollpersonen ein solch früher Anstieg auftrat, macht deutlich, daß es sich hierbei um keine pathologische Auffälligkeit handelt.

Die beschriebenen Ergebnisse schließen allerdings Zusammenhänge zwischen Wachstumshormonsekretion und Tiefschlaf nicht grundsätzlich aus. Mehrere Autoren (Carlson et al. 1972; Finkelstein 1972; Prinz et al. 1983) beschrieben, daß mit steigendem Alter sowohl der Tiefschlaf als auch die Sekretion von Wachstumshormon abfallen. Dies könnte auf einer Interaktion zwischen beiden Parametern beruhen.

Patienten mit Depression

Neuroendokrinologische Untersuchungen an depressiven Patienten zeigten Änderungen der Wachstumshormonsekretion nach Stimulationstests gegenüber normalen Kontrollen. Nach Stimulation mit Clonidin (Matussek et al. 1980; Checkley et al. 1980), Amphetamin (Halbreich et al. 1982) und Insulin (Gruen et al. 1975) war die Ausschüttung von Wachstumshormon verringert. Über die nächtliche Sekretion von Wachstumshormon in der Depression liegen widersprüchliche Berichte vor. Mendlewicz et al. (1985) fanden eine Hypersekretion von Wachstumshormon bei Untersuchung von Hormonprofilen depressiver Patienten über 24 h. Die Ausschüttung war während des Wachzustandes vermehrt, während sie sich im Schlaf zwischen Depressiven und normalen Kontrollen nicht unterschied. Eine Wachstumshormonausschüttung vor Schlafbeginn wurde, wie schon oben erwähnt, als charakteristisches Merkmal unipolar depressiver Patienten beschrieben und im Sinne einer Phasenvorverschiebung diskutiert. Schilkrut et al. (1975) untersuchten 6 depressive Patienten und fanden ein Fehlen oder ein verspätetes Auftreten des Wachstumshormonpeaks. Kupfer et al. (1986) berichteten von einer verringerten Wachstumshormonsekretion depressiver Patienten, die nur die erste Nachthälfte betraf. Bei der Untersuchung der Wachstumshormonausschüttung der 18 endogen depressiven Patienten fanden wir eine im Vergleich zu der Gruppe der 25 gesunden — im Mittel jüngeren — Probanden eine deutlich verringerte Sekretion (Steiger et al. 1987a). Diese Hyposekretion von Wachstumshormon betraf beide Nachthälften; sie äußerte sich auch in einer deutlichen Verkleinerung der Fläche unter der Kurve des Peaks und einem niedrigeren Maximum dieses Peaks. Das Maximum trat wesentlich später auf als bei normalen Kontrollpersonen (Abb. 1 und Abb. 4). Ferner fiel eine von Gesunden abweichende Organisation des Sekretionsmusters auf. Statt eines ausgeprägten Peaks zu Beginn der Nacht wurden oft mehrere kleinere Sekretionsphasen gefunden, von denen nicht immer die dem Schlafbeginn am engsten benachbarte die größte war. Bei der Kontrolluntersuchung an 6 der 18 beschriebenen depressiven Patienten nach klinischer Remission und nach Absetzen der antidepressiven Medikation war die Sekretionsmenge von Wachstumshormon gegenüber dem Ausgangsbefund vor Beginn der Pharmakotherapie kaum verändert. Auch die Latenz und die Höhe des Maximums zeigten keine Annäherung an die für gesunde Probanden gefundenen Werte. Nur die Fläche des Peaks nach Schlafbeginn nahm deutlich zu. Dies kann im Sinne eines Rückgangs der oben beschriebenen Desorganisation des Sekretionsmusters interpretiert werden (Tabelle 3).

Drei unterschiedliche Erklärungsmodelle für das Fortbestehen der Hyposekretion von Wachstumshormon nach klinischer Remission und Abklingen der Hypersekretion von Kortisol bieten sich an:

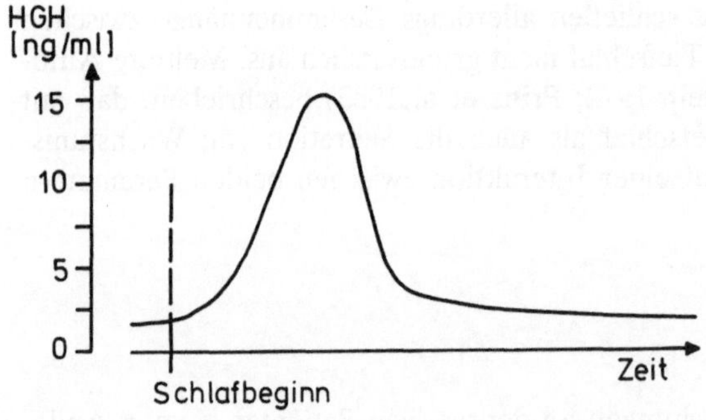

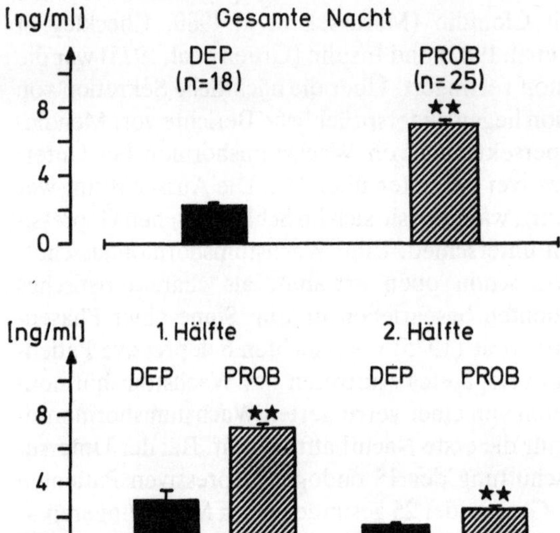

Abb. 4. Wachstumshormonparameter von 18 Patienten mit endogener Depression und 25 gesunden Probanden

1) Die Hyposekretion ist keine zustands-, sondern eine anlageabhängige Variable, also ein Traitmarker.
2) Die niedrige Sekretionsrate von Wachstumshormon ist nicht Folge der Depression, sondern des Alters der Untersuchten, das durchschnittlich höher liegt als das bei den gesunden Probanden.
3) Der Hyperkortisolismus hemmt über sein eigenes Abklingen hinaus die Freisetzung von Wachstumshormon.

Die erstgenannte Hypothese steht in Einklang mit den Ergebnissen von Matussek et al. (1986), die im Simulationstest mit Clonidin eine im Vergleich mit gesunden Probanden verminderte Freisetzung von Wachstumshormon ebenfalls während der akuten Depression und nach Remission fanden. Die verringerte nächtliche Wachstumshormonsekretion könnte ebenso wie die verminderte Stimulierbarkeit nach

Clonidin ein Vulnerabilitätsmarker sein. Um dies abzuklären, werden weitere Untersuchungen notwendig sein. Eine verminderte Wachstumshormonsekretion im Alter wurde bereits oben erwähnt. Allerdings geht mit dem Alter auch ein Anstieg der nächtlichen Kortisolsekretion einher (Sherman et al. 1985). Der Hyperkortisolismus der depressiven Patienten erwies sich aber als zustandsabhängige Variable. Für die als dritte genannte Hypothese bietet sich die Analogie zu dem schon oben zitierten Befund von Krieger u. Gewirtz (1974) an. Diese Autoren berichteten über einen Patienten mit einem ausgeprägten Hyperkortisolismus infolge eines Nebennierenrindenadenoms, bei dem die nächtliche Wachstumshormonsekretion drastisch supprimiert war. Nach Adrenalektomie verschwand der Hyperkortisolismus. Die Sekretion von Wachstumshormon brauchte hingegen 7 Monate, um sich zu normalisieren.

Weitere Untersuchungen sind erforderlich, um die Ursache der Hyposekretion von Wachstumshormon in der Depression endgültig abzuklären. Die Untersuchung älterer Probanden kann zur Klärung des Alterseffektes beitragen. Außerdem müssen bei remittierten Patienten im krankheitsfreien Intervall schlafendokrinologische Kontrolluntersuchungen in mehrmonatigen Abständen erfolgen, um zu prüfen, ob die Wachstumshormonparameter allmählich wieder ansteigen.

Zusammenhänge zwischen Kortisol- und Wachstumshormonsekretion

Die gegenläufigen Sekretionsmuster von Kortisol und Wachstumshormon veranlaßten schon 1973 Alford et al., eine wechselseitige Beeinflussung zwischen beiden Hormonen anzunehmen. Die Sekretionsmengen beider Hormone zeigten weder bei Gesunden noch bei Depressiven in unseren Untersuchungen (Steiger et al. 1987a, c) eine Korrelation. Hingegen waren die Kortisollatenz und die Latenz des Maximums von Wachstumshormon bei gesunden Probanden positiv signifikant miteinander korreliert.

Die Hyposekretion von Wachstumshormon bei einer Hypersekretion von Kortisol in der akuten Depression deutet auf eine Interaktion zwischen dem Sekretions-

Tabelle 3. Wachstumshormonparameter vor und nach antidepressiver Behandlung von 6 Patienten. Patienten und Zeitpunkt der Untersuchung wie in Tabelle 2

	Depressive Patienten (n = 6) (1) vor Behandlung	(2) nach Remission	Wilcoxon-Rank-Test 1:2	Kontrollen (n = 25)
Mittlere Sekretion 23.00h–7.00h (ng/ml)	2,3 ± 0,8	2,3 ± 0,1	n. s.	6,9 ± 2,3
Mittlere Sekretion 23.00h–3.00h (ng/ml)	2,8 ± 0,9	2,8 ± 0,5	n. s.	7,2 ± 1,1
Mittlere Sekretion 3.00h–7.00h (ng/ml)	1,8 ± 0,6	1,6 ± 0,3	n. s.	2,4 ± 0,4
Maximum (ng/ml)	6,9 ± 2,4	7,7 ± 1,7	n. s.	17,3 ± 2,5
Latenz des Maximums (min, vom Schlafbeginn)	213 ± 73,8	221 ± 91	n. s.	76,5 ± 12
Peak-Fläche unter der Kurve (ng/ml × min)	183,4 ± 73,0	461 ± 164	n. s.	1266,2 ± 277

verhalten beider Hormone hin. Nicht nur bei Depressiven, sondern auch bei Patienten mit Morbus Cushing tritt die gleiche Konstellation auf (Krieger u. Glick 1972).

Von unserer Arbeitsgruppe wurde die Wirkung einer artifiziell erzeugten erhöhten Kortisolausschüttung auf die Sekretion von Wachstumshormon untersucht (Holsboer et al. 1986). 11 gesunde Probanden erhielten während 2 Untersuchungsserien einmal um 22.00h, 23.00h, 0.00h und 1.00h jeweils eine Infusion von 50 µg CRH oder Placebo. Dadurch wurde ein Anstieg von Kortisol in der ersten Nachthälfte bewirkt. Gleichzeitig sank die Wachstumshormonsekretion ab; auch die Fläche des Wachstumshormonpeaks wurde signifikant kleiner. Ein akut hervorgerufener Hyperkortisolismus kann demnach auf die nächtliche Wachstumshormonsekretion hemmend wirken und stellt damit ein Modell der chronifizierten Effekte erhöhter Kortisolkonzentrationen bei depressiven Erkrankungen und Morbus Cushing dar.

Psychoneuroendokrinologie und neurophysiologische Schlafuntersuchungen waren während der letzten Jahre zwei erfolgreiche Wege, um biologische Störungen im Rahmen affektiver Erkrankungen zu erforschen. Die Schlafendokrinologie integriert beide Methoden und ermöglicht es, mehrere biologische Ebenen, auf denen in der Depression Veränderungen zu erwarten sind, gleichzeitig zu untersuchen. Die bisherigen Ergebnisse zeigen, daß diese Strategie, die derzeit noch an ihren frühen Anfängen steht, geeignet ist, wichtige Beiträge zur Pathophysiologie der Depression zu leisten.

Zusammenfassung

Auf der Grundlage einer Übersicht über frühere schlafendokrinologische Untersuchungen und einer Reihe von Untersuchungen aus dem Schlaflabor der Autoren wird die Hypothese aufgestellt, daß die neurophysiologische Aktivität während des Schlafs mit der Sekretionsaktivität von Wachstumshormon und Hormonen der Hypophysennebennierenrinden-Achse in Wechselwirkung steht. Wichtige Hinweise hierfür sind:

1) Die Schlafstruktur kann durch Aktivierung der Hormone der Hypophysen-Nebennierenrinden-Achse manipuliert werden; 2) Veränderungen der Nebennierenrindenaktivität bei Patienten mit Depression oder bei Patienten mit Cushing-Syndrom sind mit Veränderungen der Schlafstruktur verbunden; 3) die nächtliche Wachstumshormonsekretion ist zeitlich mit dem Schlafbeginn oder mit dem kontinuierlichen Übergang aus dem Wachzustand in den Schlafzustand verbunden; 4) Patienten mit Depression haben oftmals eine verminderte nächtliche Wachstumshormonsekretion und gleichzeitig eine erhöhte Kortisol-Plasma-Konzentration während des Schlafs; 5) der schlafassoziierte Wachstumshormonanstieg wird vermindert, wenn die Kortisolsekretion durch kortikotropinfreisetzendes Hormon (Corticotropin Releasing Hormone, CRH) aktiviert wird.

Literatur

Adam K (1982) Sleep is changed by blood sampling through an indwelling venous catheter. Sleep 5:154–158

Alford FP, Baker HWG, Burger HG et al. (1973) Temporal patterns of integrated plasma hormone levels during sleep and wakefulness. I. Thyroid-stimulating hormone, growth hormone and cortisol. J Clin Endocrinol Metab 37:841–847

Asnis GM, Halbreich U, Sachar EJ et al. (1983) Plasma cortisol secretion and REM period latency in adult endogenous depression. Am J Psychiatry 140:750–753

Carlson HE, Gillin JC, Gorden P, Snyder F (1972) Absence of sleep-related growth hormone peaks in aged normal subjects and in acromegaly. J Clin Endocrinol Metab 34:1102–1105

Checkley SA (1980) Neuroendocrine tests of monoamine function in man: A review of basic theory and its application to the study of depressive illness. Psychol Med 10:35–53

Desir D, Cauter E van, Fang VS et al. (1981) Effects of „jet lag" on hormonal patterns. I. Procedures, variations in total plasma proteins and disruption of adrenocorticotropincortisol periodicity. J Clin Endocrinal Metab 52:628

Finkelstein JW, Roffwarg HP, Boyar RM, Kream J, Hellman L (1972) Age-related change in the twenty-four-hour spontaneous secretion of growth hormone. J Clin Endocrinol Metab 35:665

Gillin JC, Jacobs LS, Fram DH, Snyder F (1972) Acute effect of a glucocorticoid on normal human sleep. Nature 237:398–399

Gillin JC, Jacobs LS, Snyder F, Henkin RI (1974) Effects of ACTH on the sleep of normal subjects and patients with Addison's disease. Neuroendocrinology 15:21–31

Gruen PH, Sachar EJ, Altman N, Sassin J (1975) Growth hormone responses in hypoglycemia in postmenopausal depressed women. Arch Gen Psychiatry 32:31

Halbreich U, Sachar EJ, Asnis GM, Quitkin F, Nathan RS, Halpern F, Klein DF (1982) Growth hormone response to dextroamphetamine in depressed patients and normal subjects. Arch Gen Psychiatry 39:189–192

Halbreich U, Asnis GM, Shindledecker R, Zumoff B, Nathan RS (1985) Cortisol secretion in endogenous depression. II. Time-related functions. Arch Gen Psychiatry 42:909–914

Hellman L, Nakada F, Curti J et al. (1970) Cortisol is secreted episodically by normal man. J Clin Endocrinol 30:411

Holsboer F, Bardeleben U von, Benkert O et al. (1986) Human corticotropin-releasing factor induced modulation of sleep architecture and hormone secretion — Comparison with basal sleep endocrine studies in male controls und patients with depression or sexual dysfunction. In: Shagass C et al. (eds) Biological psychiatry. Elsevier, New York Amsterdam Tokyo, pp 150–152

Honda Y, Takahashi K, Takahashi S et al. (1969) Growth hormone secretion during nocturnal sleep in normal subjects. J Clin Endocrinol 29:20–29

Hunter WM, Friend JA, Strong JA (1966) The diurnal pattern of growth hormone concentration in adults. J Endocrinol Metab 34:139–146

Jarrett DB, Coble PA, Kupfer DJ (1983) Reduced cortisol latency in depressive illness. Arch Gen Psychiatry 40:406–511

Jarrett DB, Greenhouse JB, Thompson SB, McEachran A, Coble P, Kupfer DJ (1984) Effect of nocturnal intravenous cannulation upon sleep-EEG measures. Biol Psychiatry 19:1537–1550

Krieger DT, Glick SM (1972) Growth hormone and cortisol responsiveness in Cushing's syndrome. Relation to a possible central nervous system etiology. Am J Med 52:25–40

Krieger DT, Gewirtz GP (1974) Recovery of hypothalamic-pituitary-adrenal function, growth hormone responsiveness and sleep EEG pattern in a patient following removal of an adrenal cortical adenoma. J Clin Endocrinol Metab 38:1075–1082

Kupfer DJ, Foster FG (1972) Interval between onset of sleep and rapid-eye-movement sleep as an indicator of depression. Lancet II:684–686

Kupfer DJ, Bulik CM, Jarrett DB (1983) Nighttime plasma cortisol secretion and EEG-sleep are they associated? Psychiatry Res 10:191–199

Kupfer DJ, Reynolds CF III, Grochocinski VJ, Ulrich RF, McEachran A (1986) Aspects of short REM latency in affective states: A revisit. Psychiatry Res 17:49–59

Matussek N, Ackenheil M, Hippius H, Müller F, Schroder H-T, Schultes H, Wasilewski B (1980) Effect of clonidine on growth hormone release in psychiatric patients and controls. Psychiatry Res 2:25–36

Matussek N, Ackenheil M, Hoehe M, Müller-Spahn F (1986) Growth-hormone response to clonidine before and after antidepressant therapy. In: Shagass C et al. (eds) Biological psychiatry. Elsevier, New York Amsterdam Tokyo, pp 788–790

Mendelson WB (1982) Studies of human growth hormone secretion in sleep and waking. Int Rev Neurobiol 23:367–389

Mendlewicz J, Linkowski P, Kerkhofs M, Desmedt D, Golstein J, Copinschi G, Cauter E van (1985) Diurnal hypersecretion of growth hormone in depression. J Clin Endocrinol Metab 60:505–512

Pfohl B, Sherman B, Schlechte J, Stone R (1985) Pituitary-adrenal axis rhythm disturbances in psychiatric depression. Arch Gen Psychiatry 42:897–903

Prinz PN, Weitzman ED, Cunningham GR, Karacan I (1983) Plasma growth hormone during sleep in young and aged men. J Gerontol 38:519–524

Quabbe H-J, Schilling E, Helge H (1966) Pattern of growth hormone secretion during a 24-hour fast in normal adults. J Clin Endocrinol 26:1173

Rechtschaffen A, Kales A (1968) A manual of standardized terminology, techniques and scoring system for sleep stages of human subjects. Nat. Inst. Health, Washington D.C.

Rubin RT, Gouin PR, Areander AT, Poland RE (1973) Human growth hormone release during sleep following prolonged flurazepam administration. Res Commun Chem Pathol Pharmacol 6:331–334

Schilkrut R, Chandra O, Osswald M, Rüther E, Barfüsser B, Matussek N (1975) Growth hormone release during sleep and with thermal stimulation in depressed patients. Neuropsychobiology 1:70–79

Sherman B, Wysham C, Pfohl B (1985) Age-related changes in the circadian rhythm of plasma cortisol in man. J Clin Endocrinol Metab 61:439

Steiger A, Bardeleben U von, Herth T, Holsboer F (1987a) Schlaf-EEG und nächtliche Sekretion von Cortisol und Wachstumshormonen bei Patienten mit endogener Depression und gesunden Probanden. In: Beckmann H, Laux G (Hrsg). Biologische Psychiatrie. Springer, Berlin Heidelberg New York Tokyo

Steiger A, von Bardeleben U, Holsboer F (1987b) Sleep-structure and its relationship with nocturnal human growth hormone and cortisol secretion in patients with depression and normal controls, A review. Psychoneuroendocrinol (in press)

Steiger A, Herth T, Holsboer F (1987c) Sleep-EEG and the secretion of cortisol and growth hormone in normal controls. Acta Endocrinol Copenh 116: 36–42

Takahashi Y, Kipnis DM, Daughaday WH (1968) Growth hormone secretion during sleep. J Clin Invest 47:2079–2090

Weitzman ED, Nogeire C, Perlow M et al. (1974) Effects of a prolonged 3-hour sleep-wake cycle on sleep stages, plasma cortisol, growth hormone and body temperature in man. J Clin Endocrinol Metab 38:1018–1030

Weitzman ED (1976) Circadian rhythm and episodic hormone secretion in man Annu Rev Med 27:225–243

REM-Schlaf und cholinerges System bei depressiven Erkrankungen

M. BERGER

Nahezu alle klinisch behandlungsbedürftigen depressiven Patienten leiden an Störungen des Schlafs. Zu 90% besteht eine Hyposomnie, zu etwa 10% eine Hypersomnie (Übersicht bei Gillin et al. 1984). Dabei scheint die Beeinträchtigung des Schlafs das häufigste Initialsymptom depressiver Erkrankungen darzustellen (Demel et al. 1980). Das Interesse der biologischen Depressionsforschung hat sich im Rahmen dieser Fragestellung zunehmend den Störungen der REM-Schlaf-Regulation zugewandt. Dafür gibt es mehrere gewichtige Gründe, die einleitend — auch anhand eigener Untersuchungsergebnisse — zusammengefaßt werden sollen, um somit die Relevanz gerade dieses Schlafstadiums für depressive Erkrankungen hervorzuheben:

Erstens ist die Desinhibition von REM-Schlaf zu Beginn der Nacht (verkürzte REM-Latenz, Verlängerung und erhöhte Augenbewegungsdichte der ersten REM-Phase) ein für Depressionen charakteristischer Befund. Zwar haben neuere Untersuchungen an Patienten mit Schizophrenien (Maggini et al. 1985), Borderlinesyndromen (Akiskal et al. 1985; Reynolds et al. 1985) und Zwangsneurosen (Insel et al. 1982) gezeigt, daß der Befund keine hohe Spezifität und damit wohl kaum differentialdiagnostische Potenz besitzt, doch scheint der Befund bei depressiven Erkrankungen besonders häufig. Eigene Untersuchungen etwa an über 30 nichtdepressiven neurotischen Patienten erbrachten fast ausnahmslos normale REM-Schlaf-Daten.

Zweitens ist bemerkenswert, daß bei der Fülle unterschiedlicher pharmakologischer Wirkmechanismen von Antidepressiva diese fast ausnahmslos die Gemeinsamkeit aufweisen, signifikant und anhaltend REM-Schlaf zu unterdrücken und bei Absetzen einen REM-Schlaf-Rebound zu provozieren (Vogel 1975; Chen 1979). Während auch andere Psychopharmaka, wie Barbiturate, Opiate oder Amphetamine kurzfristig REM-Schlaf supprimieren, kommt es unter diesen Substanzen jedoch innerhalb von wenigen Tagen wieder zu einer Normalisierung des REM-Schlafs (Vogel 1983). Dies hat zu der Diskussion geführt, ob anhaltende REM-Schlaf-Suppression eine conditio sine qua non jeder thymoleptischen Therapie darstelle (Gillin et al. 1984).

Drittens ergibt sich aus den Untersuchungen von Kupfer et al. (1983) und Gillin et al. (1978), daß die REM-Schlaf-Suppression kein Epiphänomen einer Antidepressivamedikation darzustellen scheint, sondern das Ausmaß der initialen REM-Schlaf-Suppression ein prognostischer Marker für den Effekt einer 3- bis 4wöchigen Antidepressivabehandlung ist. Die Arbeitsgruppe um Kupfer konnte bei annähernd 80 Patienten nachweisen, daß die initiale REM-Schlaf-Unterdrückung während der ersten beiden Behandlungstage signifikant mit dem antidepressiven Effekt nach 3- bis 4wöchiger Behandlung korreliert. Unsere Arbeitsgruppe konnte dies für eine Clomipraminbehandlung bestätigen. Wir fanden eine signifikant positive Korrelation zwischen dem Ausmaß der REM-Schlaf-Unterdrückung am ersten Behandlungstag mit 75 mg Clomipramin und dem klinischen Effekt einer sich anschließenden 3wöchigen Clomipraminbehandlung mit 150 mg pro Tag (Riemann et al. 1986).

Mit diesen Ergebnissen stimmen auch die Befunde von Dunleavy u. Oswald (1973) überein, daß der MAO-Blocker Phenelcin REM-Schlaf komplett, jedoch mit einer Latenz von 1–2 Wochen unterdrückt, d.h. der Zeitpunkt der klinischen Besserung mit dem der Suppression von REM-Schlaf koinzidiert.

Im Hinblick auf die Bedeutung der REM-Schlaf-Suppression für die antidepressive Behandlung kann man jedoch einwenden, daß die genannten Studien eventuell nur belegen, daß die Antidepressiva einen neurochemischen Effekt ausüben, der erstens über das limbisch-hypothalamische System unmittelbar antidepressiv wirkt und zweitens unabhängig davon über die Wirkung auf Hirnstammstrukturen auch REM-Schlaf unterdrückt. In diesem Fall wäre die REM-Schlaf-Suppression lediglich ein indirekter Indikator für die entscheidende neurochemische Wirkung der angewandten Medikamente.

Die vielbeachteten Untersuchungsergebnisse von Vogel et al. (1980) erbrachten jedoch eine *vierte* gewichtige Stützung der Annahme, daß die REM-Schlaf-Suppression selbst von entscheidender therapeutischer Relevanz ist. Die Arbeitsgruppe führte bei endogen Depressiven für mehrere Wochen durch Weckung eine REM-Schlaf-Suppression durch. Diese Prozedur wurde lediglich nach jeweils 6 Nächten durch eine Nacht mit ungestörtem Schlaf unterbrochen. Der REM-Schlaf-Entzug wurde auch dann für eine Nacht gestoppt, wenn der „REM-Druck" so groß wurde, daß mehr als 30 Weckungen pro Nacht erforderlich waren. Kontrollpatienten wurden in vergleichbarer Häufigkeit aus Non-REM-Schlaf geweckt. Nach 3 Wochen ergab sich nur bei den Patienten mit REM-Schlaf-Weckung eine signifikante Besserung ihres initialen Depressionswertes, während Non-REM-Weckungen die Symptomatik nicht positiv beeinflußten. Dieses Ergebnis stützt die Hypothese, daß die Verhinderung von REM-Schlaf das entscheidende Prinzip der genannten antidepressiven Verfahren darstellt. Zu dieser Untersuchung muß jedoch bemerkt werden, daß das Verfahren der nichtmedikamentösen REM-Schlaf-Deprivation außerordentlich aufwendig ist, so daß die Ergebnisse von Vogel bisher noch nicht von einer anderen Arbeitsgruppe repliziert wurden.

Aus den genannten Befunden ergibt sich die Frage, ob nicht nur die Unterdrückung von REM-Schlaf antidepressiv wirkt, sondern ob REM-Schlaf selbst einen depressiogenen Effekt besitzt. Für eine solche Sichtweise sprechen etwa die Beobachtungen, a) daß Depressive häufig Tagesschwankungen mit einem Morgentief aufweisen, b) der Entzug von Schlaf antidepressiv wirkt und c) die Nacht nach erfolgreichem Schlafentzug in der Regel einen Rückfall bedingt. Nun sprechen diese Befunde primär für eine mögliche depressiogene Wirkung von Schlaf im allgemeinen. In eigenen Untersuchungen wurde versucht, dieser Frage mittels einer sog. Nap-Studie weiter nachzugehen (Wiegand et al. 1987), die erste Hinweise erbrachte, daß der REM-Schlaf-Anteil depressiogene Wirkung haben kann. Aus diesem Grunde soll als *fünftes* Argument diese Studie näher erläutert werden: Bei 12 seit mindestens 1 Woche medikamentenfreien Patienten mit einer „major depressive disorder" wurde nach wiederholter Schlafentzugsbehandlung jeweils am darauffolgenden Tag um 13.00 Uhr ein etwa 1stündiger Kurzschlaf („nap") gehalten. Falls während des Naps kein REM-Schlaf auftrat, schliefen sie bis zum spontanen Erwachen oder sie wurden — in dieser Gruppe sog. Non-REM-Naps — unmittelbar beim Auftreten von

REM-Schlaf geweckt. In der Gruppe sog. REM-Naps beinhalteten die Naps REM-Schlaf, d.h. die Patienten wurden erst am Ende einer REM-Schlaf-Phase geweckt. Die Durchführung eines Non-REM- oder REM-Naps nach Schlafentzug erfolgte randomisiert. Die Studie bestätigte, daß — wie bereits aus anekdotischen Berichten bekannt ist (Knowles et al. 1979; Pflug 1972; Roy-Byrne et al. 1984) — kurze Schlafphasen eine vorhergegangene schlafentzugsbedingte Stimmungsaufhellung wieder aufheben können, d.h. deutliche depressiogene Wirkung besitzen. Zweitens ergab sich, daß 5 von 6 Naps, die eine Stimmungsverschlechterung bewirkten, REM-Schlaf aufwiesen. In 6 Naps, die keine Stimmungsverschlechterung bewirkten, trat entweder kein oder nur sehr kurzer (<1,5min) REM-Schlaf auf.

Die Studie scheint — trotz der geringen Patientenzahl — die Annahme, daß REM-Schlaf für die Genese depressiver Erkrankungen eine entscheidende Bedeutung zukommt, zu stützen. In diesem Fall dürfte die Aufklärung der Verursachung von REM-Schlaf-Anomalien für die Depressionsforschung von entscheidender Bedeutung sein.

Zur Zeit werden mehrere alternative Modelle für die Genese der REM-Schlaf-Dysregulation diskutiert. Erwähnt seien nur das chronobiologische Modell einer Phasenvorverlagerung zirkadian modulierter REM-Schlaf-Regulation gegenüber der Schlaf-Wach-Regulation (Wehr et al. 1979) und das Zwei-Prozeß-Modell, das postuliert, daß ein Mangel des „process S", der sich in einem Mangel an Tiefschlaf widerspiegelt, zu einer Desinhibition von REM-Schlaf führt (Borbély u. Wirz-Justice 1982). Das neurochemische Modell einer Störung der zentralnervösen aminergen/cholinergen Transmitter-Balance dürfte z.Zt. wohl die stärksten experimentellen Evidenzen besitzen. Diese Hypothese basiert auf dem Modell der reziproken Regulation von REM- und Non-REM-Schlaf durch einerseits noradrenerge Neuronen im Locus coeruleus und serotonerge Neuronen in den dorsalen Raphekernen und andererseits cholinerge Neuronen insbesondere im gigantozellulären Feld der Brückenhaube (Hobson et al. 1975, 1986; Hobson u. Steriade 1986). Durch lokale neuronale Aktivitätsmessungen (Steriade u. Hobson 1976) sowie iontophoretische Applikationsexperimente (Vivaldi et al. 1980) entwickelten Hobson et al. das Modell, daß aminerge Neuronenverbände REM-Schlaf inhibieren („REM-off-neurons") und cholinerge Neuronen REM-Schlaf stimulieren („REM-on-neurons"). Durch eine reziproke inhibierende und stimulierende Verschaltung kommt es nach diesem Modell zu einer gegenläufigen sinusartigen Schwingung der Aktivitätsmuster beider Neuronenverbände und so zu einem etwa 120minütigen regelmäßigen Zyklus von Non-REM- und REM-Phasen. Eine Desinhibition von REM-Schlaf, wie in der Depression nachweisbar, könnte somit als eine Imbalance zwischen aminergen und cholinergen Transmittersystemen zugunsten des letzteren verstanden werden (Übersicht bei McCarley 1982). Diese Interpretation stimmt mit dem noradrenerg/cholinergen Imbalancemodell affektiver Erkrankungen von Janowsky et al. (1972) überein. In Ergänzung der Amin-Mangelhypothese publizierte Janowsky bereits 1972 aufgrund von pharmakologischen Experimenten das Modell eines relativen Übergewichts des zentralnervösen cholinergen gegenüber dem zentralnervösen noradrenergen Transmittersystem. Diese Theorie basiert u.a. auf Beobachtungen, daß nicht nur die Applikation von Noradrenalin-Reuptake-Blockern, sondern auch von Anticholinergika antidepressive Wirkung besitzt, andererseits depressive Zustände nicht nur durch eine Inhibition des noradrenergen Systems, etwa mittels

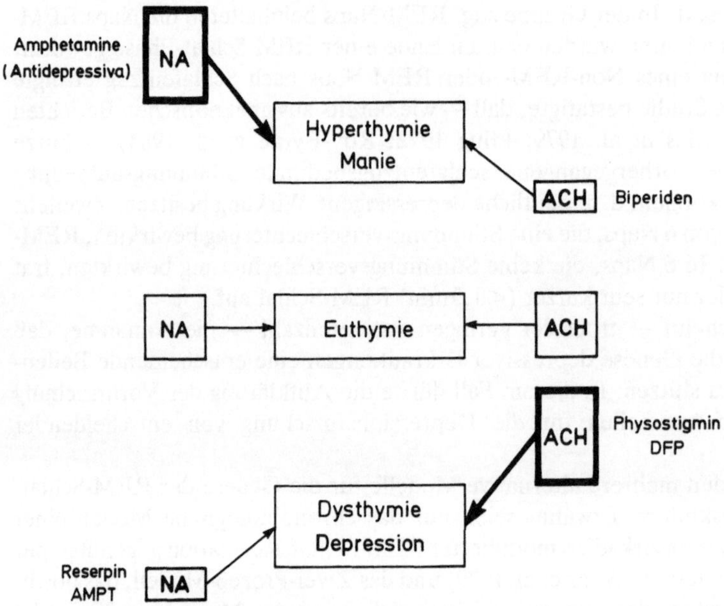

Abb. 1. Schematische Darstellung des noradrenerg/cholinergen Imbalance-Modells affektiver Erkrankungen. Einzelheiten siehe Text

Reserpin oder α-Methyl-Paratyrosin, sondern auch durch die Applikation eines cholinergen Agonisten wie Physostigmin erzeugt werden kann. Darüber hinaus wiesen einige Untersuchungen darauf hin, daß manische Zustände mittels Cholinergika therapiert werden können, andererseits Anticholinergika kurzfristig euphorisierende Wirkung haben und somit auch hier ein cholinerges Pendant zur antimanischen Wirkung von Neuroleptika bzw. der euphorisierenden Wirkung von Amphetaminen besteht (Janowsky u. Risch 1986) (Abb. 1). Die weitere experimentelle Stützung dieses Modells erschwerte sich jedoch durch das bisherige Fehlen valider Marker für die zentralnervöse Aktivität des cholinergen Systems. Um so gewichtiger erschienen somit indirekte Evidenzen, daß die REM-Schlaf-Anomalien Folge einer aminerg/cholinergen Imbalance darzustellen scheinen.

Der erste Schritt zur experimentellen Stützung dieser Hypothese bestand in dem Nachweis, daß auch beim Menschen REM-Schlaf cholinerg stimulierbar ist. Sowohl die Arbeitsgruppe um Gillin (Gillin et al. 1982; Sitaram et al. 1976) als auch unsere Arbeitsgruppe (Berger et al. 1983) konnten zeigen, daß mittels Physostigmin- oder Arecolin-Infusionen REM-Schlaf auch beim Menschen signifikant vorverlagert werden kann.

In einem zweiten Schritt wurde überprüft, ob bei depressiven Patienten eine stärkere Reagibilität des REM-Schlaf-Systems auf einen cholinergen Stimulus nachweisbar ist. Die Arbeitsgruppe von Gillin konnte dies mit einem Arecolin-Infusionsexperiment während der 2. Non-REM-Phase belegen (Gillin et al. 1982). Die der Arecolingabe folgende 2. REM-Phase wurde bei depressiven Patienten im Vergleich zu Gesunden signifikant stärker vorverlagert. Entsprechende eigene Untersuchun-

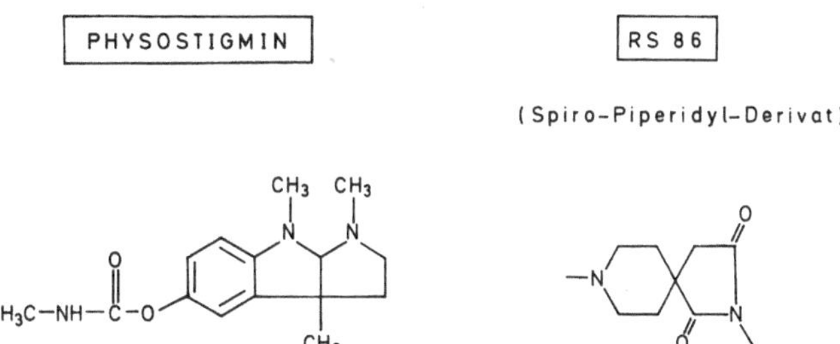

	PHYSOSTIGMIN	RS 86
PHARMAKOLOGISCHE WIRKUNG	reversibler Acetylcholinesterase Blocker muscarinischer und nikotinischer Agonist	direkter muscarinischer Agonist ($M_1 > M_2$)
NEBENWIRKUNGEN	Übelkeit, Erbrechen, Atemnot, Anergie (peripherer Antidot notwendig)	Speichelfluß, Hyperhidrosis
APPLIKATIONSFORM	i.v., s.c. (p.o.)	p.o., s.c., i.m.
HALBWERTZEIT	30 Minuten	8-12 Stunden

Abb. 2. Charakteristika des cholinergen Agonisten RS 86 im Vergleich zu Physostigmin

gen mit Physostigmin-Infusionen während der 1. Non-REM-Phase konnten jedoch diesen erwarteten Effekt nicht nachweisen (Berger et al. 1983). Eine mögliche Ursache hierfür dürfte das aufwendige Versuchsdesign mit einer Vielzahl von dadurch bedingten experimentellen Störfaktoren sein (Vormedikation mit Methylscopolamin, intravenöse Natriumchloridinfusion, Injektion von Physostigmin über das Infusionssystem etc.).

Die Verfügbarkeit des oral wirksamen Cholinergikums RS 86 stellt neuerdings eine entscheidende Verbesserung der Untersuchungsmöglichkeiten der cholinergen Regulation von REM-Schlaf dar (Spiegel 1984; Palacios et al. 1986) (Abb. 2). RS 86 ist oral wirksam, hat eine Halbwertszeit von ca. 8 h und wirkt vornehmlich auf M_1-Rezeptoren. Aus diesem Grunde hat es nur geringe Nebenwirkungen auf die cholinerge Innervation von Herz, Bronchialsystem und Magen-Darm-Trakt, die weitgehend über M_2-Rezeptoren erfolgt. Die aufwendigen Infusionsexperimente mit Arecolin oder Physostigmin, die beide nur eine sehr kurze Halbwertszeit besitzen, erübrigen sich damit.

Die eigenen Schlaf-EEG-Studien mit RS 86 an gesunden Probanden bestätigten die bereits von Spiegel (1984) nachgewiesene REM-Schlaf induzierende Wirkung (Berger et al. 1986). Darüber hinaus ergaben die eigenen Untersuchungen, daß bei einem Teil der älteren Probanden (>40 Jahre) dieser Effekt wesentlich ausgeprägter war, d.h. daß ein Viertel der Probanden nach RS 86 ein „Sleep-onset"-REM (<25 min) aufwies (Riemann et al. im Druck). Bei bisher untersuchten 16 Patienten mit einer „major depressive disorder" fand sich im Vergleich zu altersparallelisierten gesunden Kontrollpersonen eine hochsignifikant ausgeprägtere REM-Schlaf-Induktion durch 1,5 mg RS 86 (Abb. 3). Bis auf 2 Ausnahmen trat die 1. REM-Phase innerhalb von 25 min nach Schlafbeginn auf (s. auch Berger et al. 1986). Dieses

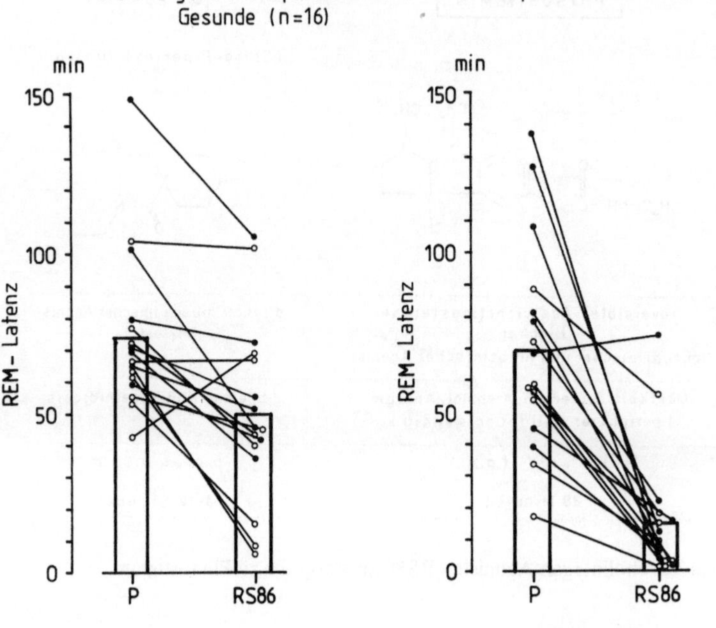

Abb. 3. REM-Latenzen unter Placebobedingungen und nach 1,5 mg RS86 (22 Uhr) bei je 16 gesunden Kontrollpersonen und Patienten mit einer „major depressive disorder" (Säulen = Mittelwerte)

Ergebnis stimmt gut mit den Untersuchungen von Gillin et al. (1982) über den Effekt von Arecolin auf die 2. Non-REM-Phase überein. Die Ergebnisse stützen die Hypothese über eine Imbalance zwischen aminergem und cholinergem System bei depressiven Erkrankungen, die durch den cholinergen REM-Schlaf-Induktionstest akzentuiert wird. Interessanterweise trat auch bei der Mehrzahl der Patienten mit RS 86 ein „sleep-onset"-REM auf, die unter „baseline"-Bedingungen eine normale REM-Latenz aufwiesen, d. h. die Störung der REM-Schlaf-Regulation konnte quasi demaskiert werden.

Aus den dargestellten Untersuchungen ergeben sich mehrere bisher nur z. T. beantwortete Fragen:

1. Kann man aus Störungen der für die REM-Schlaf-Regulation relevanten Transmittersysteme auf Störungen der für die Regulation von Affekten und Kognitionen relevanten Hirnareale schließen? Für eine solche Schlußfolgerung spricht, daß der Nucleus coeruleus und die dorsalen Raphekerne die entscheidenden Anteile des zentralnervösen noradrenergen und serotonergen Neuronensystems darstellen. Neuere neurophysiologische Untersuchungen (Hobson et al. 1986; Hobson u. Steriade 1986) konnten darüber hinaus nachweisen, daß die cholinergen Neurone im Hirnstammbereich engstens mit cholinergen Neuronenverbänden in höheren Hirnarealen verschaltet sind.

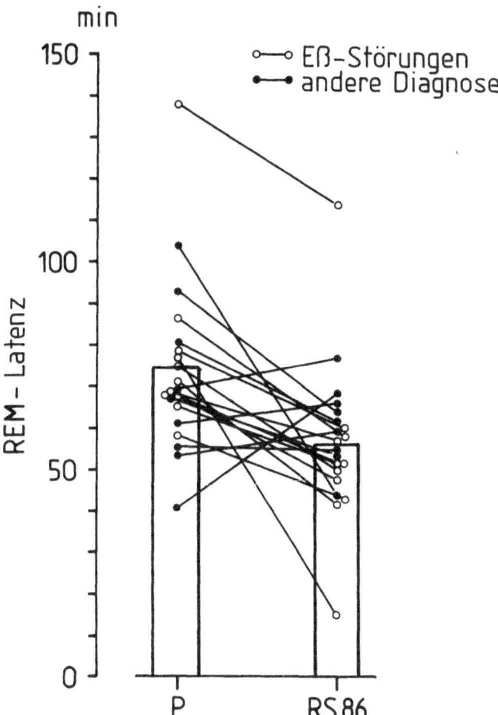

Abb. 4. REM-Latenzen unter Placebobedingungen und nach 1,5 mg RS86 (22 Uhr) bei 20 Patienten mit nichtdepressiven psychiatrischen Erkrankungen wie Anorexia nervosa, Bulimie, Zwangsneurosen und Persönlichkeitsstörungen

2. Handelt es sich bei diesen REM-Schlaf-Anomalien im REM-Induktionstest um depressionsspezifische Veränderungen? Bisherige Untersuchungen an 20 nichtdepressiven psychiatrischen Patienten, insbesondere mit Eß- oder Persönlichkeitsstörungen, konnten fast ausnahmslos keine verstärkte REM-Induktion durch RS86 nachweisen, d.h. diese Patienten wiesen die gleiche REM-Schlaf-Induzierbarkeit durch RS86 wie gesunde Probanden auf (Abb. 4). Diese Untersuchungen müssen jedoch zahlenmäßig und im Hinblick auf die Diagnosegruppen, etwa Schizophrenien und schizoaffektive Psychosen, ausgedehnt werden, bevor die Frage einer nosologischen Spezifität beantwortet werden kann.

3. Handelt es sich bei dieser gesteigerten Empfindlichkeit des REM-Schlaf-Systems auf einen cholinergen Stimulus um einen „state"- oder „trait"-Marker? Die Untersuchungen der Arbeitsgruppe um Gillin et al. (1982) erbrachten bei einer kleinen Stichprobe, daß auch remittiert Depressive eine gegenüber Gesunden gesteigerte Empfindlichkeit der 2. REM-Phase auf eine vorhergehende Arecolininfusion aufwiesen. Erste eigene Untersuchungen mit RS86 bei remittierten Patienten konnten dies bisher nicht überzeugend belegen.

4. Hat der Nachweis einer cholinergen Überempfindlichkeit des REM-Schlaf-Systems differentialtherapeutische Relevanz? Entsprechende Untersuchungen etwa mittels des Effektivitätsvergleichs eines reinen Noradrenalin-Reuptake-Hemmers gegen die Kombination mit einem Anticholinergikum stehen noch aus.

5. Haben die genannten REM-Schlaf-Anomalien bei Depressiven ein psychologisches Korrelat? Aus umfangreichen Untersuchungen ist bekannt, daß Traumaktivität vornehmlich an REM-Schlaf gekoppelt ist. Außerdem ist bekannt, daß Träume depressiver Patienten häufig stark von Hilflosigkeit, Verzweiflung und sog. masochistischen Inhalten geprägt sind (Kramer et al. 1969). Andererseits wurde bereits Anfang der 50er Jahre in mehreren Publikationen erwähnt, daß bei Vergiftungen mit irreversiblen Azetylcholinesterasehemmern, die häufig in der Landwirtschaft als Insektizide eingesetzt wurden, neben depressiven Verstimmungen ausgeprägt quälende Alpträume auftreten (Gershon u. Shaw 1961; Grob et al. 1947). Damit stellt sich die Frage, ob eine Überaktivität des cholinergen Systems, verbunden mit einer Desinhibition von REM-Schlaf, auch mit negativen Emotionen und Kognitionen während des Schlafs gekoppelt ist. Entsprechende Untersuchungen über eine Verknüpfung neurochemischer, neurophysiologischer und psychologischer Parameter zu REM-Schlaf-Anomalien bei Depressionen stehen noch aus.

Literatur

Akiskal HS, Yerevanian BI, Davis GC, King D, Lemmi H (1985) The nosologic status of borderline personality: Clinical and polysomnographic study. Am J Psychiatry 142:192–198

Berger M, Lund R, Bronisch T, Zerssen D von (1983) REM latency in neurotic and endogenous depression and the cholinergic REM induction test. Psychiatry Res 10:113–123

Berger M, Höchli D, Krieg C, Riemann D, Zulley J, Zerssen D von (1986) The diagnostic and therapeutic utility of cholinomimetics in affective disorders. In: Shagass C, Josiassen RC, Bridger WH, Weiss KJ, Stoff D, Simpson GM (eds) Biological psychiatry 1985. Elsevier, New York Amsterdam London, pp 273–275

Borbély AA, Wirz-Justice A (1982) Sleep, sleep deprivation and depression – A hypothesis derived from a model of sleep regulation. Hum Neurobiol 1:205–210

Chen C (1979) Sleep, depression and antidepressants. Br J Psychiatry 135:385–402

Demel I, Schubert H, Unterthiner D (1980) Initialsymptome bei depressiven Erkrankungen. Neurol Psychiatry 5:263–266

Dunleavy DLF, Oswald I (1973) Phenylzine, mood response, and sleep. Arch Gen Psychiatry 28:353–356

Gershon S, Shaw FH (1961) Psychiatric sequelae of chronic exposure to organophosphorus insecticides. Lancet I:1371–1374

Gillin JC, Wyatt RJ, Fram D, Snyder F (1978) The relationship between changes in REM sleep and clinical improvement in depressed patients treated with amitriptyline. Psychopharmacology 59:267–272

Gillin JC, Sitaram N, Mendelson WB (1982) Acetylcholine, sleep, and depression. Hum Neurobiol 1:211–219

Gillin JC, Sitaram N, Wehr T et al. (1984) Sleep and affective illness. In: Post RM, Ballenger JC (eds) Neurobiology of mood disorders, Vol 1: Frontiers of clinical neuroscience. Williams & Wilkins, Baltimore London, pp 157–189

Grob D, Lilienthal JL Jr, Harvey AM, Jones BF (1947) The administration of Di-Isopropyl-Fluorophosphate (DFP) to man. Bull John Hopkins Hosp 81:217–244

Hobson JA, McCarley RW, Wyzinski PW (1975) Sleep cycle oscillation: Reciprocal discharge by two brainstem neuronal groups. Science 189:55–58

Hobson JA, Lydic R, Baghdoyan HA (1986) Evolving concepts of sleep cycle generation: From brain centers to neuronal populations. Behav Brain Sci 9:371–448

Hobson JA, Steriade M (1986) Neuronal basis of behavioral state control. In: Mountcastle VB, Bloom FE, Geiger SR (eds) Handbook of physiology, Vol IV: Intrinsic regulatory systems of the brain. American Physiological Society, Bethesda, Maryland, pp 701–823

Insel TR, Gillin C, Moore A, Mendelson WB, Loewenstein RJ, Murphy DL (1982) The sleep of patients with obsessive-compulsive disorder. Arch Gen Psychiatry 39:1372–1377

Janowsky DS, Davis JM, El-Yousef MK, Sekerke HJ (1972) A cholinergic-adrenergic hypothesis of mania and depression. Lancet II: 632

Janowsky DS, Risch SC (1986) Adrenergic-cholinergic balance and affective disorders. In: Rush AJ, Altshuler KZ (eds) Depression – basic mechanisms, diagnosis, and treatment. Guilford Press, New York London, pp 84–101

Knowles JB, Southmayd SE, Delva N, MacLean AW, Cairns J, Letemendia FJ (1979) Five variations of sleep deprivation in a depressed woman. Br J Psychiatry 135:403–410

Kramer M, Trindel J, Withman RM, Baldridge BJ (1969) The incidence of „masochistic" dreams in the night-collected dreams of depressed subjects. Psychophysiology 6:250

Kupfer DJ, Spiker DG, Rossi A, Coble PA, Ulrich R, Shaw D (1983) Recent diagnostic and treatment advances in REM sleep and depression. In: Clayton PJ, Barrett JE (eds) Treatment of depression: Old controversies and new approaches. Raven Press, New York, pp 31–51

Maggini C, Guazzelli M, Rocca R, Pieri M, Lattanzi L, Massimetti G (1985) REM latency in depressed and schizophrenic patients. In: Koella WP, Rüther E, Schulz H (eds) Sleep '84. Fischer, Stuttgart New York, pp 443–445

McCarley RW (1982) REM sleep and depression: Common neurobiological control mechanisms. Am J Psychiatry 139:565–570

Palacios JM, Bollinger G, Closse A, Enz A, Gmelin G, Malanowski J (1986) The pharmacological assessment of RS86 (2-ethyl-8-methyl-2,8-diazaspiro-[4,5]-decan-1,3-dion hydrobromide). A potent, specific muscarinic acetylcholine receptor agonist. Eur J Pharmacol 125:45–62

Pflug B (1972) Über den Schlafentzug in der ambulanten Therapie endogener Depression. Nervenarzt 43:614–622

Reynolds CF III, Soloff PH, Kupfer DJ, Taska LS, Restifo K, Coble PA, McNamara ME (1985) Depression in borderline patients: A prospective EEG sleep study. Psychiatry Res 14:1–15

Riemann D, Höchli D, Berger M (1986) Initiale REM-Schlaf-Unterdrückung als Prädiktor einer Clomipramin-Therapie. Psycho 12:380–383

Riemann D, Joy D, Höchli D, Lauer C, Zulley J, Berger M (in Druck) The influence of the cholinergic agonist RS86 on sleep with regard to gender and age. Psychiatry Res.

Roy-Byrne PR, Uhde TW, Post RM (1984) Antidepressant effects of one night's sleep deprivation: Clinical and theoretical implications. In: Post RM, Ballenger JC (eds) Neurobiology of mood disorders. Williams & Wilkins, Baltimore London, pp 817–835

Sitaram N, Wyatt RJ, Dawson S, Gillin JC (1976) REM sleep induction by physostigmine infusion during sleep. Science 191:1281–1283

Spiegel R (1984) Effects of RS86, an orally active cholinergic agonist, on sleep in man. Psychiatry Res 11:1–13

Steriade M, Hobson JA (1976) Neuronal activity during the sleep-waking cycle. Prog Neurobiol 6:153–376

Vivaldi E, McCarley RW, Hobson JA (1980) Evocation of desynchronized sleep signs by chemical microstimulation of the pontine brain stem. In: Hobson JA, Brazier MAB (eds) The reticular formation revisited. Raven Press, New York, pp 513–529

Vogel GW (1975) A review of REM sleep deprivation. Arch Gen Psychiatry 32:749–777

Vogel GW (1983) REM sleep deprivation and depression. In: Chase M, Weitzman ED (eds) Sleep disorders: Basic and clinical research, Vol 8: Advances in sleep research. MTP-Press, Lancaster, pp 393–400

Vogel GW, Vogel F, McAbee RS, Thurmond AJ (1980) Improvement of depression by REM sleep deprivation. Arch Gen Psychiatry 37:247–253

Wehr TA, Wirz-Justice A, Goodwin FK (1979) Phase advance of the circadian sleep-wake cycle as an antidepressant. Science 206:710–713

Wiegand M, Berger M, Zulley J, Lauer C, Zerssen D von (1987) The influence of daytime naps on the therapeutic effect of sleep deprivation. Biol Psychiatry 22: 389–392

Neurobiologische Aspekte der Schlaf-Wach-Funktionen bei endogener Depression und bei Streß

W. Wesemann, B. Fruhstorfer

Einleitung

In den vergangenen 30 Jahren, seit dem Nachweis des Serotonins (5-Hydroxytryptamin = 5-HT) im Zentralnervensystem (Twarog u. Page 1953; Amin et al. 1954), wurde durch die Untersuchungen zahlreicher Arbeitsgruppen der Stoffwechsel des 5-HT im Gehirn aufgeklärt (zur Übersicht s. Garattini u. Valzelli 1965) und die Transmitterfunktion wahrscheinlich gemacht (zur Übersicht s. Wesemann 1974). Es konnte gezeigt werden, daß das 5-HT an der Regulation der Schlaf-Wach-Funktionen beteiligt ist (Jouvet 1977) und vermutlich eine Rolle bei der Depression und bei Streßreaktionen spielt. Über welche Mechanismen 5-HT in diese physiologischen bzw. pathophysiologischen Funktionen eingreift, ist in den Details weithin unbekannt.

Physiologische und pathologische Funktionen des 5-HT im Zentralnervensystem

Im folgenden sollen aus der großen Zahl der experimentellen Hinweise auf die Bedeutung des 5-HT für den Schlaf-Wach-Rhythmus, für die Depression und beim Streß nur einige exemplarisch ausgewählt werden.

Schlafmechanismen

Nach Zerstörung der serotoninergen Neuronen in der Raphe beobachtet man Schlaflosigkeit (Jouvet 1983). Durch Hemmung der 5-HT-Synthese mit Hilfe von Parachlorphenylalanin (PCPA), das die Hydroxylierung des Tryptophans zum 5-Hydroxytryptophan blockiert, kann ebenfalls Schlaflosigkeit ausgelöst werden (Jouvet 1983).

Depression

Da bei depressiven Patienten im EEG ein pathognomonisches Schlafmuster beobachtet wird, vermutet man, daß der Stoffwechsel des an den Schlafmechanismen beteiligten 5-HT verändert ist. 5-HT wäre demnach ein gemeinsamer Faktor, der sowohl beim Schlaf als auch bei der Depression von Bedeutung sein kann. In der

Zerebrospinalflüssigkeit depressiver Patienten wird häufig ein erniedrigter Spiegel an 5-Hydroxyindolessigsäure, dem Hauptmetaboliten des 5-HT, nachgewiesen. Dieser Befund ist durch einen verminderten 5-HT-Stoffwechsel im Zentralnervensystem zu erklären und führte zur 5-HT-Defizittheorie als Ursache der Depression. Die 5-HT-Defizittheorie wird u. a. dadurch gestützt, daß Substanzen, die zu einer Erhöhung der 5-HT-Konzentration im präsynaptischen Bouton (Hemmstoffe der Monoaminoxidase) oder im synaptischen Spalt (trizyklische Antidepressiva) führen, in der Therapie der Depression mit sehr gutem Erfolg eingesetzt werden.

Streß

Beim Vergleich der 5-HT-Plasmaspiegel von Blutspendern findet man bei Erstspendern einen niedrigeren 5-HT-Gehalt als bei erfahrenen Blutspendern (Sauerbier u. von Mayersbach 1976). Die erniedrigten 5-HT-Konzentrationen werden auf einen Neuheitsstreß und der damit erhöhten 5-HT-Ausschüttung zurückgeführt. Untersuchungen zum 5-HT-Stoffwechsel während der Wach- und Schlafphase der Ratte zeigen, daß im Vergleich zur Schlafphase die 5-HT-Freisetzung während der Wachphase erhöht ist. Die 5-HT-Synthese dagegen ist während der Wachphase niedriger als in der Schlafphase (Héry et al. 1972). Die höhere 5-HT-Freisetzung während der Wachphase ist anscheinend auf eine höhere Aktivität der Raphekerne zurückzuführen, wie durch akustische Reize bei wachen Ratten elektrophysiologisch nachgewiesen werden kann (Trulson u. Jacobs 1979). Dieser Befund wird von Trulson u. Jacobs (1979) so erklärt, daß die 5-HT-Neuronen der Raphe den „*Arousal*"-Spiegel kontrollieren und bei Streß (akustischer Reiz) ein Hyper-„*Arousal*" durch die Hyperaktivität des serotoninergen Raphesystems vermieden werden soll.

Zur Pathogenese der Depression: Ergänzung der 5-HT-Defizittheorie durch die Hypothese der sensitivierten 5-HT-Rezeptoren

Argumente gegen die 5-HT-Defizittheorie

Einige Beobachtungen, von denen hier nur drei erwähnt seien, lassen Zweifel an der Gültigkeit der 5-HT-Defizittheorie aufkommen.

a) Zwischen der biochemischen Wirkung der trizyklischen Antidepressiva und der therapeutischen Wirkung besteht eine zeitliche Diskrepanz: Während die trizyklischen Antidepressiva die 5-HT-Rückresorption aus dem synaptischen Spalt in den präsynaptischen Bouton sofort hemmen und damit zu einer Erhöhung der 5-HT-Konzentration im synaptischen Spalt führen, manifestiert sich die therapeutische Wirkung beim depressiven Patienten häufig erst nach 2 bis 3 Wochen.

b) Trotz eindeutiger Besserung in der Befindlichkeit des Patienten kann nach trizyklischen Antidepressiva die Konzentration an 5-Hydroxyindolessigsäure im Liquor cerebrospinalis weiter absinken; d. h. der 5-HT-Stoffwechsel wird unter der Therapie weiter reduziert. Nach der 5-HT-Defizittheorie sollte man jedoch unter der

Behandlung eine Erhöhung des 5-HT-Stoffwechsels und damit einen Anstieg der 5-Hydroxyindolessigsäurespiegel erwarten.

c) Im Tierversuch kann durch periphere Applikation von 5-Hydroxytryptophan, der direkten Vorstufe des 5-HT, eine Erhöhung der 5-HT-Spiegel im Gehirn erzielt werden. Falls der 5-HT-Mangel ursächlich für die Depression ist, sollte bei Patienten unter 5-Hydroxytryptophan eine Besserung beobachtet werden. Die Auswertung des z. T. widersprüchlichen Schrifttums zeigt, daß tatsächlich zahlreiche Patienten nicht auf die 5-Hydroxytryptophantherapie ansprechen und nur wenige Untersucher bei einer Reihe von Patienten über einen Erfolg dieser Therapie berichten können.

Faßt man die widersprüchlichen Beobachtungen zusammen, so wird die 5-HT-Defizittheorie durch die guten therapeutischen Erfolge der Behandlung mit trizyklischen Antidepressiva gestützt, während die unter der Therapie erhobenen biochemischen Befunde (zeitliche Diskrepanz, weiteres Absinken des 5-HT-Stoffwechsels) die Theorie in Frage stellen. Die Substitutionstherapie mit 5-Hydroxytryptophan kann aufgrund des unterschiedlichen Therapieerfolges zur Entscheidung für oder gegen die 5-HT-Defizittherorie nicht herangezogen werden.

Hypothese der sensitivierten 5-HT-Rezeptoren

In tierexperimentellen Untersuchungen mit Ratten, die konditioniert waren, sich durch Tastendruck mit Milch zu belohnen, konnte die Arbeitsgruppe von Aprison zeigen, daß das Verhalten der Ratten nicht verändert wird, wenn der 5-HT-Spiegel im Zentralnervensystem durch Behandlung mit einem Hemmstoff der 5-HT-Biosynthese (Parachlorphenylalanin = PCPA) erniedrigt wird (Fleisher et al. 1979). In parallel durchgeführten Bindungsstudien wurde beobachtet, daß nach PCPA-Behandlung die Affinität der 5-HT-Rezeptoren erhöht ist. Das Amindefizit wird anscheinend durch eine Sensitivierung der 5-HT-Rezeptoren kompensiert. Wenn anschließend durch Applikation von 5-Hydroxytryptophan, der direkten Vorstufe des 5-HT, die durch PCPA bewirkte Blockade der 5-HT-Biosynthese umgangen und die 5-HT-Spiegel im Zentralnervensystem erhöht werden, verändern die Ratten ihr Verhalten: Die Frequenz der Selbstbelohnungshandlungen wird signifikant erniedrigt. Die Tiere zeigen eine Verhaltensdepression, die von Aprison als Modell der endogenen Depression betrachtet wird (Aprison et al. 1977).

Falls man die Ergebnisse dieses Experimentes auf den Menschen übertragen darf, so bedeutet es, daß man bei der endogenen Depression das gesamte serotoninerge System, 5-HT-Stoffwechsel und 5-HT-Bindung, und nicht nur die 5-HT-Konzentration betrachten muß. Beim Gesunden herrscht ein Gleichgewicht in diesem System zwischen 5-HT-Spiegel und der Rezeptorempfindlichkeit. Ein eventuell genetisch bedingtes 5-HT-Defizit kann bis zu einem gewissen Maße durch erhöhte Rezeptorempfindlichkeit ausgeglichen werden. Die Depression wird erst manifest, wenn die sensitivierten 5-HT-Rezeptoren durch eine erhöhte 5-HT-Konzentration überstimuliert werden. Die Hypothese der sensitivierten 5-HT-Rezeptoren stellt somit eine Erweiterung der 5-HT-Defizittheorie dar: Nicht die absoluten Gewebsspiegel, sondern das Verhältnis der 5-HT-Konzentration zu der Rezeptorempfindlichkeit sind für das Verhalten bzw. die Manifestation der Depression entscheidend. Manche Beobachtungen, die im Widerspruch zu der 5-HT-Defizittheorie stehen, z. B. weitere

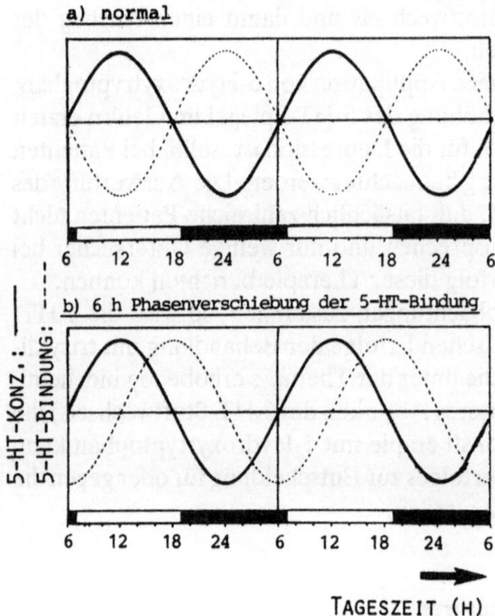

Abb. 1. Modell I zur Desynchronisation der zirkadianen Rhythmik von 5-HT-Konzentration und 5-HT-Bindung im Gehirn. – Phasenverschiebung. Im Vergleich zur Kontrolle *(a)* wurden in *(b)* die Phasen der 5-HT-Bindung um 6h vorverlegt

Reduktion des 5-HT-Stoffwechsels unter erfolgreicher Therapie mit trizyklischen Antidepressiva, können durch eine Überstimulierung von 5-HT-Rezeptoren erklärt werden.

Ursachen der Überstimulierung von 5-HT-Rezeptoren

Im Tierexperiment der Arbeitsgruppe von Aprison wird das 5-HT-Defizit durch eine Steigerung der Rezeptorempfindlichkeit kompensiert und erst durch Applikation von 5-Hydroxytryptophan, der Vorstufe des 5-HT, kommt es zur Störung des Gleichgewichtes von Rezeptor und 5-HT-Konzentration und damit zur Überstimulierung und Verhaltensänderung. Welche Faktoren können beim Menschen zu einer Überstimulierung von 5-HT-Rezeptoren, d.h. zu einer erhöhten 5-HT-Ausschüttung, führen?

Streß

Wie in der Einleitung ausgeführt, wird bei der Ratte die Aktivität der Raphekerne durch akustische Reize erhöht (Trulson u. Jacobs 1979). Um den Einfluß von Lärmstreß auf den Menschen zu untersuchen, wurden freiwillige, gesunde Versuchspersonen während des Tages 8h lang mit 83dB, rosa Rauschen, beschallt und das Nachtschlafverhalten, der Hormonstatus und die Konzentrationen der 5-HT-Metabolite während der auf den Streß folgenden Nacht mit den Nächten nach streßfreien Tagen verglichen (Fruhstorfer et al. 1985). Im Vergleich zu den Nächten nach

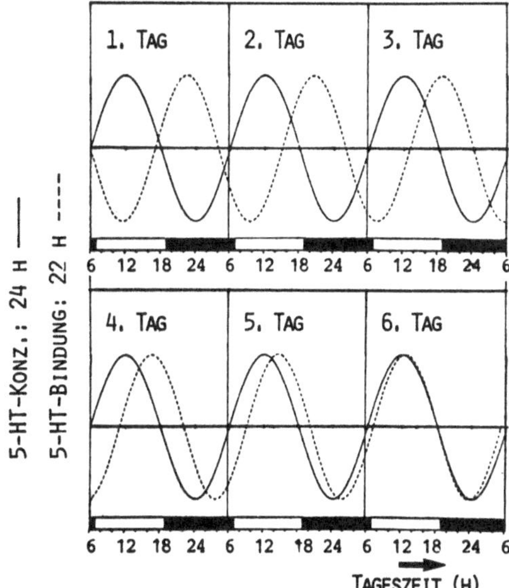

Abb. 2. Modell II zur Desynchronisation der zirkadianen Rhythmik von 5-HT-Konzentration und 5-HT-Bindung im Gehirn. – Periodenverkürzung. Die Periodenlänge der 5-HT-Bindung wurde um 2h von 24h auf 22h verkürzt; die Periodenlänge der 5-HT-Konzentration blieb unverändert 24h

streßfreien Tagen zeigte das EEG nach Beschallung eine erhöhte Stabilität des Schlafstadiums 4 zu Lasten von Stadium 3. Bei der Hälfte der Versuchspersonen waren die Plasmaspiegel von ACTH, hGH und Prolaktin nach Lärmstreß erhöht. Für die Plasmaspiegel an (Gesamt-)Tryptophan, 5-HT und 5-Hydroxyindolessigsäure wurde nach Lärmstreß eine deutliche Reduktion gefunden.

In Übereinstimmung mit den erwähnten tierexperimentellen Befunden (Héry et al. 1972; Trulson u. Jacobs 1979) können die Ergebnisse so interpretiert werden, daß durch Lärmstreß die 5-HT-Neuronen während des Tages zur Regulierung des „*Arousal*“-Spiegels aktiviert werden. Während der Erholungsphase in der Nacht wird anschließend vermehrt 5-HT synthetisiert, bei gleichzeitig erniedrigter 5-HT-Ausschüttung, was vor allem durch die erniedrigten Plasmaspiegel an 5-Hydroxyindolessigsäure dokumentiert wird. Die erhöhten Hormonspiegel und die erhöhte Stabilität von Schlafstadium 4 sind Ausdruck der verstärkten Erholungsprozesse nach Lärmstreß.

Die Ergebnisse sind also in Übereinstimmung mit der Annahme, daß Streß zu einer erhöhten 5-HT-Ausschüttung und damit bei entsprechender Disposition — gesteigerte Rezeptorempfindlichkeit aufgrund eines 5-HT-Defizits — zu einer Überstimulierung führen kann.

Dissoziation der zirkadianen Rhythmen von 5-HT-Bindung und 5-HT-Konzentration

Wenn das serotoninerge System an einem zirkadianen Prozeß wie dem Schlaf-Wach-Rhythmus beteiligt ist, liegt es nahe, für dieses System ebenfalls tagesrhythmische Veränderungen anzunehmen. Tatsächlich findet man im Rattengehirn nicht nur eine Rhythmik der 5-HT-Spiegel mit Maximalwerten zwischen 10 und 12h morgens und einem Minimum um Mitternacht (Scheving et al. 1968; Wesemann et al. 1986a), auch die 5-HT-Bindung zeigt einen Rhythmus mit minimaler 5-HT-Bindung zwischen 10 und 12h vormittags und maximaler Bindung um 24h (Wesemann et al. 1983; Wesemann et al. 1986a). Vereinfacht kann man die beiden sich invers zueinander verhaltenden Rhythmen der 5-HT-Bindung und 5-HT-Konzentration als zwei Sinusfunktionen darstellen, die um 180° gegeneinander verschoben sind (Abb. 1a). Werden die beiden Sinusschwingungen so gegeneinander verschoben (Abb. 1b), daß die Phasen der 5-HT-Bindung im Vergleich zur Kontrolle um 6h voraneilen, findet man in bestimmten Abschnitten der Sinuskurven, d. h. zu bestimmten Tageszeiten, 5-HT-Rezeptoren, die relativ zur Tageszeit und relativ zur 5-HT-Konzentration überempfindlich sind; d. h. die Rezeptoren werden überstimuliert (Modell I). In dem in Abb. 2 dargestellten Modell II ist die Periodenlänge der 5-HT-Bindung auf 22h verkürzt, während die Periodenlänge der 5-HT-Konzentration unverändert 24h beträgt. Aufgrund der unterschiedlichen Frequenzen der beiden Oszillatoren, 5-HT-Bindung und 5-HT-Konzentration, wandern die Maxima der beiden Sinuskurven ineinander. Nach 6 Tagen fallen die Maxima von Bindung und Konzentration aufeinander; d. h. es liegen wieder im Verhältnis zur Tageszeit und zur 5-HT-Konzentration überempfindliche Rezeptoren vor. Eine Dissoziation der Zeitstrukturen um 2h ist recht drastisch. Bei einer Verkürzung der Periodenlänge um nur 5min würden die Maxima von 5-HT-Bindung und 5-HT-Konzentration nach 4–5 Monaten ineinandergewandert sein. Nach der Hypothese der Überstimulierung von 5-HT-Rezeptoren als Ursache der Depression würde hierdurch ein Schub ausgelöst.

Die Hypothese, daß aufgrund eines 5-HT-Defizits die 5-HT-Rezeptoren empfindlicher werden, kann also durch die Vorstellung ergänzt werden, daß auch allein durch Phasenverschiebung oder Frequenzänderung der Oszillatoren-5-HT-Bindung und 5-HT-Konzentration eine Überempfindlichkeit der 5-HT-Rezeptoren bedingt wird. Dieses kann auf einer erhöhten Rezeptorzahl oder Rezeptoraffinität beruhen. Das schubartige Auftreten depressiver Zustände bei einigen Patienten und die Befunde von Physiologen und Psychiatern, daß bei der Depression zirkadiane Rhythmen, z. B. die der Herzfrequenz oder der Körpertemperatur, phasenvorverlegt sind, würden die Vorstellung der Frequenz- oder Phasenänderung der Komponenten des serotoninergen Systems als einer Ursache für die Manifestation der Depression stützen, aber sie nicht beweisen.

Der Erfolg therapeutischer Maßnahmen als Stütze der Hypothese sensitivierter 5-HT-Rezeptoren und der Vorstellung zur Dissoziation der zeitlichen Strukturen des serotoninergen Systems

Wenn die Überstimulierung von 5-HT-Rezeptoren ursächlich für die Depression ist, sollte durch Desensitivierung von 5-HT-Bindungsstellen die Symptomatik der Depression gebessert werden. Falls eine Desensitivierung und/oder eine Verschiebung der Rhythmik von 5-HT-Konzentration oder 5-HT-Bindung bei endogener Depression wirksam ist, hätte man zumindest einen indirekten Hinweis auf die Gültigkeit der Hypothese der sensitivierten 5-HT-Rezeptoren bzw. der oben dargestellten Modelle zur Frequenzänderung oder Phasenverschiebung. Von den bei der

Depression bewährten therapeutischen Maßnahmen wurden zwei, Schlafentzug und trizyklische Antidepressiva, auf ihre Wirkung hinsichtlich der 5-HT-Rezeptoren überprüft.

Schlafentzug

Durch die Schlafentzugstherapie wird der bei der endogenen Depression pathologisch veränderte Schlaf-Wach-Rhythmus unterbrochen und bei zahlreichen Patienten eine akute, z. T. dauerhafte Verbesserung der Symptome beobachtet (Pflug u. Tölle 1971). Bei Ratten wird durch Schlafentzug die Affinität der 5-HT-Rezeptoren zum 5-HT um 50% erniedrigt (Wesemann et al. 1981) und die Rhythmik der 5-HT-Bindung transient verändert (Wesemann et al. 1986a).

Imipramin

Imipramin als Vertreter der trizyklischen Antidepressiva hat neben der lange bekannten Wirkung auf die Rückresorption des 5-HT in den präsynaptischen Bouton einen Einfluß auf die 5-HT-Rezeptoren. Chronische Behandlung von Ratten mit ca. 15 mg Imipramin/kgKG/Tag reduziert die Affinität des 5-HT-Rezeptors um 50% und führt zu einer 2stündigen Verschiebung der Rhythmik der 5-HT-Bindungsstellen zu späteren Zeiten (Wesemann et al. 1986b).

Die tierexperimentellen Befunde, daß die in der Humanmedizin erfolgreichen therapeutischen Maßnahmen Schlafentzug und Behandlung mit Imipramin die 5-HT-Rezeptorempfindlichkeit erniedrigen und die Rhythmik der 5-HT-Bindung verändern, sind ein Hinweis auf die Gültigkeit der Hypothese Aprisons über die Sensitivierung von 5-HT-Rezeptoren und darauf, daß die Dissoziation zeitlicher Strukturen des serotoninergen Systems für die Manifestation der Depression von Bedeutung sein kann. Ein Beweis dieser Vorstellungen steht aus, da entsprechende Befunde bei depressiven Patienten noch nicht erhoben wurden.

Zusammenfassung und Schlußfolgerung

Aufgrund tierexperimenteller Untersuchungen ist anzunehmen, daß bei der Manifestation der endogenen Depression neben Störungen des 5-HT-Stoffwechsels auch Veränderungen in der Empfindlichkeit der 5-HT-Rezeptoren eine Rolle spielen. Klinische und tierexperimentelle Befunde, die im Widerspruch zur 5-HT-Defizittheorie stehen, können durch die Erweiterung der 5-HT-Defizittheorie um die Hypothese Aprisons der sensitivierten Rezeptoren aufgeklärt werden. Nach der Hypothese Aprisons wird eine Depression erst dann manifest, wenn sensitivierte 5-HT-Rezeptoren einer erhöhten 5-HT-Konzentration ausgesetzt, d. h. überstimuliert werden. Lärmstreß führt zu einer Aktivierung des serotoninergen Systems, wie elektrophysiologisch bei Ratten und durch Bestimmung von 5-HT-Metaboliten beim Menschen gezeigt werden kann. Es werden Modelle vorgestellt, die die Überstimulierung von 5-HT-Rezeptoren auf eine Verschiebung der zirkadianen Rhythmen von 5-HT-Bindung und 5-HT-Konzentration zurückführen. Die in der Depressionsbehandlung erfolgreichen therapeutischen Maßnahmen Schlafentzug und Imipramin führen im Tierexperiment zu einer Desensitivierung von 5-HT-Rezeptoren und einer Veränderung der zirkadianen Rhythmik der 5-HT-Bindung und unterstützen damit die Hypothese Aprisons und das Modell der Dissoziation zeitlicher Strukturen des serotoninergen Systems als Ursache für diese Erkrankung. Die hier dargestellten Untersuchungen beschränken sich auf das serotoninerge System. Ebenso wie sich klinisch die Depression in mannigfaltigen Verlaufsformen manifestiert, ist auch aus biochemischer Sicht neben Störungen im serotoninergen System eine Beteiligung anderer Transmittersysteme an der Pathogenese der Depression anzunehmen.

Literatur

Amin AH, Crawford TBB, Gaddum JH (1954) The distribution of substance P and 5-hydroxytryptamine in the central nervous system of the dog. J Physiol (Lond) 126: 596–618

Aprison MH, Takahashi R, Tachiki K (1977) Hypersensitive serotonergic receptors in clinical depression – A theory. In: Haber G, Aprison MH (eds) Neuropharmacology and behavior. Plenum, New York, pp 23–59

Fleisher LN, Simon JR, Aprison MH (1979) A biochemical behavioral model for studying serotonergic supersensitivity in brain. J Neurochem 32: 1613–1619

Fruhstorfer B, Fruhstorfer H, Grass P, Milerski HG, Sturm G, Wesemann W, Wiesel D (1985) Daytime noise stress and subsequent night sleep: Interference with sleep patterns, endocrine and neurocrine functions. Intern J Neurosci 26: 301–310

Garattini S, Valzelli L (1965) Serotonin. Elsevier, Amsterdam London New York, pp 199–239

Héry F, Rouer E, Glowinski J (1972) Daily variations of serotonin metabolism in the rat brain. Brain Res 43: 445–465

Jouvet M (1977) Neuropharmacology of the sleep-waking cycle. In: Iversen LL, Iversen SD, Snyder SH (eds) Drugs, neurotransmitters and behavior. Plenum, New York (Handbook of Psychopharmacology, Vol 8, pp 233–293)

Jouvet M (1983) Hypnogenic indolamine-dependent factors and paradoxical sleep rebound. In: Koella (ed) Sleep 1982. Karger, Basel (6th European Congr Sleep Res, Zürich 1982, pp 2–18)

Pflug B, Tölle R (1971) Disturbance of the 24-hours rhythm in endogenous depression by sleep deprivation. Int Pharmacopsychiat 6: 187–196

Sauerbier I, Mayersbach H von (1976) Circadian variations of serotonin levels in human blood. Horm Metab Res 8: 157–158

Scheving LE, Harrison WH, Gordon P, Pauly JE (1968) Daily fluctuations (circadian and ultradian) in biogenic amines of the rat brain. Am J Physiol 214: 166–173

Trulson ME, Jacobs BL (1979) Raphe unit activity in freely moving cats: Correlation with level of behavioral arousal. Brain Res 163: 135–150

Twarog BM, Page IH (1953) Serotonin content of some mammalian tissues and urine and a method for its determination. Am J Physiol 175: 157–161

Wesemann W (1974) Biochemistry of serotonin and synaptic membranes in neurotransmission. In: Jaenicke L (ed) Biochemistry of sensory functions. Springer, Berlin Heidelberg New York, pp 565–591

Wesemann W, Arold N, Rodden A, Weiner N (1981) Regulation of 5-HT receptor binding as a biochemical model for pathological and functional changes in the CNS. In: Riederer P, Usdin E (eds) Transmitter biochemistry of human brain tissue. MacMillan, London Basingstoke, pp 55–69

Wesemann W, Weiner N, Rotsch M, Schulz E (1983) Serotonin binding in rat brain: Circadian rhythm and effect of sleep deprivation. In: Goldstein M, Jellinger K, Riederer P (eds) Basic aspects of receptor biochemistry. Springer, Wien New York (J Neural Transmission, Suppl 18, pp 287–294)

Wesemann W, Rotsch M, Schulz E, Sturm G, Zöfel P (1986a) Circadian rhythm of serotonin binding in rat brain – I. Effect of the light-dark cycle. Chronobiol Int 3: 135–139
Wesemann W, Rotsch M, Schulz E, Zöfel P (1986b) Circadian rhythm of serotonin binding in rat brain – II. Influence of sleep deprivation and imipramine. Chronobiol Int 3: 141–146

Sachverzeichnis